乳腺影像与病理

——基于病例分析

编著 （美）戴安娜·格鲁吉亚－史密斯，医学博士
（Dianne Georgian-Smith）

高级放射科医生
波士顿布里翰妇女医院放射线科
放射线科副教授
哈佛医学院
波士顿，马萨诸塞州

（美）托马斯·劳顿，医学博士
（Thomas Lawton）

教授
病理与医学实验室
北卡罗来纳大学教堂山分校
教堂山，北卡罗来纳州

主译 罗娅红
辽宁省肿瘤医院

辽宁科学技术出版社
·沈阳·

This is translation of Breast Imaging and Pathologic Correlations, 1st edition
Author: Dianne Georgian-Smith，Thomas Lawton
ISBN: 9781451192698
Original English edition published by Wolters Kluwer.
© Wolters Kluwer Health, Inc. 2014

图书在版编目（CIP）数据

乳腺影像与病理——基于病例分析 /（美）戴安娜·格鲁吉亚-史密斯（Dianne Georgian-Smith），（美）托马斯·劳顿（Thomas Lawton）编著；罗娅红主译. —沈阳：辽宁科学技术出版社，2018.9
　　ISBN 978-7-5591-0680-3

　　Ⅰ.①乳… Ⅱ.①戴… ②托… ③罗… Ⅲ.①乳房疾病—影像诊断—图谱 Ⅳ.① R655.804-64

中国版本图书馆 CIP 数据核字（2018）第 053994 号

出版发行：辽宁科学技术出版社
　　　　　　（地址：沈阳市和平区十一纬路25号　邮编：110003）
印 刷 者：辽宁鼎籍数码科技有限公司
经 销 者：各地新华书店
幅面尺寸：210 mm × 285 mm
印　　张：34.25
插　　页：4
字　　数：700 千字
出版时间：2018 年 9 月第 1 版
印刷时间：2018 年 9 月第 1 次印刷
责任编辑：郭敬斌
封面设计：顾　娜
版式设计：袁　舒
责任校对：李　霞

书　　号：ISBN 978-7-5591-0680-3
定　　价：398.00元

编辑电话：024-23284363　13840404767
E-mail：guojingbin@126.com
邮购热线：024-23284502
http://www.lnkj.com.cn

推荐序

乳腺癌是全世界女性最常见的恶性肿瘤。尽管在相当长的一段时间里，我国女性乳腺癌的发病率远低于欧美发达国家，但随着生活方式的"欧美化"，近年来我国女性乳腺癌的发病率逐年升高，目前已高居女性恶性肿瘤发病率的第一位，且仍呈明显上升趋势。

与乳腺癌发病率不断攀升的严峻形势相适应，我国"健康中国"战略日益聚焦乳腺癌的早期诊断和规范治疗。伴随着全国范围内乳腺癌社会化筛查工作的持续开展，目前我国女性乳腺健康素养不断提高。同时，伴随着国家对基层乳腺影像设备投入的持续加大，目前我国乳腺影像诊断设备缺乏的"瓶颈"已经得到了相当程度的缓解。但受制于人才培养知识融合度高、培养周期长等因素，时至今日，基层乳腺影像从业人才的短缺仍然是我国乳腺癌防治事业较为突出的问题。基于"引智"思维，将国际先进的乳腺影像学诊疗理念、技术和经验引入我国并向深层次传播，尽快培养出我国具有国际视野、国际规范和国际水平的高端乳腺影像学从业队伍，无疑是当前我国乳腺影像学事业发展的重要工作。

今天，由罗娅红教授主译的《乳腺影像与病理——基于病例分析》一书问世了。该书原版是由美国哈佛医学院与北卡罗来纳大学教堂山分校的中心专业团队联合编写的，简明而系统地讲解了当前国际公认的乳腺影像学征象及其病理学基础，同时还系统地讲解了乳腺影像学征象的规范性分析方法，是非常权威的乳腺影像学高端专业图书。非常感谢来自于辽宁省肿瘤医院的罗娅红教授及其团队，正是她们的辛勤付出和不懈努力，才使得《乳腺影像与病理——基于病例分析》一书能够服务于我国的乳腺影像学诊疗事业，服务于我国女性的健康事业。作为医学影像学事业的同路人，我对该书的出版深感欣慰，谨此对主译罗娅红教授及各位参加翻译的专家和同道们为此书出版所付出的辛勤劳动表示衷心的敬意！

我相信，《乳腺影像与病理——基于病例分析》的出版定会受到同道们的欢迎，成为医学影像学、乳腺外科学、肿瘤学医生和相应专业的医学生、研究生的重要工具书。

中华医学会放射学分会主任委员
中国医科大学医学影像研究所所长

2018 年 2 月

译者序

乳腺疾病是影响女性身心健康的常见病和多发病。乳腺疾病涵盖了从炎症、增生到肿瘤的复杂多样的病变体系。乳腺癌这一曾经是西方女性发病率最高的恶性肿瘤，近年来在我国呈现发病率高速上升的发展势态。2015 年中国的癌症统计数据显示，我国乳腺癌年新发病例约 27.24 万，占女性新发癌症的 15%；乳腺癌年死亡病例约 7.07 万人。防治形势日益严峻，乳腺癌早期诊断及鉴别诊断，为精准治疗提供客观依据，做好乳腺癌的精准诊疗，对影像学科及临床医生提出了更高的要求，也是新时代践行"健康中国"医疗服务战略任务的具体体现。

现代医疗技术的飞跃进步，使得通过影像学技术发现疾病和预防筛查疾病成为更能接受和掌握的优势方法。X 线乳腺摄影、超声、磁共振成像（MRI）、放射性核素显像、CT 和近红外光投照等影像学技术对疾病的诊断价值不断提高，特别是应用乳腺 X 线等影像学方法，早期发现病灶，使患者得到早期治疗，有着十分重要的意义。精准医学时代对每一个医生都提出了空前的挑战，不仅要求临床医生，也包括影像科医生，乃至与影像学科联系紧密的病理医生都要掌握疾病的基本特征，都要具备基本的综合分析能力。通过国际公认的乳腺影像学专业学术译著的出版，快速引入国际先进的乳腺影像学诊疗理念，掌握乳腺疾病的基本影像特点，无疑能为加速我国乳腺影像学人才的培养，为当前我国乳腺影像事业的发展提供强有力的支持。

《乳腺影像与病理——基于病例分析》正是这样一部国际公认的现代乳腺影像学权威书籍。本书原版成书于 2014 年，从临床实践的角度，深入浅出地分析了乳腺疾病影像特点，特别引入了形态学延伸的客观"金标准"——病理图像，与乳腺疾病影像学常见病变形态、肿块、钙化、结构扭曲、非对称致密、导管扩张、淋巴结及皮肤增厚等影像学表现对应分析解读，不仅图像丰沛、内容详尽，而且分析独到、用语精准，将影像学表达的图形分析与病理组织细胞平行对应，黑白照片与红蓝组织生动性地相结合，解读了影像形成的基础组织细胞原理，让影像医生更细微深入地体会到疾病成像的本质，也使得病理医生从书中获益，认识了日常工作中诊断乳腺疾病的大体宏观反应，特别适合乳腺影像、临床医生、病理科医生以及医学生学习与参考，也可以说是一部影像病理、临床诊断乳腺疾病的工具书。

作为国际权威书籍的译著，本书不仅凝聚了原著作者的真知灼见，也汇集了全体参译人员的辛勤汗水。尽管全体参译人员付出了极大的艰辛和努力，但由于本书内容涉猎广博，加之译者能力所限，不免存在谬误和不当之处，欢迎同道和各位读者不吝赐教、批评指正。

辽宁省肿瘤医院

2018 年 2 月

本书前言

对于从事乳腺成像相关的专业人士，无论是乳腺 X 线图像、超声还是磁共振成像，笔者希望能与之共同探讨如何发现病变、如何评估病情。本书不同于之前的图谱，它们是从放射学和病理学相互联系的角度出发，但本书并非通过最终的病理学诊断，而是通过放射学图像呈现的。所选病例突出说明放射线成像特征或对应的病理组织学表现。当然，这些病例并不能涵盖所有特异性的成像特征，但包含了病理诊断中常见的影像学问题，对一些如"斑马线"的令人困惑的问题也颇为关注。本书的表述源自《ACR BI-RADS 词典》(第 4 版和第 5 版)。即使读者们对官方 ACR 解读的术语很熟悉，但是与之不同的是，本书所选的术语解读是日常工作、临床应用中经常遇到的问题。从目录表就可以发现本书以一种系统的方法来分析乳腺 X 线图像和超声表现。

乳腺放射科医生的最终目标是发现乳腺癌。乳腺癌最常见的 3 种表现是：肿块、钙化、结构扭曲。因此，本书按此分成 3 个主要部分。第 4 部分（其他表现）包含与恶性肿瘤相关的不常见但是很重要的影像特征，即：非对称致密、导管扩张、淋巴结及皮肤增厚。肿块部分按两个关键特征描述：形状和边缘。钙化部分则按形态进行不同层面的阐述。仔细分析目录，可以看出每个形态学的组织差异都有所呈现，几乎每一个特征都存在良性与恶性的可能性。

书中许多图像以复制的方式显示，有的用注释代替标题，借此帮助读者专注于图像，而不用分散注意力去寻找标题。首先是临床常见内容，然后是带有注释的图像（两位作者都认为寻找和阅读标题是令人讨厌和沮丧的做法）。

每部分都以文本开始，这些文本是标题的扩展，突出了所选病例的教学点。由于每个图片都带有注释的图像，并不是所有的图片都需要标题。**因此，目录页码个别不是从低到高。**文本也长短不一。此外，本图谱基于形态学编写，必然有些病理表现重复，如在多个章节中引用了纤维腺瘤，但病理学没有重复。

此外，图片标签只是数字，用于图像定位追踪，鉴于这种模式会过分强调读者分析图片中的初始影像学特征，而不是其特定的病理学诊断，因此不典型图片就不刻意描述诊断了。很多病例会阐述病理相关性。请记住，本书中研究指定病例时，因为放射科医生之前建议做活检，病理诊断均是已知的。

不论病例或正文部分，放射线影像学只是现有大体病理学的一个延伸。想要了解发病机制首先就是去了解它前面的影像。本书的目的是进一步提升对这方面的认识。

编译者名单

编　　著　（美）戴安娜·格鲁吉亚 – 史密斯，医学博士

　　　　　　（美）托马斯·劳顿，医学博士

主　　译　罗娅红

副 主 译　于　韬　何之彦　黄　波

参译人员　赵　丹　贺　帅　赵楠楠　阚杨杨

　　　　　　李易嶙　刘丽男　张月严　蔡存伟

　　　　　　李　墨　蒋　冰　高小卓　孙丽丽

　　　　　　冯钰晴

目录

钙化

结构扭曲

其他表现

所含的病理学内容

缩写表

DCIS——导管原位癌

IDC——浸润性导管癌

LCIS——小叶原位癌

XRT——放射线治疗

PASH——假血管瘤样间质增生

BX——活检术

CBx——核芯钻取活检（空心针穿刺活检）

MLO——内外斜位

CC——头尾位

CCRM——向内侧旋转 CC 位

CCRL——向外侧旋转 CC 位

XCCL——向外侧夸大头尾位

XCCM——向内侧夸大头尾位

ML——内外侧位

LM——外内侧位

Ca——癌

AP——前 – 后

SI——上 – 下

US——超声

FNA——细针穿刺活检

Dx'd——诊断

MRI——磁共振成像

Fat Sat——脂肪抑制

TR——横断面

LO，LONG——纵断面

SAG——矢状面

RAD——径向面

A–RAD——反径向面

kVp——千伏峰值

mAs——毫安秒

Calcs——钙化

Palp——可触及

PNL——乳头后线

FN——从乳头到病变的距离

成像分析

第1章 基本原理

乳腺X线摄影是三维物体在二维影像上的呈现，分析乳腺X线图像是一项令人生畏的任务。随着放射学越来越依赖于横断面影像，即使有断面合成成像的出现，乳腺X线摄影仍然依赖于平片的判读技巧。以下章节回顾了对于平面影像，无论是硬拷贝图像还是计算机影像都必须和经常用到的基本原则。因为考虑到教学医院的日常交流方式及转变到计算机上的选择题，所以本章节是以问答题的形式编辑的。

背景

肿块

根据定义，肿块具有体积，因此具有带着边界的三维形状。所以，对于一个特定的肿块，其形态和边界是重要的分析征象。关于"形状"的节段将要强调在边界的定义上展示变化的肿块，而不是强调特定的形状。而关于"边界"的章节则是展示所谓边界特征，却不怎么涉及肿块在形状上的变化。重要的是，肿块的描述不一定仅仅在那些被强调的章节。换句话说，一个肿块可能既有能清楚勾画的边界又有被掩盖而不清晰的边界，则不会在描述"清晰的边界"一章中提及。

钙化

钙化很容易被识别，但有些人认为很难分析。涉及钙化的章节是从形态学来展开的。但在某一个特定的病例，钙化的分布特点可能更胜于对钙化形态学的分析，进而影响到病变可疑程度的判断，以及是否需要活检。

结构扭曲

第三个重要的图像特征是学会分析表现为结构扭曲的乳腺癌。一些学者认为这是最为困难的一部分，因为结构扭曲会被重叠的组织所掩盖。

非对称致密

非对称致密或局灶性非对称致密可以是正常的乳腺组织。这样的表现是因为软组织密度被更低的脂肪密度所包绕而与对侧乳腺不匹配。当分析非对称性时，区别在于其代表的是模糊的肿块影还是正常的乳腺组织。如何在诊断工作中分析这一征象会在后文中阐述。

然而，进展性非对称致密却明显不同，其局部的变化远胜过于对肿块与局灶性非对称致密之间的表现差异性分析。因此，对于进展性非对称致密常将其视为一种不明确的肿块，应在除外外源性激素、创伤、怀孕、感染等病史后再进行活检。

回顾乳腺 X 线摄影图像原理

问题 1 **乳腺X线摄影二维图像的5种密度是什么？**

答案：

1. 软组织和水。
2. 脂肪。
3. 空气。
4. 钙化。
5. 金属。

X线片由上面5种密度组成。这是在医学院校经常学到的最基本原则，但是这些原则会在住院医生经过几个月的CT图像学习后被遗忘，因为，CT图像有着更多的灰度等级，可将液体和固态组织区分开，比如肝脏内的囊肿表现为比周围组织更低灰度的阴影。因此，放射学者可能忽略了囊肿在乳腺X线摄影图像上表现为与实质性肿块相同的白色灰度。

问题 2 **一个实性的软组织密度肿块在放射图像上是怎样表现？**

答案： 因为肿块的中心比边缘的密度高，所以中心呈更白的软组织密度，边缘具有更高的放射透过性。换句话说，X射线在肿块较厚的部分会衰减更多。

3

每当进行乳腺 X 线摄影扫描时，要确保中心聚焦，并在图像上分析"最白"的那个点。扫描出来的图像是组织重叠的图像，不过可以显示出实性肿块。对于表现为"非对称致密"改变的患者可能被召回，以进一步评估是否有肿块存在。乳腺断面合成图像可以消除假阳性。

问题 3 如果软组织和液体密度相同，为什么大部分的囊肿是均匀的密度，有时在大小和形态近似的情况下表现得没有实性肿块那么"白"？

答案：因为乳腺在摄影中是被挤压的状态，囊肿呈圆形，扁平化后呈盘状，所以表现为均一厚度。因此 X 线在囊肿的中心和边缘的衰减是一致的。囊肿因其富有韧性，可以在挤压后变薄，并且与其大小有关。这些不应与含脂肪的肿块相混淆，因为，内有液体的囊肿如果不被其周围的软组织掩盖（轮廓模糊效应）则会有向外凸的光整的边界。

对于轮廓被模糊掉的边界，一定是周围相同密度的组织与囊肿壁相贴。注意不要将轮廓模糊效应（silhouette effect）与遮掩效应（masking effect）相混淆，后者是在 X 线线束路径方向上，即在囊肿的一侧，组织重叠堆积而形成的遮掩。

相反，一个含有脂性成分的肿块可有清晰的边界，但是这一边界是线样的，而不是光滑的边缘，因为脂肪密度存在于边界的两侧，而肿块本身是软组织密度。

相对于囊肿而言，实性肿块较含有液体的肿块缺乏韧性，而表现得更白。伴有感染性厚壁的囊肿是种特例，这样的囊肿因为囊壁厚而不会受压变形，类似于在其周围套上一圈纤维囊。

关于分析征象的提示如下：

1. 为了在 X 线片上观察"结构"，邻近的组织需要表现为不同的密度。肿块和正常组织，如导管、血管的边界，被周围相似密度的组织将轮廓模糊掉（图 1-1，正常的导管 - 小叶单位组织学图像）。这一原则是分析可疑肿块还是非对称致密的关键。

2. 此外，这一原则对于判断含脂性肿块还是重叠组织同样非常重要。请注意，如果边界被认定为是白线影（软组织密度的边界），可能在于其紧邻脂肪组织。认定一个含脂性肿块，必须记录其体积。在两个正交视图中必须看到具有白线的卵形或圆形肿块。没有这两个平面的话，不能认定是肿块，白线则被认为是正常的重叠组织——Cooper 韧带。

类似的，当评估乳腺 X 线摄影图像中的阳性肿块时，注意其边界是"线样"的还是"光滑边界"。图 1-2 中 A

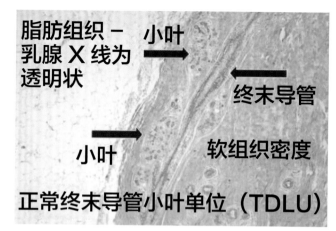

图 1-1

和 B 说明了这种差异。

远距离初看图 1-2A，我们怀疑在乳腺中上位置有一个肿块。然后，箭头所示的边界是线样的，这可能是一个含脂性的肿块或是重叠的正常组织。因此，此病例没有必要被召回。然后，图 1-2B 表现为光滑的边界。肿块的轮廓因其由软组织密度组成而被显示出来。这是一例在筛查中存在明确肿块而被召回的病例，是良性单纯性囊肿。

问题 4 对于局灶性非对称致密和肿块的鉴别是乳腺 X 线摄影中的重要分析，因为前者代表正常组织而后者可能是恶性的。分析其表现的 3 个客观准则是什么？

答案：

1. 形状。
2. 边界。
3. 软组织密度。

■ 形状：肿块一般表现为卵圆形或圆形，而局灶性非对称致密表现为平面的或不定型的。通过滚动投照像可以观察头尾位以及其他任何投照方位图像。肿块倾向于有

成像分析

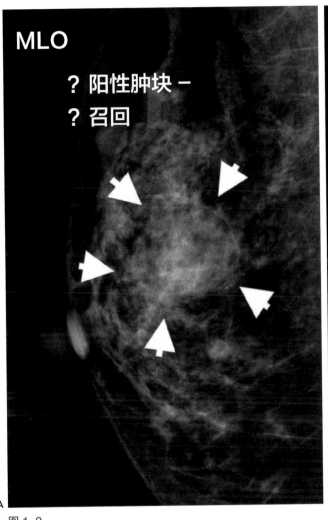
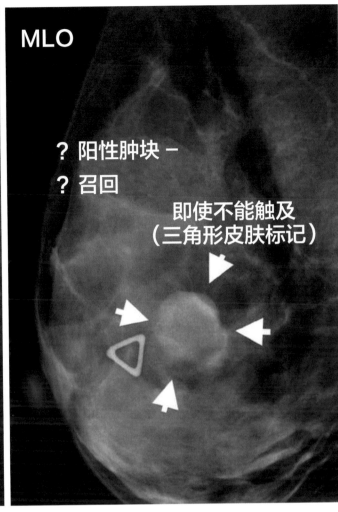

图 1-2

特定的圆形或卵圆形形状，而非对称致密则可以是任何形状。

当观察滚动图像的投影时，观察者可将金属标记物按以下次序放置于乳腺中点皮肤上：滚动乳腺 CC 位在 12 点钟处；滚动外内侧位（LM）左乳在 3 点钟处，右乳在 9 点钟处；滚动 MLO 位左乳在 4 点钟处，右乳在 8 点钟处。滚动图像不仅有助于分析其形状，而且有助于偏侧性的判定。这对于先于超声评估非对称致密、确定其在一个象限的位置有很大帮助。

　　■ 边界：肿块是一个三维立体结构，即使边界模糊，

也能通过其由中心向外凸出的部分而呈现其边界。然而，非对称致密因其受 Cooper 韧带的牵拉而表现为向中心凹陷。

　　■ 软组织密度：乳腺肿块自身的密度是较均匀的，尽管由于纤维腺体组织的重叠导致其表现为密度不均匀。实性肿块内部为软组织密度，除外含有脂性的肿块，如淋巴结和错构瘤。而局灶非对称性致密内部穿插着纤维腺体（软组织密度）和脂肪（脂性密度）组织。

　　注意：不要依赖于"感觉"来读片，因为第二天你的感觉可能已经变了。

问题5 当分析两种正交成像方式进而判断肿块的位置时，为什么在两种图像上乳头距前后方向的距离是一致的？

答案：想象一名患者面朝乳腺X线摄影机站着。管球绕着乳房旋转，无论哪种投照方式，都与胸廓平行，组织在前后位上的尺寸与X线束相切。因此，在前后位上的测量是病变到乳头的直线距离。

相反的，乳腺在CC位受到上下方向的挤压，在MLO位和ML位或LM位受到横向挤压。这些距离在不同成像方位上是不同的。

记住，在所有的乳腺X线摄影的投照方式中，前后位距离与乳头的距离都是匹配的。然而，由于乳腺成像在不同成像方式（X线——站立、拉出，超声——仰卧、平躺，磁共振——俯卧、侧位）中有着不同的成像方位，因此前后位距离不能匹配（将在问题6进一步讨论）。基于这些原因，乳腺X线摄影不能与MRI和CT检查相关联。

问题6 如果前后位距离在乳腺X线摄影中距离乳头和病变相匹配，那么对于肿块前后位的测量能否在乳腺X线摄影技术间相匹配？

答案：是的。在对肿块的形状和位置进行分析，以及对在彼此正交的投影图上的非对称致密影进行一对一的核对时，病变的前后距离测定必须与所有乳腺X线摄影投照方位相匹配，出于同样的原因，从乳头到病变的前后距离也必须与所有乳腺X线摄影投照方位相匹配。X线束与肿块前后边界相切。

乳腺X线摄影和超声相关联

问题7 为了保证超声中的肿块与乳腺X线摄影中的所见肿块是同一个，需要哪4个条件？

答案：
1. 位置。
2. 形状。
3. 大小。
4. 边缘。

确认位置

对于超声，最基本要了解到乳腺X线摄影中肿块的定位是以钟面定位为基准，例如：12:00、1:00等。在乳腺X线照片中，可以应用X平面和Y平面。二者相交可以提供肿块的钟面定位和距乳头的距离（图1-3）。

当面对患者时，Y方向决定了在上下方向上自乳头的距离，测量方法为在MLO位或ML/LM位图像上画一条垂直于乳头后线（PNL）的线。乳头后线是起始于乳头且平分、垂直于胸大肌的直线，而不是垂直于胶片后边缘的直线（图1-4A）。

MLO位确定维度很困难，因为右乳的PNL在2:00—8:00点位之间，而左乳位于10:00—4:00点位之间（图1-4B），这点对于理解断面合成图像很重要。在断面合成摄影的MLO图像上，过乳头的断面不是在12:00-6:00轴线上，而是被分别描述在左右乳腺的乳头后线的轴面上。

面对患者时，X方向决定在横向的维度上距乳头的距离，测量方法为在CC位图像上画一条从乳头垂直于胸大肌的PNL。如果乳头外侧或内侧增大，这种方法用于定位——画一条从PNL到肿块的垂直线，这就是X-距离（图1-4D显示一个位于8:00的右乳肿块，如预期那样，在MLO位投影于PNL上）。

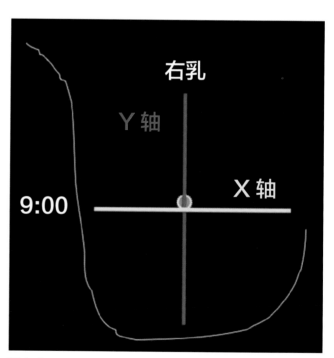

图1-3

成像分析

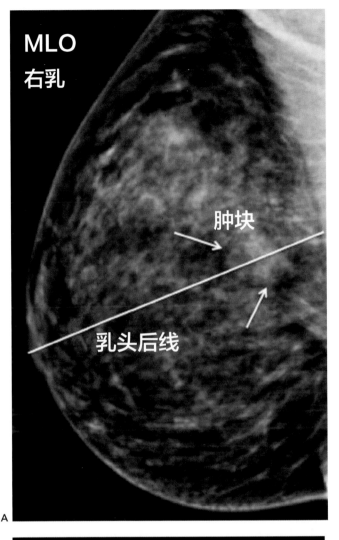

A

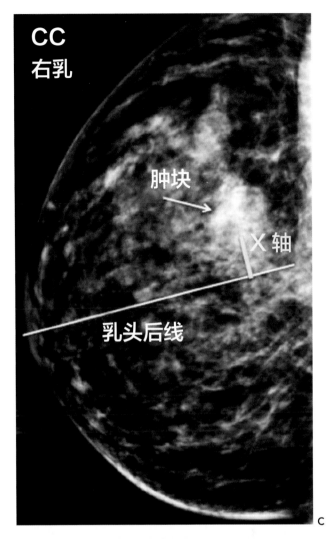

C

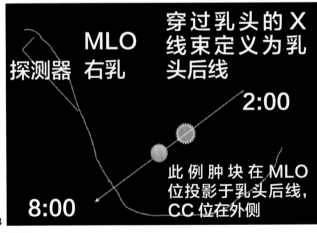

B

穿过乳头的 X 线束定义为乳头后线

2:00

此例肿块在 MLO 位投影于乳头后线，CC 位在外侧

8:00

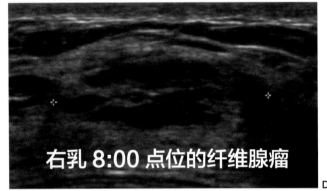

右乳 8:00 点位的纤维腺瘤

D

图 1-4

图 1-5 是右乳肿块的另一个例子，但在 MLO 位图像上内侧区域位于 PNL 以下。图 1-5B 显示右乳的 PNL 内侧区域位于 2:00 点位。图 1-5A，肿块位于 2:00 点位的下方，相当于 3:00 点位（图 1-5C）。在 MLO 位图像 2:00 点位上距离测量单位为厘米。在 CC 位投射上到乳头的距离中点是 X 轴上的测量。

值得注意的是，在 AP 维度（anterior-posterior）上肿块距乳头的距离并不是超声上距乳头的距离。X 轴和 Y 轴相交叉后得到钟面定位，到乳头的斜边即为距离，计量单位为厘米或者毫米，这种方法在 MRI 和超声上同样不适

用。这是因为在不同检查方法上，患者的定位方法是完全不同的：乳腺 X 线摄影——以站立的姿势将乳腺组织向外牵拉；超声——仰卧位；MRI——俯卧位（乳腺在特定的位置并且自然悬垂）。所以在不同检查方法的 AP 维度不能直接测量。

相关形态学：肿块的形状、边缘与大小

肿瘤的形态必须综合所有的检查形式——看到的就是存在的，这就是多方法综合应用的价值。乳腺 X 线摄影上面分叶的肿块在超声和 MRI 上也一定呈现分叶的改变，因

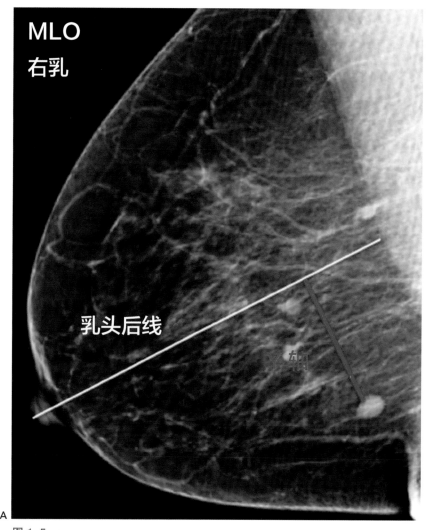

图 1-5

成像分析

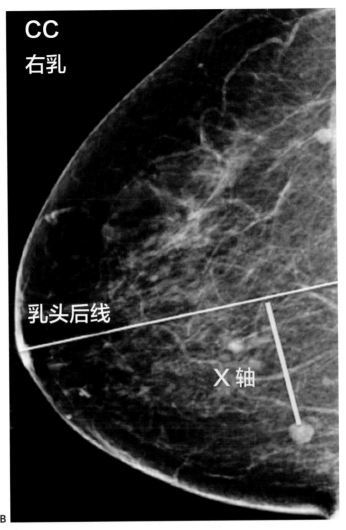

CC
右乳

乳头后线

X 轴

B

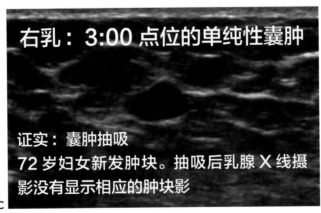

右乳：3:00 点位的单纯性囊肿

证实：囊肿抽吸
72 岁妇女新发肿块。抽吸后乳腺 X 线摄
影没有显示相应的肿块影

C

图 1–5（续）

为在大体病理上就是分叶状肿块。

同样，在不同检查形式上边缘的定义也是相匹配的。乳腺 X 线摄影上的毛刺在超声图像上表现为结构扭曲。

肿块的大小在乳腺 X 线摄影和超声图像上很接近，相差 1~2mm，超声图像上的测量值要小于乳腺 X 线摄影上的测量值。这种差异是因为在乳腺 X 线片中有少量的放大率，因为病变不会直接停留在探测器或胶片屏幕上，而是升高几厘米以上，升高的高度取决于压缩的乳腺厚度。

在一种情况下，囊肿在患者不同月经周期间的大小会超过预期的乳腺和声像图中大小，这是因为液体的变化非常快。如果患者被召回重新进行超声检查，或者其他形式的检查方法中，除了大小，其余都相匹配，在超声后重复乳腺 X 线摄影检查验证新的乳腺肿块大小一致性。

乳腺超声

问题 8 区分等回声肿块和脂肪小叶很重要，因为前者可能是恶性的，而后者是正常的组织。因为超声可以实时评估，那么医生在扫查时需要做什么才能很好地区分它们呢？

答案：在放射学培训中学过的初步概念之一是：超声正交图像需要横向断面 / 纵向断面或放射状断面 / 反放射状断面（译者注：指沿乳头放射状伸向四周的断面和与之垂直的断面）来印证。确实如此，但是它依赖于扫查时如何去做。另外，只做两个横向的切面的扫查可能不够。

定义中规定的肿块是有体积的。把它想象成一个立方体。一个立方体有 6 个面。把这个肿块类比成立方体并将肿块的 6 个面记录下来是很重要的，尤其是这个肿块是等回声。

那么，超声扫查的肿块的 6 个面是什么？我们如何定义它？

肿块的 4 个横切面是由之前提到的 4 个平面所决定的：横向的、放射状的、纵向的、非放射状的。

第五个和第六个面是前缘和后缘。因此，在实时扫查时，在肿块的顶端培养灵活旋转探头的动手能力，因此 AP 维度（从前向后的测量），也成为肿块的"高度"，在研究肿块体积时需要测量。即使肿块的形状不规则，从肿块的顶端开始测量被定义为其最大高度。在肿块的顶端，在不拿起探头的情况下，将探头连续旋转 180°（理想情况下再转回来）。事实上，180° 旋转将会提供肿块边缘的 360° 实时检查，而肿块的高度总是会显示。

不能将探头进行 90° 旋转的原因是脂肪小叶的走向是随机的，而非放射状，它像是一株植物。因此，如果医生限定了仅仅进行 90° 旋转的实时扫查或者在获得正交平面后抬起探头，那么他可能会漏掉脂肪小叶融入周围组织的切面。

因此，当扫查一个脂肪小叶或者等回声肿块时，应该捕获 4 个切面，但在所有图像中它们应该有相同的高度，从而再次产生肿块的 6 个面。学习图 1-6A~D。一个等回声肿块在这些图像中不会明确限定。在每个图像的左下角标了扫查的切面。这 4 个切面在实时扫查后获得。肿块的高度在所有 4 个切面上都有显示，即记录了第五个和第

六个边缘。

箭头同样指出了脂肪小叶的横切面有成锐角的趋势。相反，横切面上肿块的边缘，尤其是外切的等回声肿块，会是"圆形的"，成侧角和钝角。因为需要将耦合剂放在乳腺上使表面变滑，在肿块的顶端旋转探头在技术操作上有些困难。更重要的是，就易于察觉的肿块而言，在乳腺上将探头向下按压的力会压迫肿块到切面外，因为将直的超声探头放到肿块前缘的曲面上很难平衡好这项操作。一个好的建议就是用扫查的手固定乳腺及肿块顶部上的探头，用另一个手旋转探头（图 1-7）。

问题 9 针对性问题——让 kVp 与 mAs 为你工作！当在放大摄影像中评估钙化时，周围模糊的背景使图像难以捉摸，从中去观察和区分钙化是困难的。您需要重拍这些技术上不令人满意的图像，那么您要求投照技师做什么呢？

答案：当乳腺 X 线图像从模拟转换到数字摄影时，以像素尺寸来放大图像成为可能，而胶片成像对此是永远无法实现的。量子斑点现象能增强图像噪声，可能会更明显，能干预钙化的清晰显示，尤其是放大的图像。图 1-8 显示乳腺切除标本图像分别在低剂量 26kVp/50mAs（高噪声）、高剂量 36kVp/100mAs（低噪声）标记了钙化可见性的区别。

本书作者引导读者评估核辐射技术对于经放大后钙化显著程度的影响，正如测量时观察判断其范围和形态。假设经数字放大增加了 X 线的辐射剂量降低噪声，那么在这种低噪声的情况下，更容易确定钙化的范围和形态。有 8 位专家曾经研究了 19 个病例，这几对病例都是在两种不同技术背景下显示出相同的钙化。放射学医生判断更优图像基于 3 点置信选择：低噪声的图像更好，低噪声与高噪声等同，高噪声图像更好。结果说明每一个病例，对于范围的评估来说，低噪声（高剂量）的图像显示更好（图 1-9）。

然而，就形态学而言，大多数低噪声的图像显示得更清晰，但并不总是这样。为什么呢？这与钙化的密度及大小有关。大而稠密的钙化并不受数字图像的噪声影响。因此，高剂量最好应用于模糊的、无定形的钙化。总之，就物体的密度和形状而言，高信噪比更容易用于研究特殊类型的钙化。

因此，高辐射剂量并非应用于所有病例。辐射剂量需要合理应用，而且应该得到重视。这就是我们常说的利弊之比。另外，高剂量形成的图像与低质量、有噪音的多重图像相比，其优势在于能够清晰显示需要评估的东西，这样高质量的图像对人体伤害更小，使患者接受更少的辐

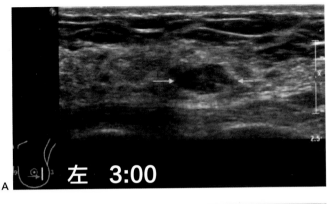

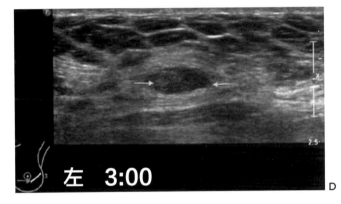

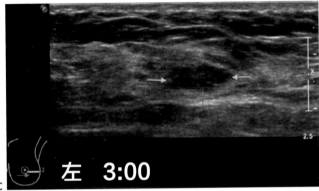

图 1-6

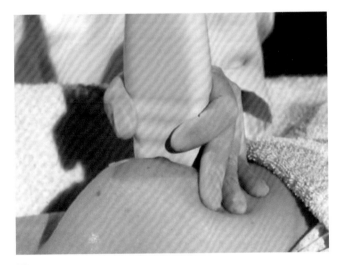

图 1-7

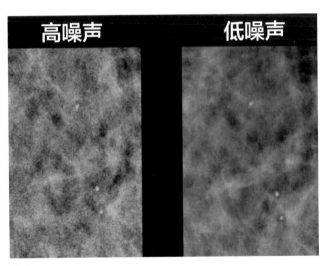

图 1-8

射，因为低质量图像很可能由于其像素问题使患者接受不必要的活检。

为了达到乳腺 X 线摄影的高信噪比，需要通过提高 kVp 或 mAs，或者两者都提高。需要注意的是，高的 kVp 会降低对比度，但是并不像曝光参数的类似的拍摄，数字影像可以通过改变窗宽窗位来改变对比度。同样，通过延长曝光时间来提高 mAs 会导致敏感度下降。

开始注意这些曝光参数。观察乳房压缩的厚度，增加的厚度可以增加分散，但会降低对比度。乳腺 X 线摄影机器是按照美国放射学院使用的 4.5cm 的体模厚度来校准的。注意组织的背景是致密型还是脂肪型。观察钙化是依据病变主体，这需要病变和周围组织之间有密度的差异对比才

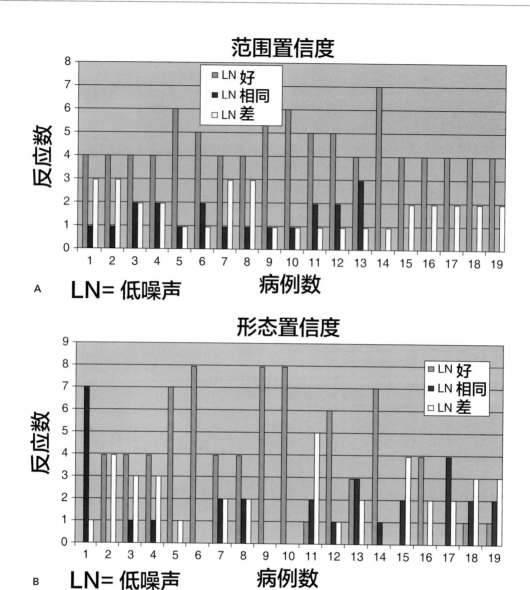

图 1-9

能分辨。因此，如果病变主体的对比度比周围背景高，例如营养不良的爆米花样的钙化容易观察出。如果病变很大，那么数字像素对它的影响会减低。

低对比度不定形钙化在低噪声（高剂量）图像上最易观察。总之，当改变机器的诊断设置时，请记住以下参数：对比度和病变的大小，背景软组织的密度，乳腺的厚度和曝光参数 kVp 和 mAs。

如果放射学是你的主要专业，你有责任明白需要使用的工具。了解图像是如何产生的，了解其形态的物理学、如何定位及病理生理学。你的患者会一直依靠你。

肿块

II

形状

卵圆形 / 分叶状

第 2 章：单纯性囊肿

乳腺 X 线征象

囊肿是乳腺最常见的肿块。液体在乳腺 X 线摄影中与软组织影密度一致，故与乳腺纤维腺瘤的组织影像具有相同的密度（病例 2-1、2-2、2-3）。乳腺 X 线摄影中，充满液体的囊性肿块被压迫，其密度表现为均匀一致，但外形发生变化，不再是圆形，而成为圆盘状。因此，囊性肿块是厚度均匀的影像，不像实性肿块那样呈中心致密、周围透过度增高的影像。囊肿形状可为圆形、卵圆形和分叶状，与周围界限清楚。

超声学征象

单纯性囊肿（病例 2-1F，2-2E，2-3E、F）表现为无回声，有锐利的、薄的前后缘，可能有薄的分隔，尤其是在应用现有复合 / 交叉束成像处理算法时，可在前缘表现为人为的混响性回声，有或无穿透性传输。最重要的是，Hilton 和 Leopold 在 1986 年的原始引文中指出："在 80 个囊肿中 78 个有可见的后方回声增强这个结论在 25% 的囊肿的所有图像中都不能被证实。"

因此，缺少穿透性传输并不能排除单纯性囊肿。薄而锐利的前后缘，伴无回声是其重要征象。

值得注意的是，在 Hilton 和 Leopold 的这篇文章中，也赞成内部回声是人为"混响回声"造成的观点。单纯性囊肿的回声集中在囊肿前部，有别于复杂性囊肿的真实内部回声，在前 – 后方向上囊肿的回声进一步减低，是因为混响的回波数量在这个方向上衰减。由于前后方向上有传感器压迫囊肿，导致囊肿在超声图像上倾向卵圆形。而同一个囊肿也由于摄影时的压迫，在乳腺 X 线影像上可能为圆形。

经验丰富的乳腺 X 线诊断人员在诊断经历中都会遇到一两个表现为实性肿块的单纯性囊肿。因为单纯性囊肿是良性病变，无回声的实性肿块可能是恶性的，这在诊断中存在争议。所以单纯性囊肿的诊断标准应谨慎。尽管不能诊断得模棱两可，建议应用彩色多普勒检查内部血管缺失情况。并以周围组织的血管显影作为内对照，单纯性囊肿的内部血管呈缺失改变。

病理学

良性囊肿起始于乳腺终末导管小叶单位，但具体原因不明。尽管囊肿可以发生得更早，但在绝经后也可出现，女性在 40 多岁、围绝经期时更易发生囊肿，并伴钙化。首例报道的最年轻的患者是 13 岁，双侧同时发生单纯性囊肿。囊肿壁衬附（形态学温和，无特异性表现）的上皮细胞（病例 2-4A、B）或呈大汗腺样化生（柱状细胞变）（病例 2-4C）。多发性囊肿经常在组织学检查中被发现，被描述为囊肿簇或由大的单纯性囊肿组合而成的分叶状"肿块"。

第 3 章：复杂性囊肿与复杂性肿块

乳腺 X 线征象

病例 3-1 超声为复杂性囊肿，乳腺 X 线表现为圆形、界限清楚的肿块。在这个病例中，胆固醇结晶表现为大的、浮动回声（病例 3-1C），尤其在炎性囊肿中更为突出。然而，我们认为也可能是钙化物，在经典囊肿中常见，如"乳钙"钙化。但是也有人认为可能是一致性凝胶状的蛋白液成分。

超声学征象

复杂性囊肿与实性肿块区别不显著，可表现为一致性或显著性低回声（病例 3-2），或可能含有液体（无回声）/杂质（低回声）分层表现（病例 3-3）。这些病例的表现与复杂性肿块相似（病例 3-7），呈肿块状，有时候为含有囊实性改变的恶性病变。病例 3-4 和病例 3-8 为空心针活检诊断的复杂性囊肿，因为低回声部分比无回声范围大而被误认为是复杂性肿块。彩色多普勒对于血管流量的评估可能会帮助检测出囊内肿块，但是如果血管缺失，也不能排除实性肿块的可能。

无论是单纯性还是复杂性囊肿，都会因为患者的位置、前后方向上的传感器压迫，通常表现为卵圆形（宽度大于高度），但是炎性囊肿是个例外（病例 3-5，3-9）。少见情况下，不明原因导致囊肿的囊壁也许会引起炎症反应。这种类型的囊肿可以被触诊为肿块状，并且有疼痛感。由于囊壁厚，使得囊肿有韧性，超声上可能表现为圆形肿块，类似植入收缩了的纤维囊，囊肿活检时的感觉如同刺破橘子皮一样，并伴有疼痛，可以用采血时使用的尖锐的注射针，类似于脊髓穿刺，刺破囊肿组织活检。如果患者能忍住住疼痛，超声介导下的 1~2 个月的短期随访也是一种选择。如果是炎性囊肿，随访期间即可自愈。薄壁的单纯性或复杂性囊肿也适合这种短期随访，如果随访期间没有变化，再行穿刺活检。

第 4 章：血清肿、血肿与脂肪坏死
乳腺 X 线征象
　　良性组织活检点在急性阶段可能不可见。而被称作乳房肿块切除术的恶性组织活检在多年后仍经常能被观察到，因为放疗后组织会有所改变。术后，术区可能会被出血填充或者引起血肿。乳腺 X 线图像显示为不规则边缘的软组织密度团块。随后的几个月时间，血肿将会发展为"血细胞比容"阶段，这个阶段固体内容物如红细胞、血小板、白细胞等将沉淀析出，留下血清成为独立部分。在灭活组织中，脂肪细胞将会发生坏死、液化，进而形成油囊。乳腺 X 线图像中可能会表现为脂肪和软组织密度（病例 4-1，4-5）。

超声学征象
　　术后区可呈边缘不规则的类圆形。术区边缘将会形成肉芽组织，导致边缘增厚（病例 4-1C）。
　　手术或创伤形成的油囊在超声图像中可与纤维囊性变的单纯性囊肿、复杂性囊肿或复杂性肿块相似。两者最重要的区别是形状不同，油囊通常都是圆形或卵圆形，或者不规则、高度大于宽度、继发于组织破坏的边缘成角。相反的，纤维囊性变形成的囊肿在超声上最常表现为卵圆形。
　　混杂回声通常是脂肪坏死的表现，与淋巴结相仿（病例 4-3）。脂肪坏死的特异征象为与相关肿块的乳腺 X 线密度（透过性、脂肪密度）、患者手术史或创伤相关。

第 5 章：脂肪瘤与积乳囊肿
乳腺 X 线征象
　　脂肪瘤是脂肪细胞聚集形成的肿块，通常为卵圆形。与脂肪小叶的区别是至少在两个投照方向上存在白色线性边缘。需切记，当有两个投照位置时，这种包含脂肪成分

的脂肪瘤的前后径应具有匹配性。记住这点，就不会将正常的脂肪小叶误认为是脂肪瘤。

超声学征象
　　脂肪瘤是表皮和皮下脂肪组织中最常见的病变（病例 5-3），但全身各处均可发生，甚至也可发生在胸大肌（病例 5-4）。通常很容易触诊发现的脂肪瘤结节在乳腺 X 线摄影中却是阴性，其原因正是由于在周围脂肪小叶的衬托下脂肪瘤不易被发现。脂肪瘤通常为边界清楚、均匀、高回声肿块。非常大的脂肪瘤可为等回声。

第 6 章：硬化性腺病、假血管瘤样间质增生与错构瘤
　　本章介绍卵圆形 / 分叶状肿块，这些肿块由空心针穿刺活检诊断为良性病变，故在放射 - 病理上表现一致，均为良性表现。选择的病例是没有恶变可能的纤维囊性变。

硬化性腺病（病例 6-1）
　　乳腺 X 线显示为圆形、边界清楚的软组织密度肿块（无图），乳晕区域边缘模糊。在声像图上表现为混合的、产生回波的、卵圆形的、边界清楚的肿块。没有比边界清楚的超声表现更能支持良性病变，然而导管内乳头状瘤需要核芯钻取活检验证。

假血管瘤样间质增生（病例 6-2, 6-3, 6-4）
　　尽管假血管瘤样间质增生有一系列的乳腺 X 线表现，但是也有一些病例表现为卵圆形肿块。超声表现为小低回声、分散的、孔状无回声（病例 6-2D，6-3D）。这种声像表现与病理学上的裂缝一致，形成了假血管瘤样间质增生的肿块部分。

错构瘤（病例 6-5）
　　识别软组织周围的脂肪成分与被膜是掌握错构瘤的关键，两部分之间有白线，且肿块之内含有脂肪成分。

第 7 章：纤维腺瘤、纤维上皮性肿瘤与叶状肿瘤
乳腺 X 线征象
　　纤维腺瘤是乳腺最常见的实性肿块，通常表现为卵圆形、分叶状，与周围软组织密度一致的、边界清楚的均匀肿块影。乳腺 X 线不具有特征性的指征将纤维腺瘤从纤维上皮性肿瘤中区分出来，但肿块越大，越倾向于叶状肿瘤

的可能性。

超声学征象

因为纤维腺瘤更常发生于育龄期女性，尤其是年轻女性，这种实性肿块常在超声上进行评价。最重要的特征为卵圆形肿块、边界清楚，在前缘有假包膜，跟小分叶相比结节间为没有锐角的大分叶状，低回声或等回声，回声可呈均质或混杂回声。偶尔可为囊实性肿块。

纤维上皮性肿瘤（或者细胞性纤维腺瘤）在乳腺 X 线或超声上与纤维腺瘤很难鉴别。值得注意的是，病例 7-3 为纤维上皮性肿瘤，病例 7-2 为纤维腺瘤，两者比较发现，当出现分叶、微分叶这类纤维腺瘤的特征时，纤维上皮性肿瘤就先不予考虑。纤维上皮性肿瘤在核芯钻取活检确定后进行手术切除，用以排除叶状肿瘤。

叶状肿瘤（病例 7-6）典型的表现为大卵圆形，其内呈明显不均质回声。在病例 7-7C、D 的病理图像中，锐利的边缘和不均质的回声及明显分叶状。因为叶状肿瘤有 10%~15% 恶性的可能，所以在活检确诊后应采用完整的手术切除。

病理学

病理图像表明（病例 7-7），纤维腺瘤和叶状肿瘤均有清楚的边缘。特别是病例 7-7A 弹力纤维染色，显示了为什么超声检查会发现假包膜。然而，因为毗邻的正常组织与纤维腺瘤密度相同，乳腺 X 线检查无法检测到该边界，这就是剪影效果，称为轮廓模糊效应。

第 8 章：乳头状瘤与乳头状癌

乳腺 X 线征象

乳头状瘤是导管内的肿瘤，表现各异，通常为卵圆形或圆形，但是也可为分叶状。边缘可清楚，也可微分叶状。因肿块位于导管内且为软组织密度，所以在乳腺 X 线片很难观察到与周围组织分界清晰的轮廓。当乳头有血色溢液时，可以考虑为这种疾病。在没有病理证实的情况下，与乳头状癌没有明显的影像差别。病变组织易碎，故在经皮针吸活检或空心针组织活检时，检材不充分或者只抽出血性成分。在这种情况下，如果怀疑是乳头状瘤，可以考虑外科手术活检。

活检后的乳头状瘤是进行手术还是影像随访仍是有争议的问题。然而，有两个研究的结果值得关注，研究表明肿块的大小与良恶性有相关性。如果肿瘤 ≥ 1.5cm，乳头状瘤更倾向于恶性。因此，在这种情况下应该考虑手术切除。

超声学征象

乳头状瘤是导管内的病变。导管本身可显影（病例 8-4，8-5，8-6），也可不显影（病例 8-1，8-2，8-3）。病例 8-7A 的病理图片显示导管内位置，病例 8-7B 显示清楚的边界。因此，超声可见的肿块清楚的边界也许就是乳头状瘤或导管的边缘。

边缘可以界限清楚、微分叶、不规则形，或者这些特点混合存在，假包膜可有可无。病例 8-2 呈现的是边缘清楚的卵圆形肿瘤，无假包膜。假包膜在分析可疑病例时很重要。

值得注意的是，假包膜的形成取决于声束和前缘的反射角度。换句话说，为了更好地显示假包膜，应保持换能器的声束在长短轴上都以 90° 照射到前缘。在任何角度上转动换能器都会减少声波回射的探测。

乳头状癌（病例 8-5，8-6）

病例 8-5 在乳腺 X 线中肿物的体积和周围位置是关注点。尽管乳腺 X 线图像上肿块边缘很清楚，密度增高，而超声中表现了复杂肿块的内部成分，使肿块诊断有可疑之处，提醒应做出进一步活检的建议。因绒毛的末端溃烂和出血进入导管腔内，乳头状癌在超声可表现为囊性复杂性肿块。在超声图像可表现出导管内乳头瘤状肿块的纤维绒毛状茎，即向周围组织浸润生长的部分。

第 9 章：浸润性导管癌

浸润性导管癌（IDC）是浸润性乳腺癌最常见的类型，通常表现为肿块、钙化或结构扭曲。本章将讲述卵圆形或分叶状的 IDC。即使同一个肿块，肿物的边缘可能会呈现不同的形式：界限清楚的、因遮掩而模糊的、不规则或针刺状。

IDC（病例 9-5）是引起关注的病例，因为肿块位置和射线透射性提示为乳内淋巴结。在超声上初步诊断为阴性。随后进行了短期随访，但是患者失访，18 个月后才回来复诊。在肿瘤的进展中应注意病灶大小、密度、边缘的变化。

超声学征象

本章呈现的 IDC 病例表现为界限清楚的、有或没有假包膜的卵圆形或分叶状肿块（病例 9-1，9-3，9-4）。请记住，即使用正确的探头角度最大限度地显示肿瘤边界前缘，如果有任何一个地方不规则或者没有包膜，就应该推荐去活检。

第 10 章：黏液癌（胶样癌）

黏液癌与良性乳腺肿块（可能表现为单纯性囊肿的无回声）很相似，缺少假包膜是恶性与良性肿块相鉴别的关键。

乳腺 X 线征象

因为组织柔韧度的差异，乳腺黏液癌与相同大小的囊肿相比密度相对较高。实性肿瘤与充满液体的囊肿相比可压性差。重要的表现为因遮掩而模糊的或不规则的边缘（病例 10-1C、D）。超声检查排除单纯性囊肿这类病变还是很关键的。

超声学征象

辨别单纯性囊肿和黏液癌的确很难。黏液癌与囊肿相比，在病理上缺少光滑的边缘（病例 28-3A），故在超声表现上没有假包膜显影。另一个不同的表现为黏液肿瘤缺乏透射传输，即使表现为无回声。然而，因为单纯性囊肿也可以缺乏透射传输，特别是在当前应用的后置处理算法和声束的合成图像，这个差别是不可靠的。因为这个原因，彩色多普勒可用于检测实性肿物内的血管分布，然而缺乏内部血管显影也不能排除是实性肿块。

第 12 章：皮肤（皮脂囊肿）与胸壁（平滑肌瘤、脂肪瘤）

本章讲述的不是乳腺内的肿块，而是在乳腺周围组织的卵圆形肿瘤，这类肿瘤有时会与乳腺肿瘤相混淆。诊断任何影像图像的首要原则就是病症是在哪个器官？具体位置在哪里？器官的病理生理过程决定肿瘤发生的可能性。

皮脂囊肿（病例 12-1）

皮肤的凸起是因为皮脂腺的阻塞，腺体口可有黑头。需要注意的是，出现在乳晕的类似的皮肤病变是蒙哥马利腺囊肿。皮脂囊肿与表皮包涵囊肿不易区分。两者的病因不同，后者起源于阻塞的毛囊，囊肿壁为表皮，囊内被角蛋白填充，有时候为钙化物。

鉴别肿块为皮肤肿块而不是乳腺肿块的关键是皮肤肿块位于表皮和真皮之间，而且肿块对真皮有一个后压的表现，这种现象被称为是"爪痕"。皮肤的肿块应避免经皮活检，因为这种操作可能会导致化学性皮炎和增加感染。尽管这可能为慢性疾病，但患者会因为不是乳腺癌而不再担心。

但值得注意的是，在先前学者提出的皮肤内发生的 3 例乳腺癌症中，其中一个是转移的病例。虽然这种情况极其少见，皮脂囊肿却很常见。3 个病例中的一例在第 31 章内有描述（病例 31-5）。应避免使用湿热外用抗生素软膏的常规治疗，但如果病情恶化，可进展为乳房脓肿，这时需要口服抗生素。临床医生应该好好处理这类皮肤肿块。

多发性皮脂囊肿（病例 12-2）是良性的常染色体显性疾病（角蛋白 17 基因突变），导致许多包含皮脂的"囊肿"聚集在皮肤内。在乳腺 X 线图像上表现为多发、双发或者像内含脂肪成分的脂肪瘤，但是病变在皮肤内而不在乳腺组织内。

胸肌的平滑肌瘤（病例 12-3）

这是发生在胸肌内的卵圆形肿块。值得注意的是，当扫描传感器的平面横切过骨骼肌纤维（病例 12-3A）并且与骨骼肌纤维的长轴相对时（病例 12-3B），可能很难从乳腺组织中辨认出骨骼肌组织。

超声扫描中鉴别可能性之一就是异常淋巴结。因此，超声要扫描内乳及腋窝淋巴结，以便评估是否有区域性淋巴结肿大。超声下能看到的内乳链中的任何淋巴结都是可疑性的淋巴结。现有病例中内乳淋巴结为阴性（病例 12-3C）。另一例腋窝淋巴结超声检查为正常淋巴结，皮质层较薄（病例 12-3D）。

一位 29 岁的女性患者乳房上有一个可触及的肿块。因在超声检查为边缘清楚的肿块，所以被认为可能是良性病变。但是在接下来的 15 个月内增大了 1cm 并有痛感，所以建议手术治疗。

术前胸部 MRI 检查被获得，平滑肌瘤的肿块在抑脂 T_2 加权和增强后抑脂 T_1 加权图像上表现为高信号。

病理图像，病例 12-3E（低倍）和 F（高倍），表明被骨骼肌、胸大肌包绕着的平滑肌瘤。边界清楚，这也解释了超声学所见。局部平滑肌尚存的退化的肌肉纤维表现为纤维囊性区域，与退化的良性平滑肌瘤并存。

前锯肌的脂肪瘤（病例 12-4）

患者是一位有结肠癌远处转移病史的绝经后的妇女，在右乳房的下外缘的皱褶处有一个质地柔软的明显肿块。肿块位于胸壁上，超出了乳腺 X 线的照射范围，不能显示出病灶。超声图像（病例 12-4B、C）显示肿块起源于胸壁的前锯肌。这个病例尽管与先前的病例 12-3 在超声表现上有相似的地方，但是 MRI 对于脂肪瘤的检查是特异性的。

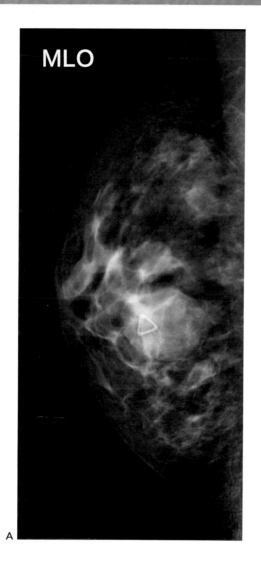

A

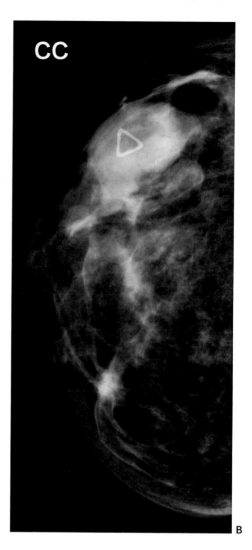

B

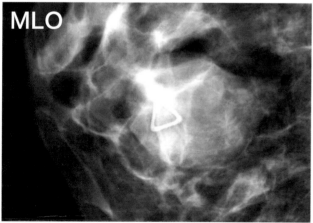

C1

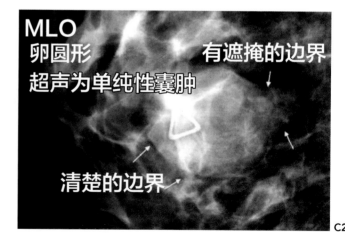

C2

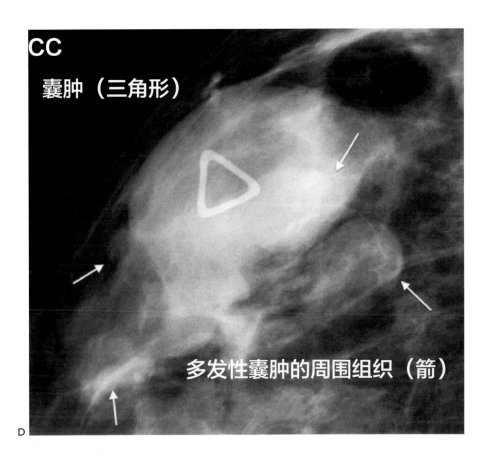

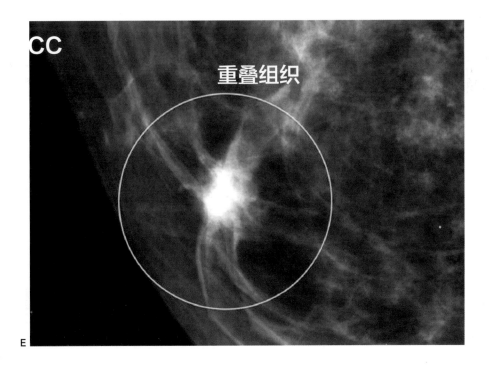

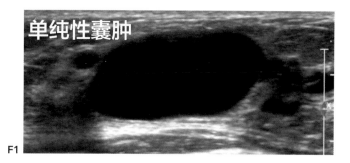

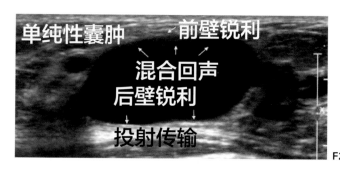

病例 2-2 A~E

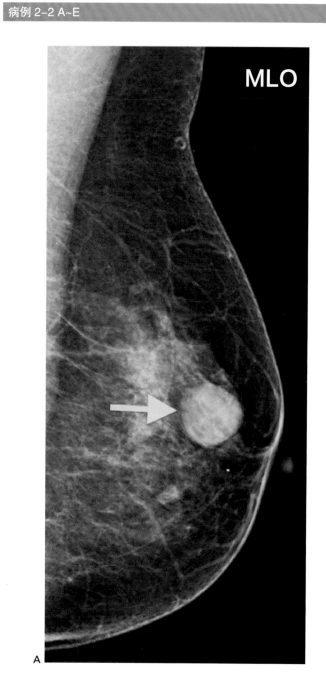

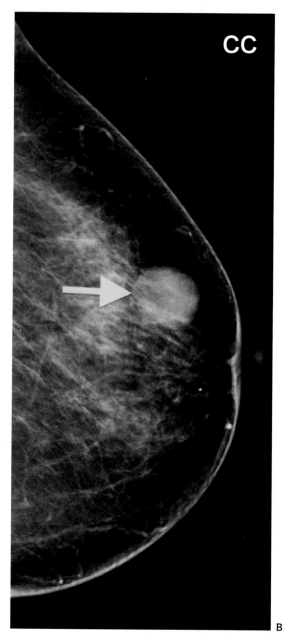

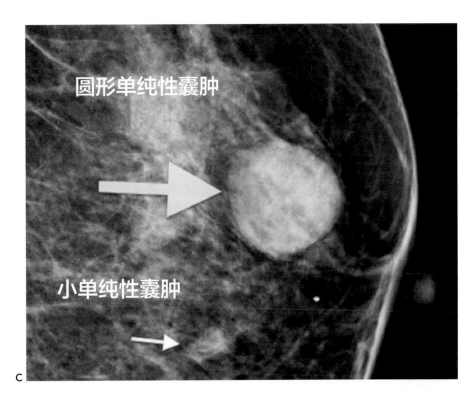

圆形单纯性囊肿

小单纯性囊肿

C

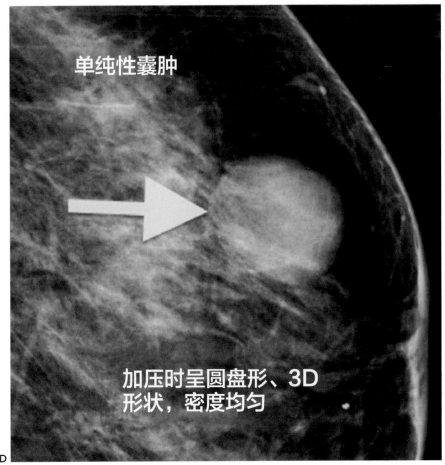

单纯性囊肿

加压时呈圆盘形、3D
形状，密度均匀

D

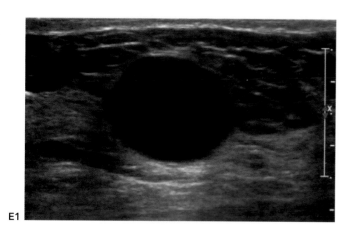

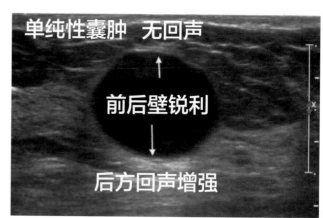

单纯性囊肿　无回声

前后壁锐利

后方回声增强

病例 2-3 A~F

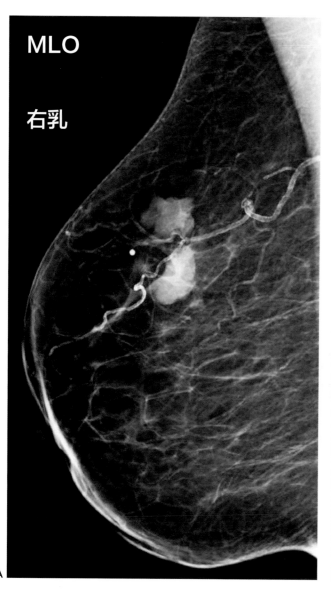

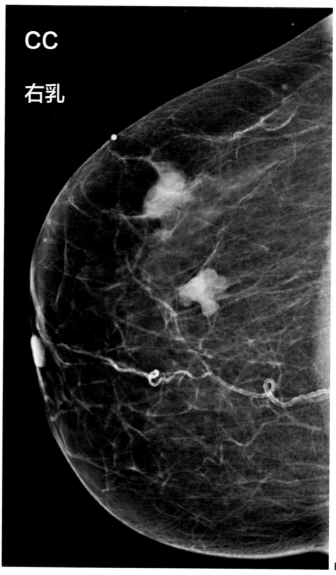

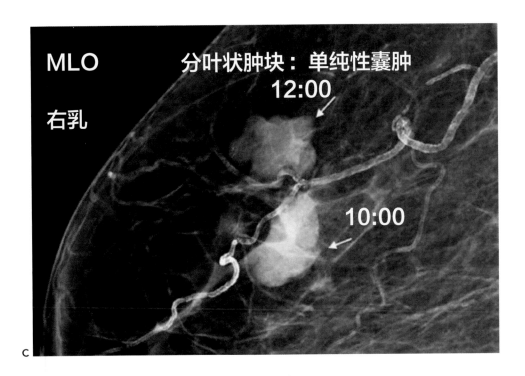

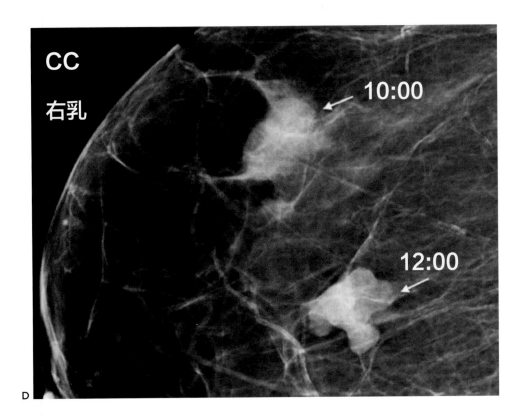

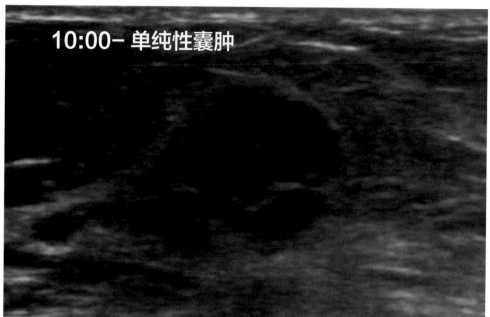

E1

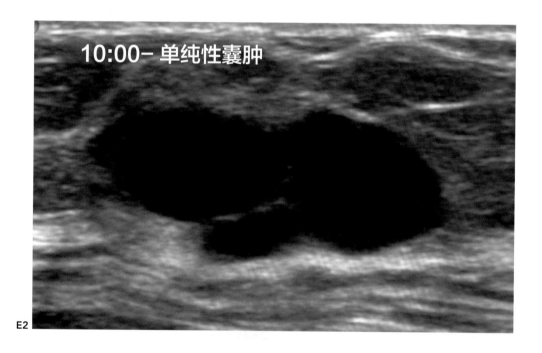

E2

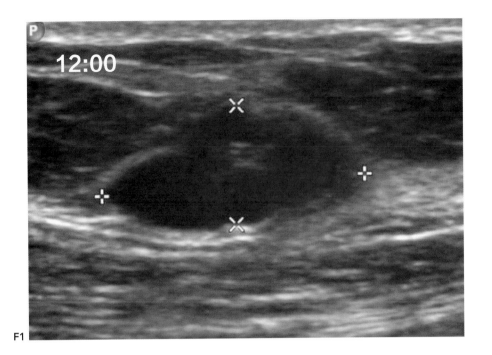

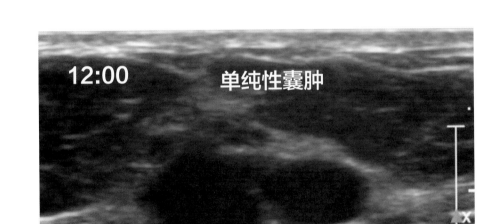

单纯性囊肿

形状

病例 2-4 A~C

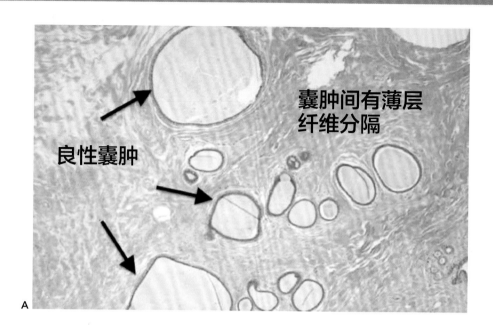

良性囊肿

囊肿间有薄层纤维分隔

A

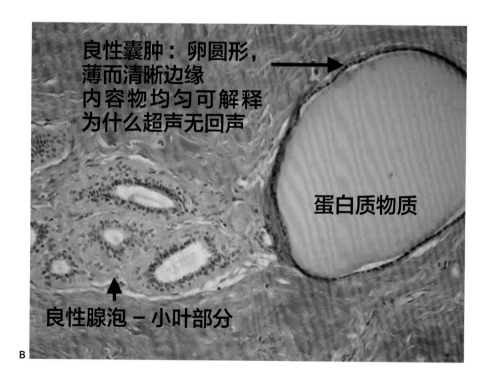

良性囊肿：卵圆形，薄而清晰边缘
内容物均匀可解释
为什么超声无回声

蛋白质物质

良性腺泡－小叶部分

B

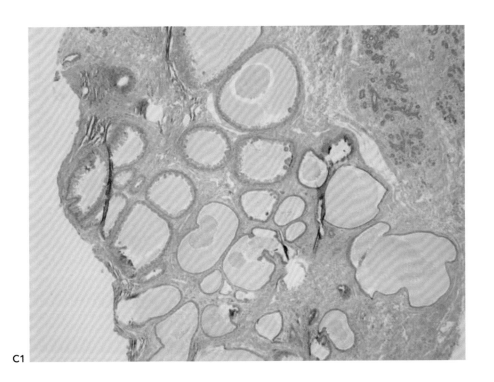

C1

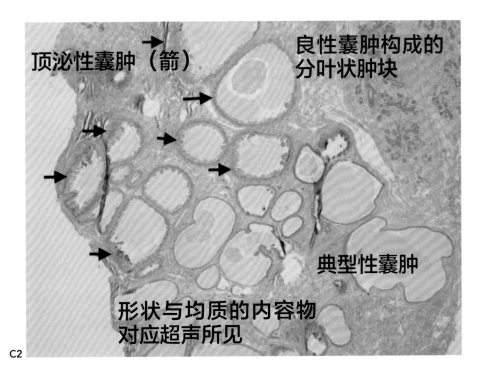

顶泌性囊肿（箭）

良性囊肿构成的
分叶状肿块

典型性囊肿

形状与均质的内容物
对应超声所见

C2

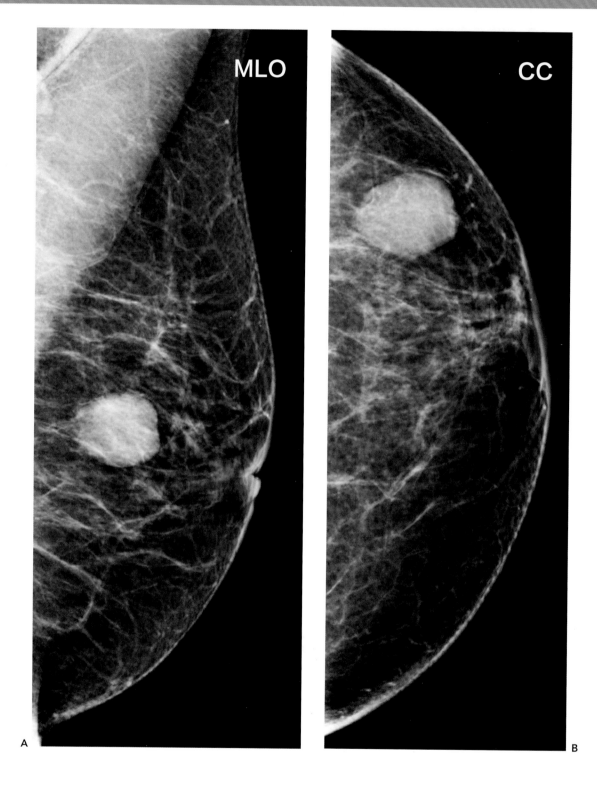

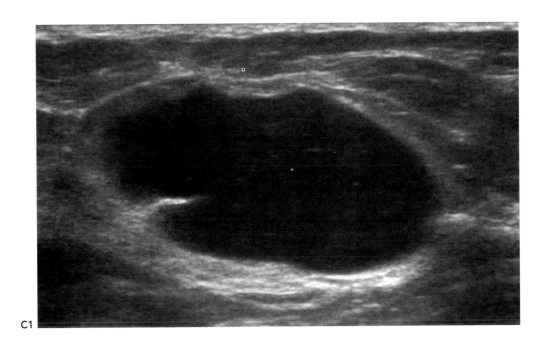

C1

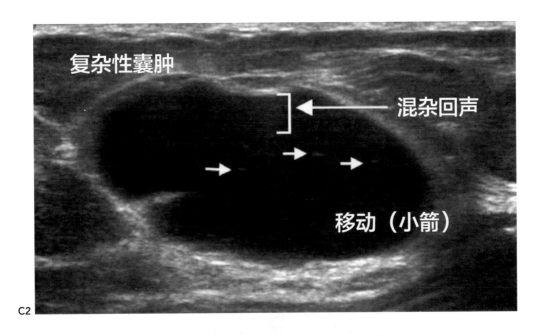

C2

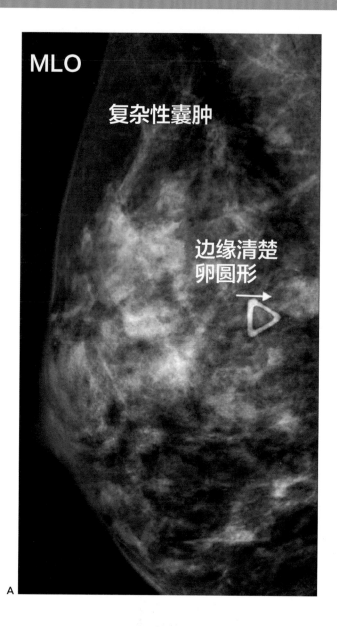

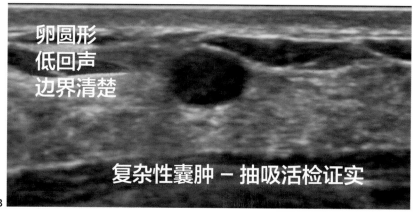

病例 3-3 A、B

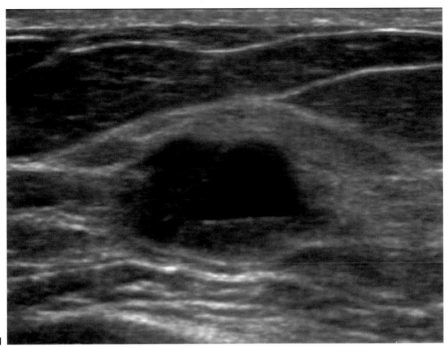

A1

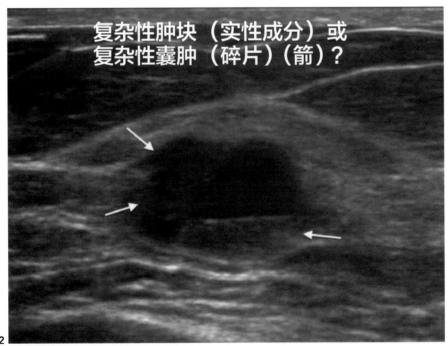

复杂性肿块（实性成分）或
复杂性囊肿（碎片）（箭）？

A2

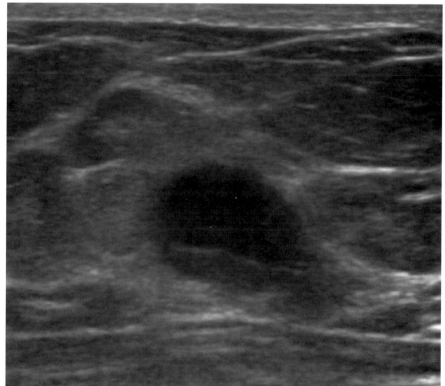

B1

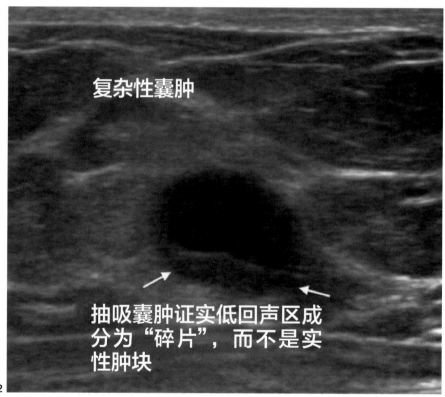

复杂性囊肿

抽吸囊肿证实低回声区成
分为"碎片"，而不是实
性肿块

B2

病例 3-4 A

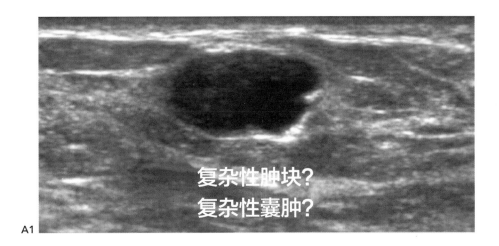

A1

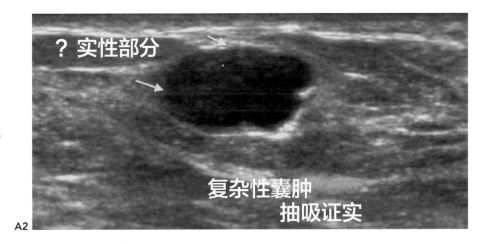

A2

病例 3-5 A、B

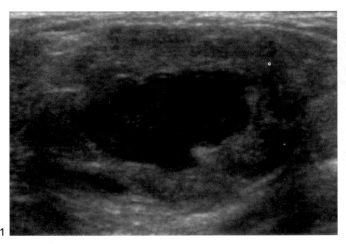

A1

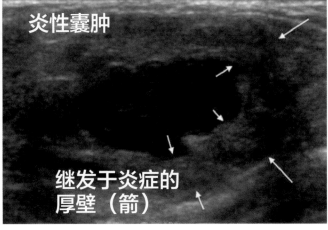

A2

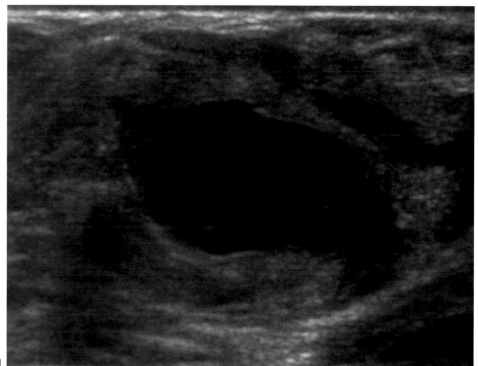

B1

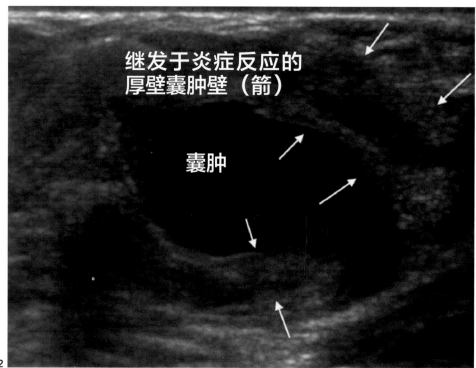

继发于炎症反应的
厚壁囊肿壁（箭）

囊肿

B2

病例 3-6 A~E

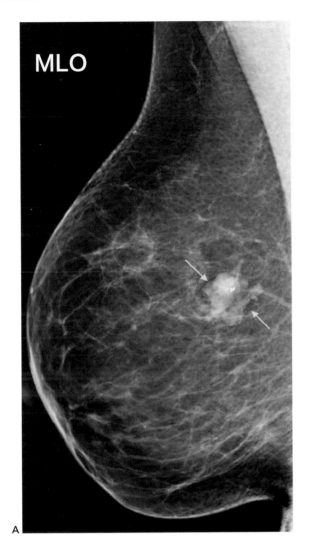

A

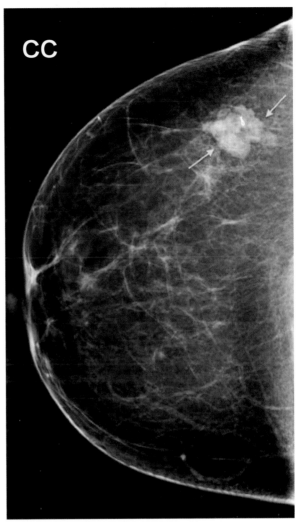

B

MLO　　　　良性囊肿

分叶状肿块

注意肿块内的钻取活检
后金属标记，微分叶状
和不规则的边缘提示恶
性

C

形状

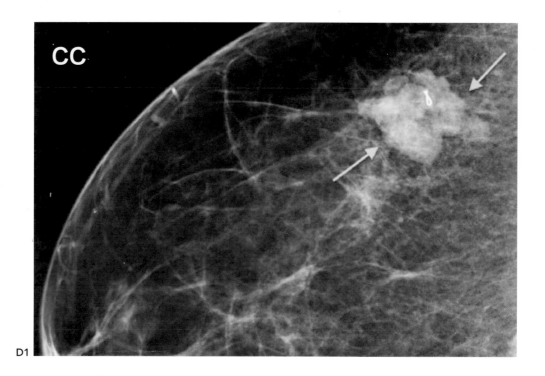

D1

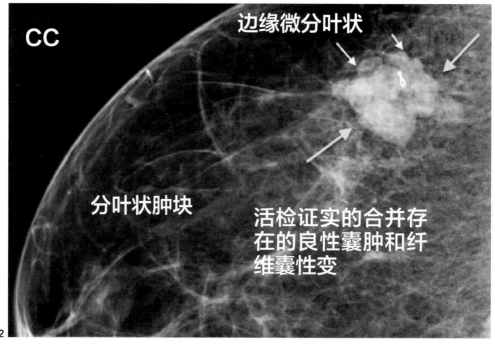

边缘微分叶状

分叶状肿块

活检证实的合并存
在的良性囊肿和纤
维囊性变

D2

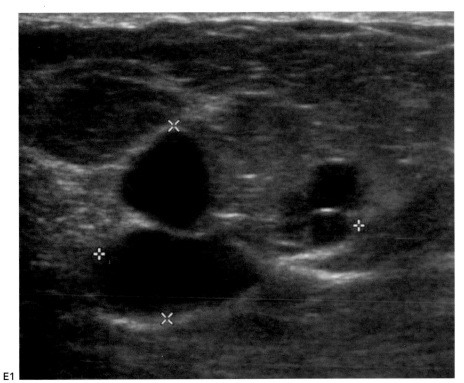

E1

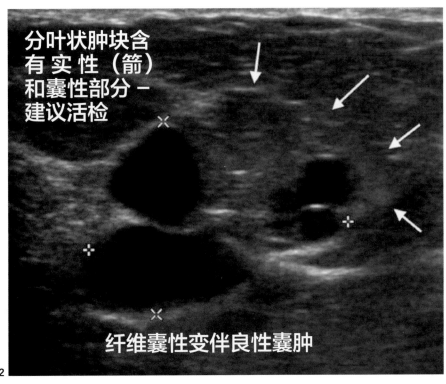

分叶状肿块含
有实性（箭）
和囊性部分 -
建议活检

纤维囊性变伴良性囊肿

E2

形
状

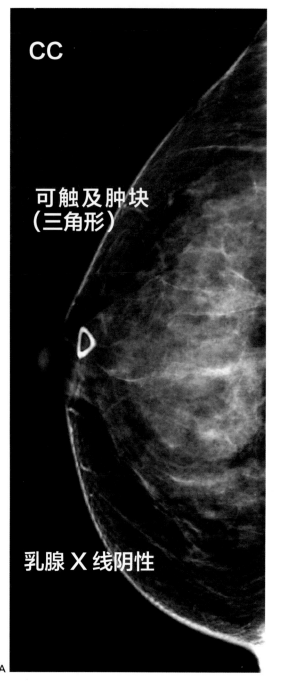

CC

可触及肿块
（三角形）

乳腺 X 线阴性

A

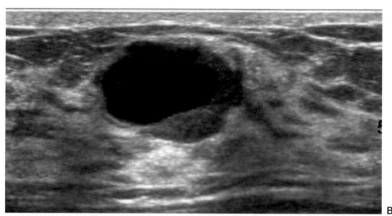

B1

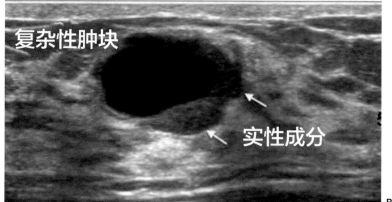

复杂性肿块

实性成分

B2

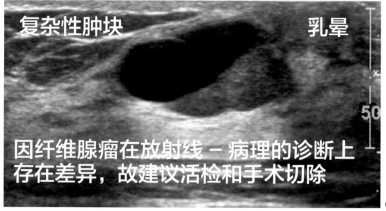

复杂性肿块　　　　　　乳晕

因纤维腺瘤在放射线－病理的诊断上
存在差异，故建议活检和手术切除

C

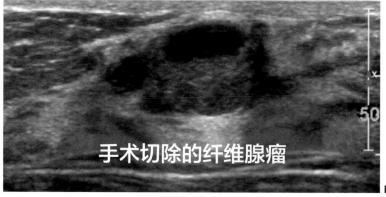

手术切除的纤维腺瘤

D

病例 3-8 A~C

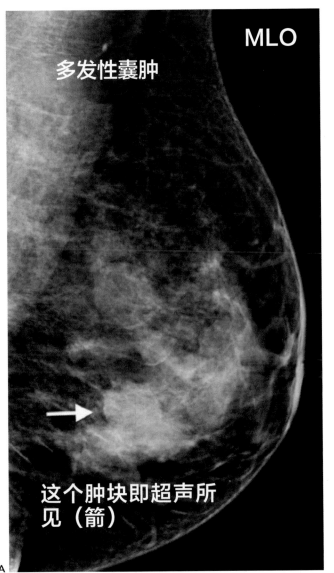

MLO

多发性囊肿

这个肿块即超声所见（箭）

A

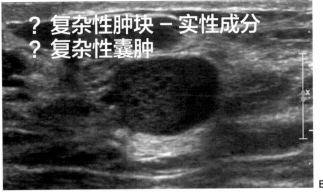

？复杂性肿块 - 实性成分
？复杂性囊肿

B1

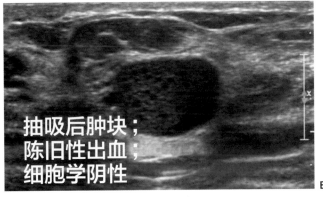

抽吸后肿块；
陈旧性出血；
细胞学阴性

B2

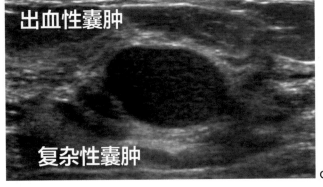

出血性囊肿

复杂性囊肿

C

形状

病例 3-9 A~C

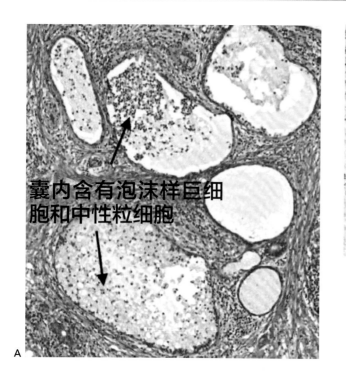

囊内含有泡沫样巨细
胞和中性粒细胞

A

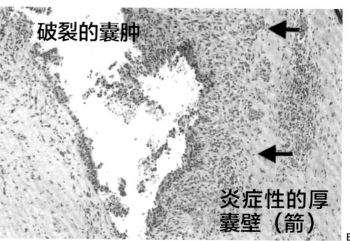

破裂的囊肿

炎症性的厚
囊壁（箭）

B

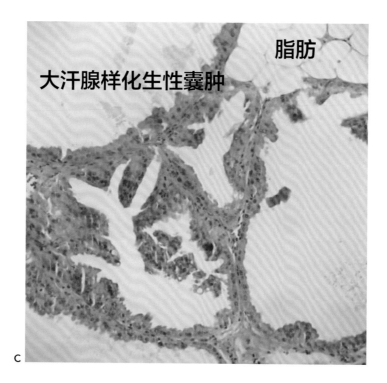

大汗腺样化生性囊肿

脂肪

C

病例 4-1 A～D

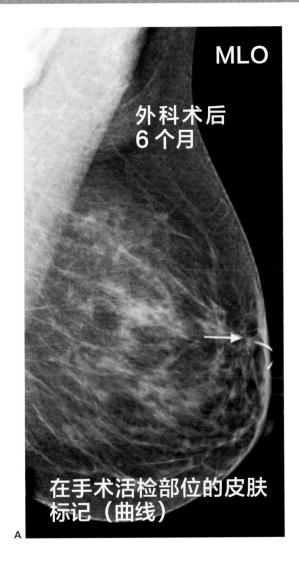

MLO

外科术后
6 个月

在手术活检部位的皮肤
标记（曲线）

A

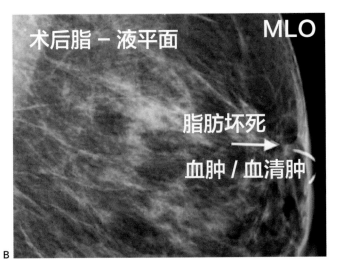

MLO

术后脂 - 液平面

脂肪坏死

血肿 / 血清肿

B

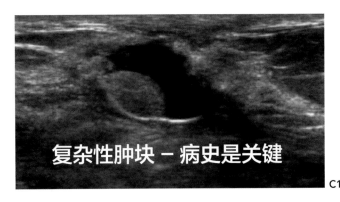

复杂性肿块 - 病史是关键

C1

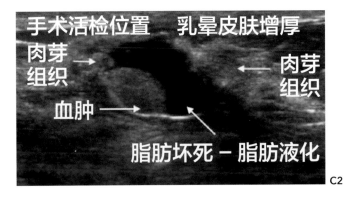

手术活检位置　乳晕皮肤增厚
肉芽
组织

肉芽
组织

血肿

脂肪坏死 - 脂肪液化

C2

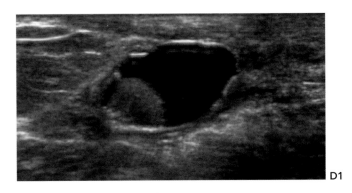

D1

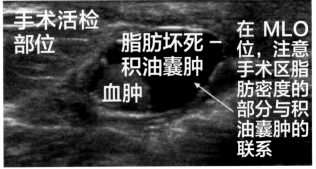

手术活检
部位

脂肪坏死 -
积油囊肿

血肿

在 MLO
位，注意
手术区脂
肪密度的
部分与积
油囊肿的
联系

D2

形状

病例 4-2 A~C

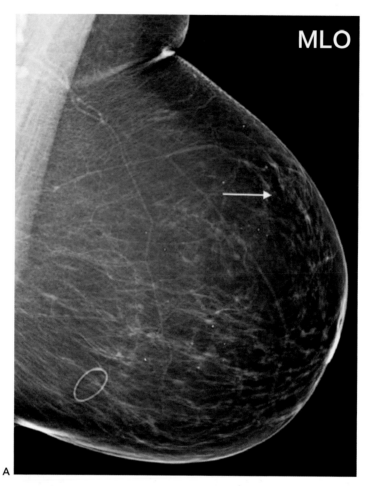

A

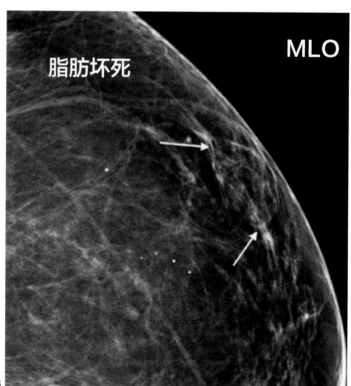

B

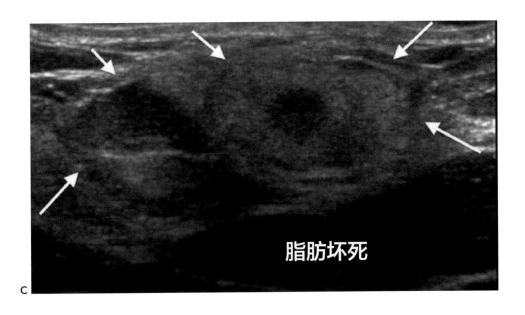

脂肪坏死

C

病例 4-3

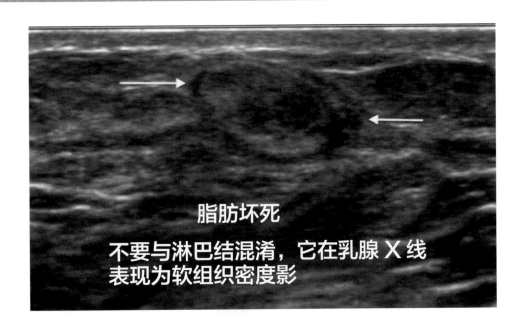

脂肪坏死

不要与淋巴结混淆，它在乳腺 X 线
表现为软组织密度影

形状

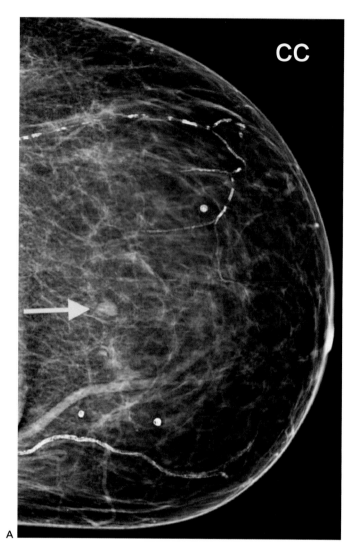

A

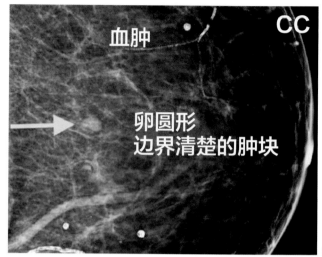

血肿

CC

卵圆形
边界清楚的肿块

B

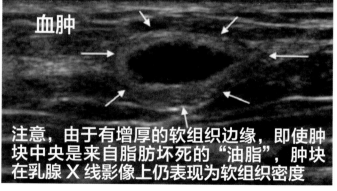

血肿（短箭）伴中央积
液－可能为血清肿或油性
黏稠物（长箭）

C

血肿

注意，由于有增厚的软组织边缘，即使肿
块中央是来自脂肪坏死的"油脂"，肿块
在乳腺 X 线影像上仍表现为软组织密度

D

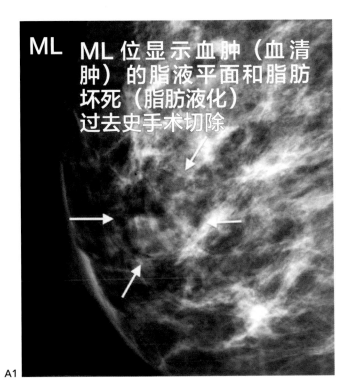

ML

ML 位显示血肿（血清肿）的脂液平面和脂肪坏死（脂肪液化）

过去史手术切除

A1

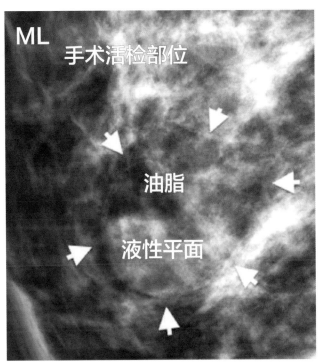

ML

手术活检部位

油脂

液性平面

A2

形状

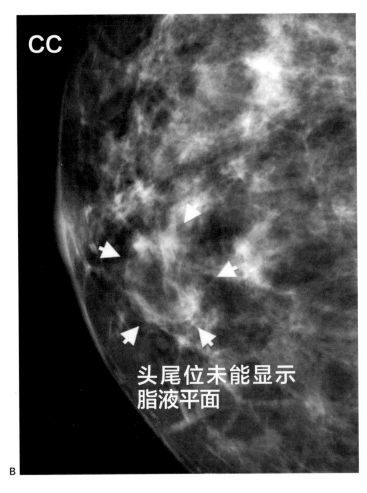

CC

头尾位未能显示脂液平面

B

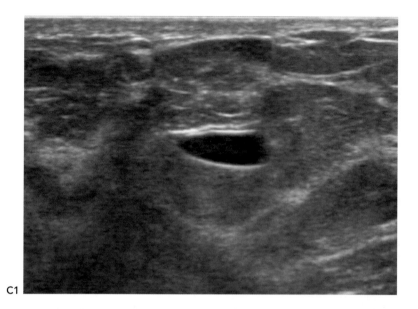

C1

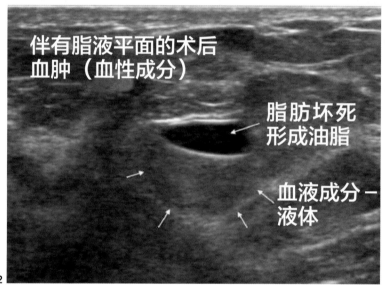

伴有脂液平面的术后
血肿（血性成分）

脂肪坏死
形成油脂

血液成分－
液体

C2

病例 4-6

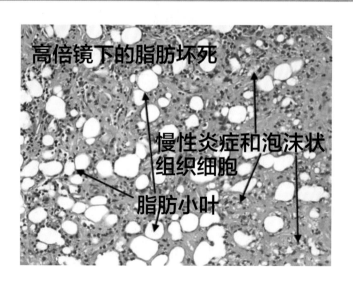

高倍镜下的脂肪坏死

慢性炎症和泡沫状
组织细胞

脂肪小叶

病例 5-1 A~C

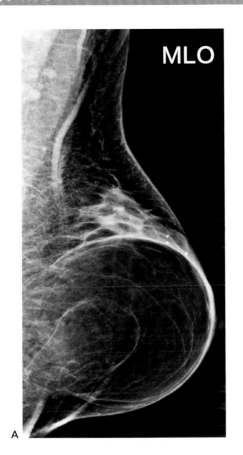

MLO

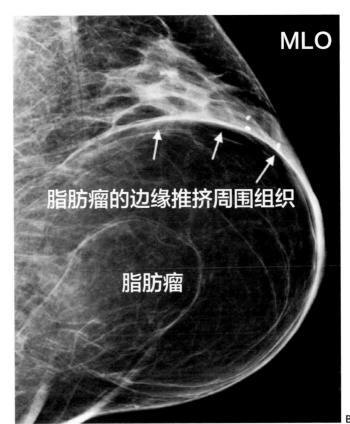

MLO

脂肪瘤的边缘推挤周围组织

脂肪瘤

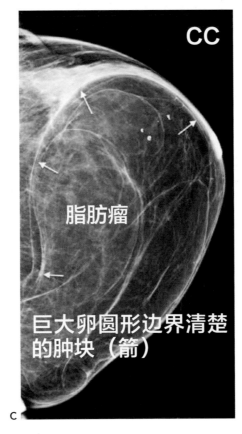

CC

脂肪瘤

巨大卵圆形边界清楚
的肿块（箭）

形状

病例 5-2 A、B

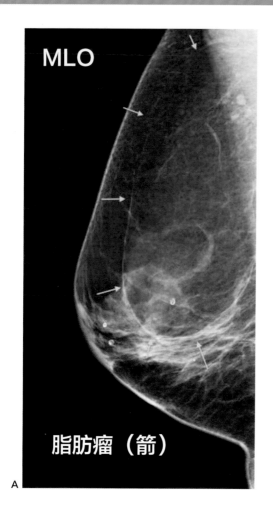

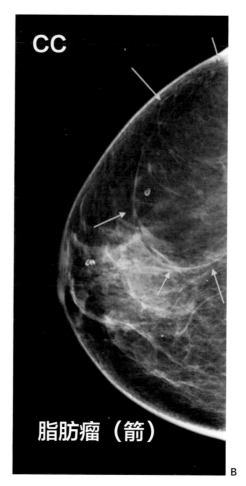

病例 5-3 A

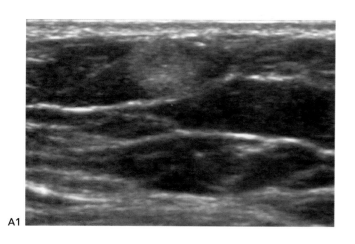

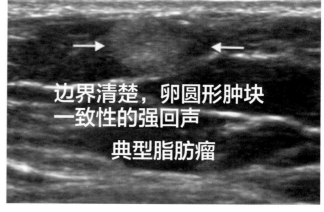

病例 5-4 A、B

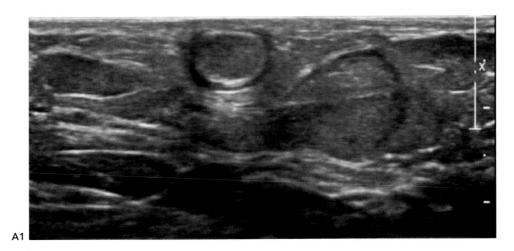

A1

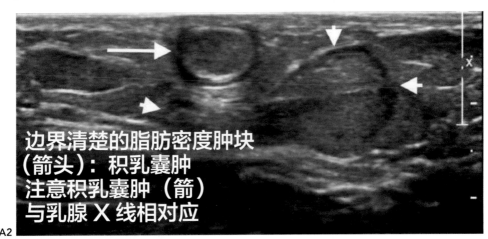

边界清楚的脂肪密度肿块
（箭头）：积乳囊肿
注意积乳囊肿（箭）
与乳腺 X 线相对应

A2

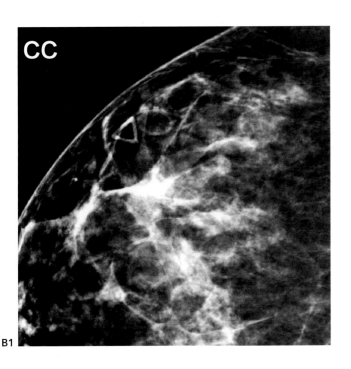

CC

B1

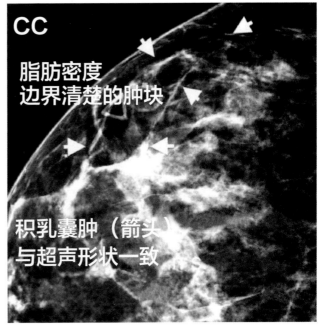

CC

脂肪密度
边界清楚的肿块

积乳囊肿（箭头）
与超声形状一致

B2

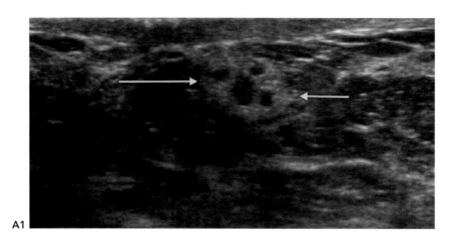

A1

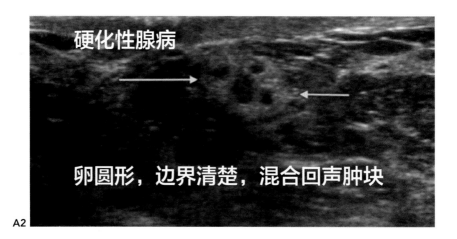

硬化性腺病

卵圆形，边界清楚，混合回声肿块

A2

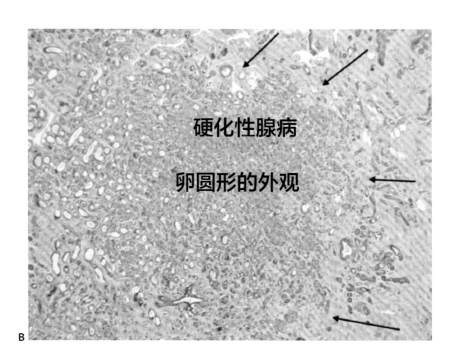

硬化性腺病

卵圆形的外观

B

病例 6–2 A~F

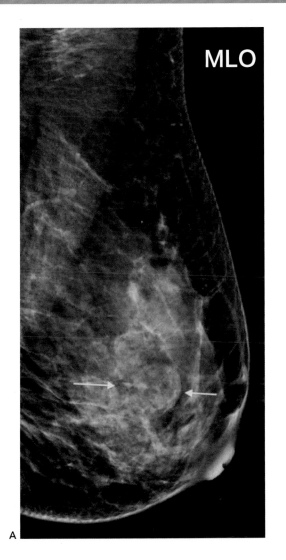

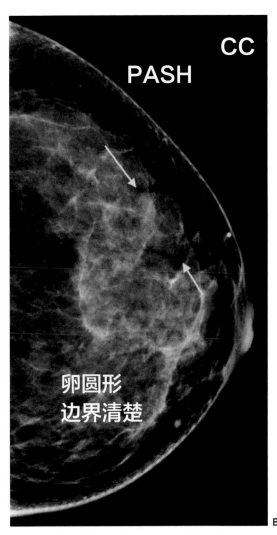

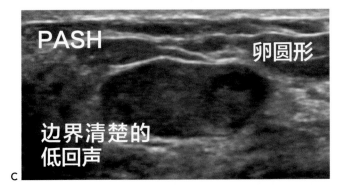

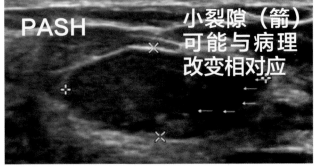

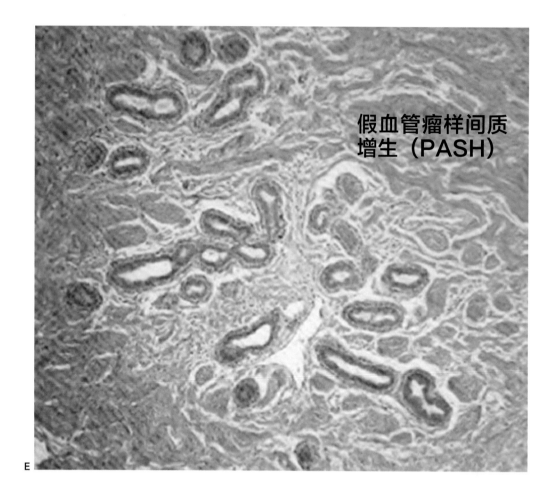

假血管瘤样间质
增生（PASH）

E

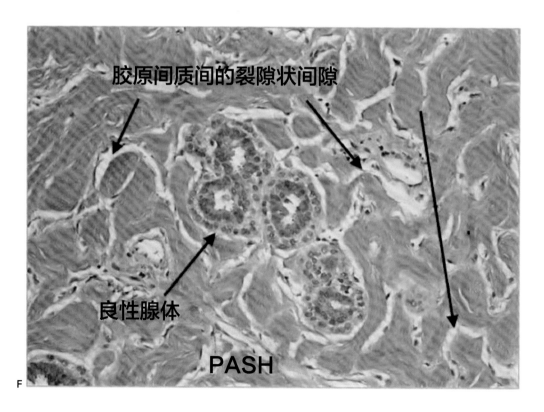

胶原间质间的裂隙状间隙

良性腺体

PASH

F

病例 6-3 A~D

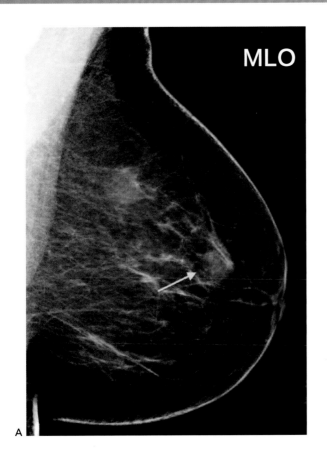

MLO

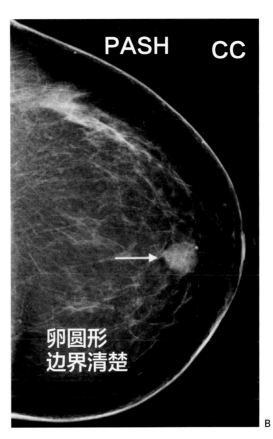

PASH   CC

卵圆形
边界清楚

形
状

PASH

低回声的囊状空腔
卵圆形
边界清楚

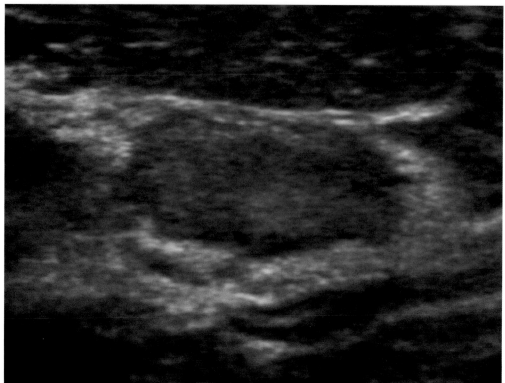

D1

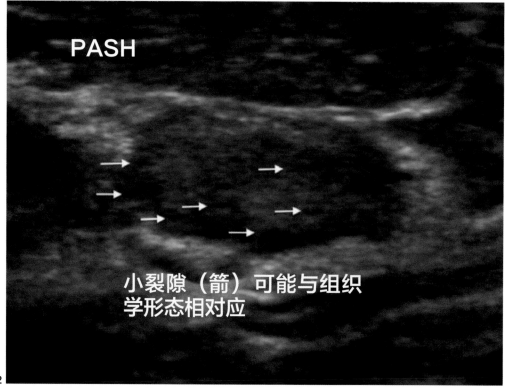

PASH

小裂隙（箭）可能与组织
学形态相对应

D2

病例 6-4 A~F

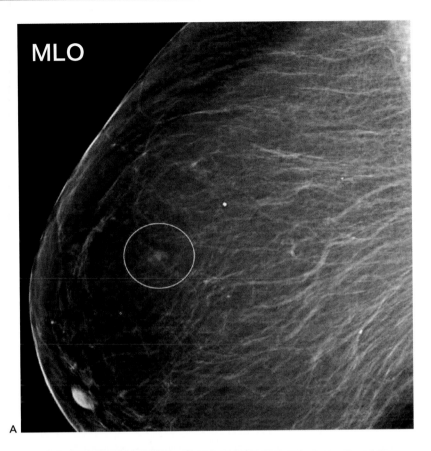

A

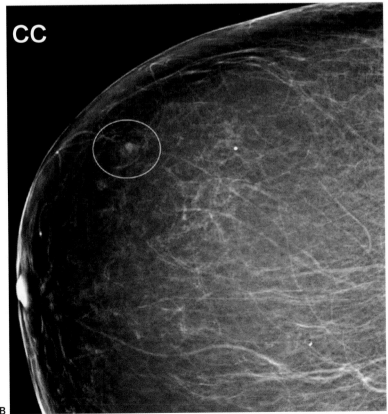

B

形状

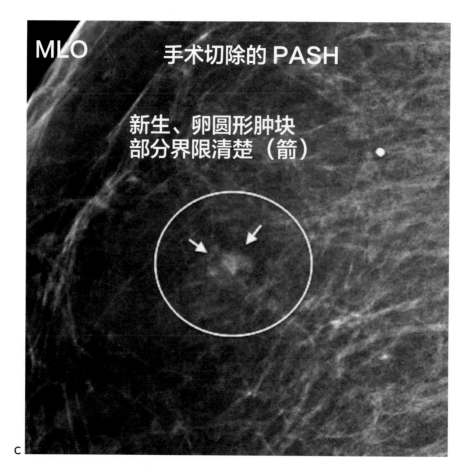

C

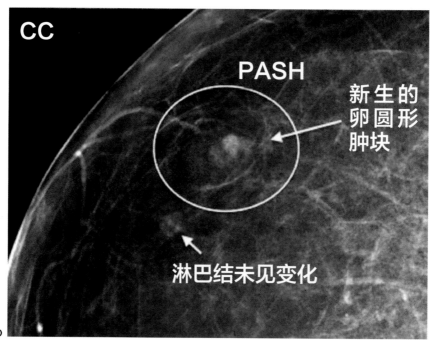

D

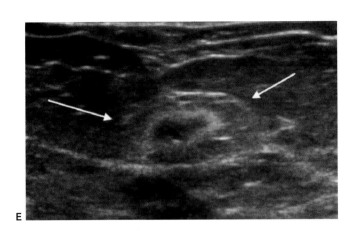

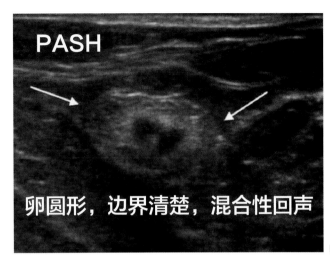

卵圆形，边界清楚，混合性回声

形状

病例 6-5 A~F

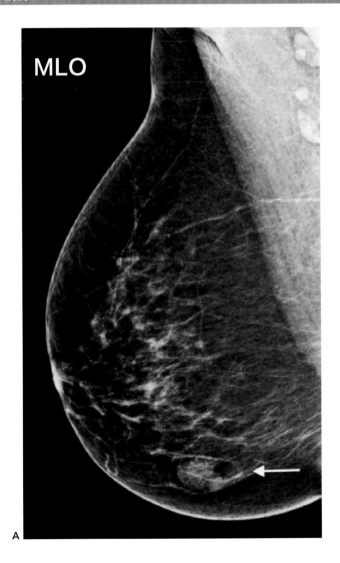

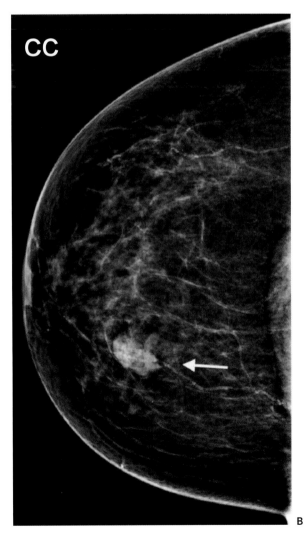

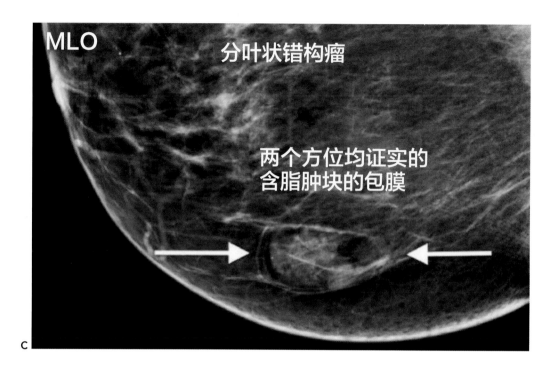

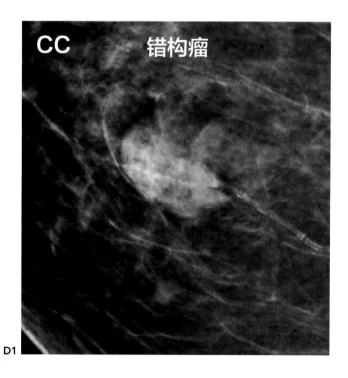

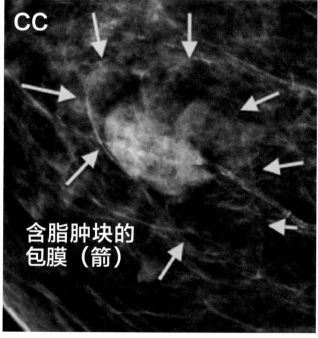

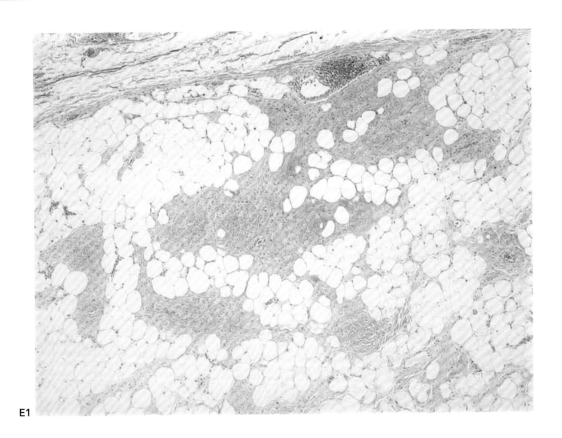

E1

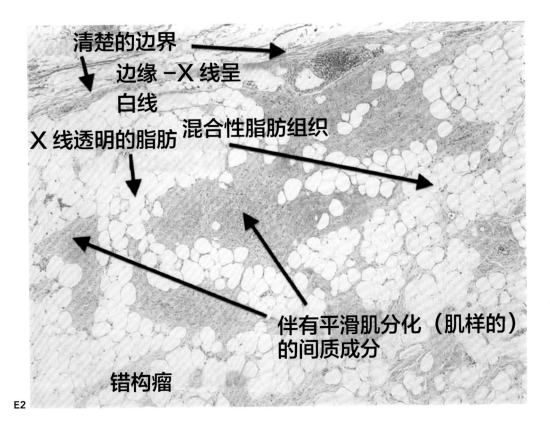

清楚的边界

边缘 -X 线呈
白线

X 线透明的脂肪

混合性脂肪组织

伴有平滑肌分化（肌样的）
的间质成分

错构瘤

E2

形状

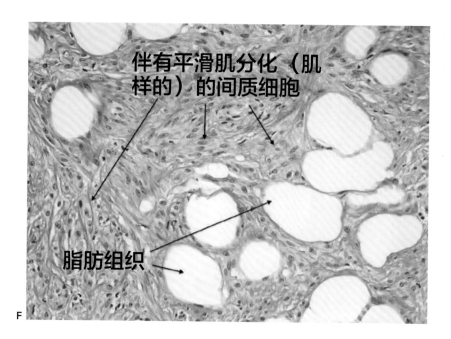

伴有平滑肌分化（肌样的）的间质细胞

脂肪组织

F

病例 7-1 A~E

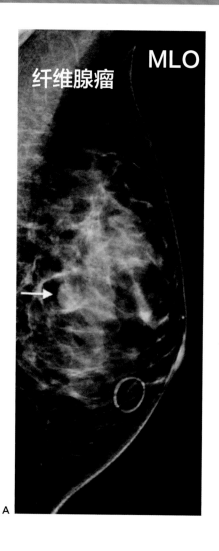

MLO

纤维腺瘤

A

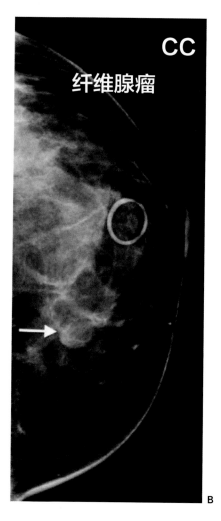

CC

纤维腺瘤

B

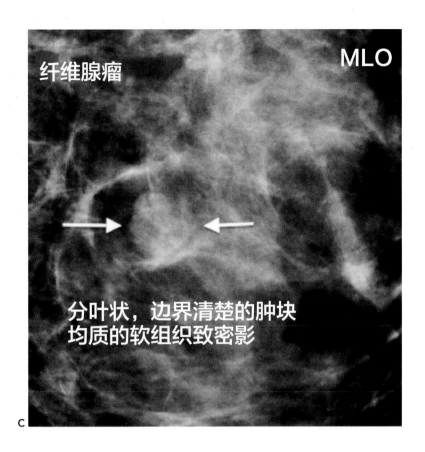

纤维腺瘤

MLO

分叶状，边界清楚的肿块
均质的软组织致密影

C

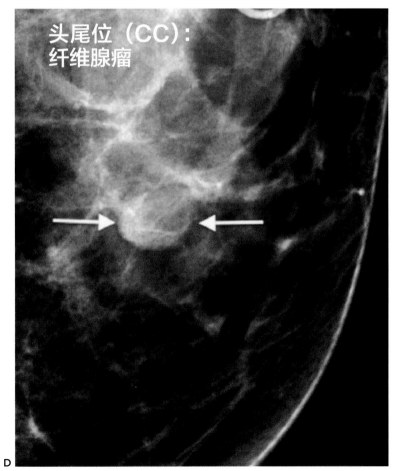

头尾位（CC）：
纤维腺瘤

D

形状

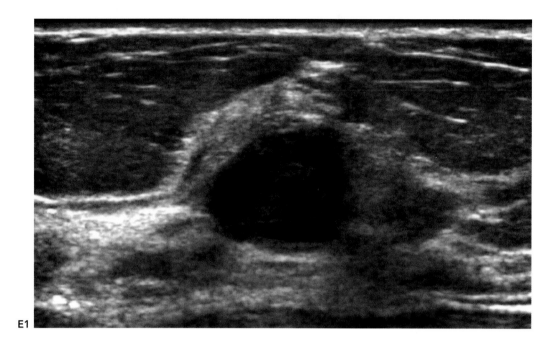

E1

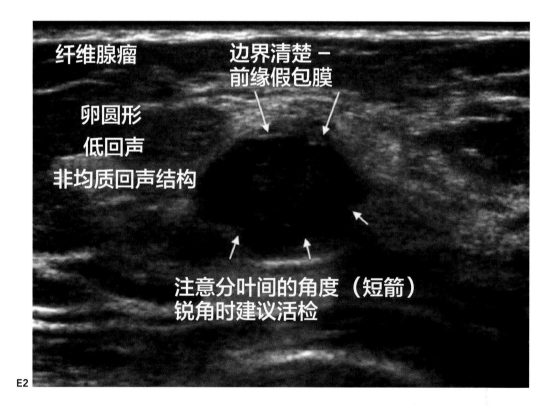

纤维腺瘤   边界清楚 –
前缘假包膜

卵圆形

低回声

非均质回声结构

注意分叶间的角度（短箭）
锐角时建议活检

E2

病例 7-2 A、B

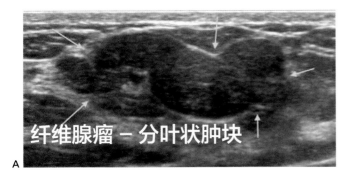

纤维腺瘤 – 分叶状肿块

A

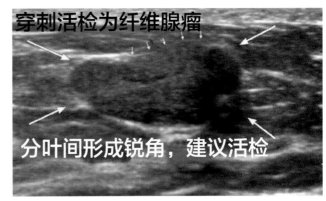

穿刺活检为纤维腺瘤

分叶间形成锐角，建议活检

B

病例 7-3 A~E

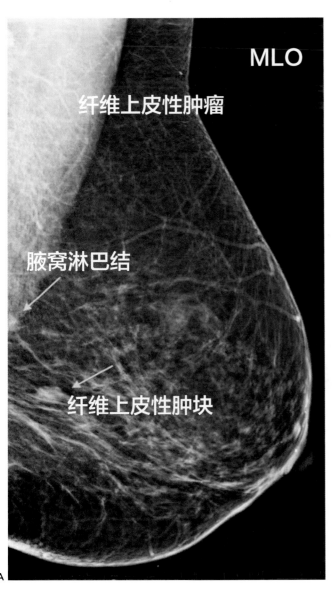

MLO

纤维上皮性肿瘤

腋窝淋巴结

纤维上皮性肿块

A

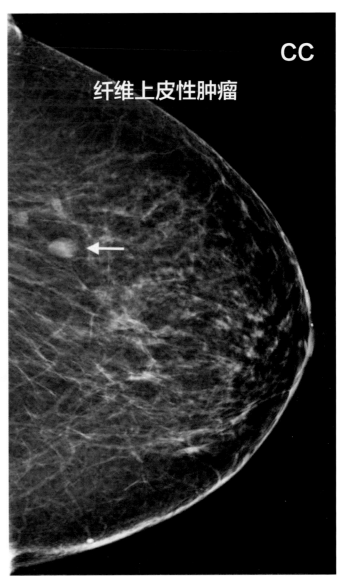

CC

纤维上皮性肿瘤

B

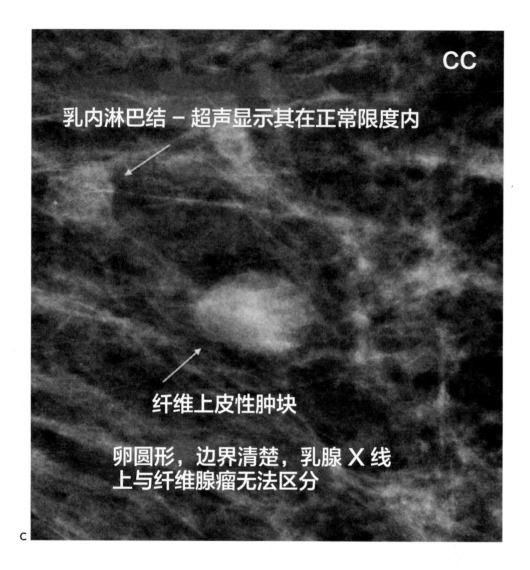

乳内淋巴结 - 超声显示其在正常限度内

纤维上皮性肿块

卵圆形，边界清楚，乳腺 X 线上与纤维腺瘤无法区分

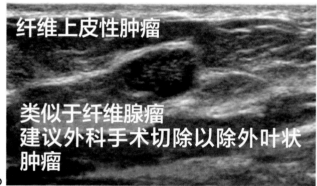

纤维上皮性肿瘤

类似于纤维腺瘤
建议外科手术切除以除外叶状肿瘤

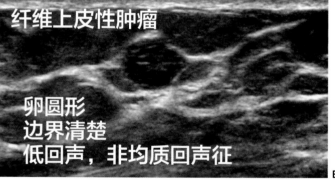

纤维上皮性肿瘤

卵圆形
边界清楚
低回声，非均质回声征

病例 7-4 A~D

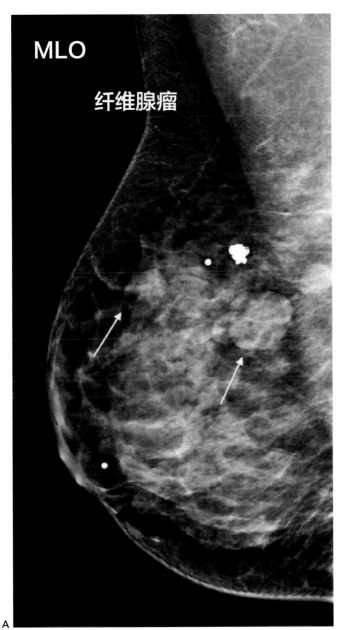

MLO

纤维腺瘤

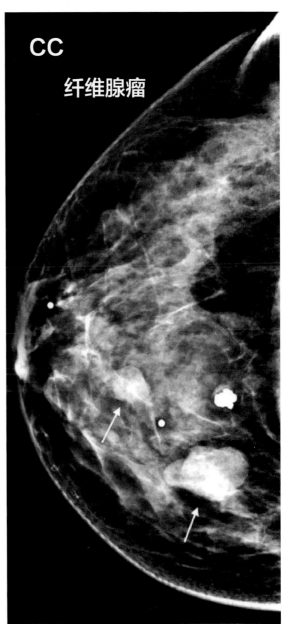

CC

纤维腺瘤

A

B

形状

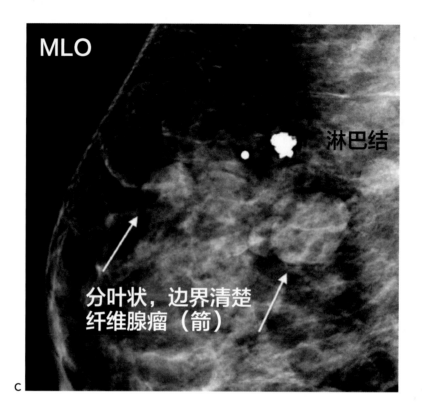

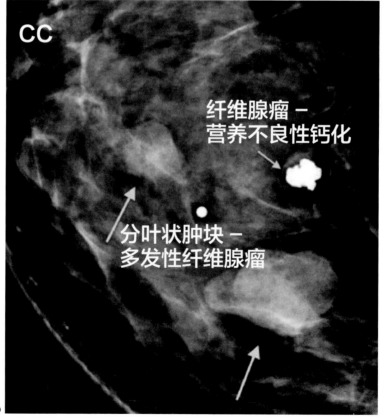

病例 7-5 A~D

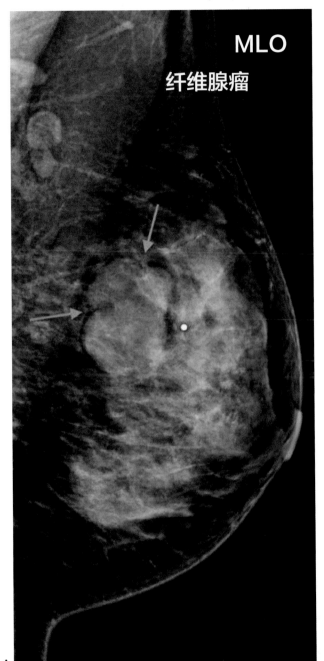

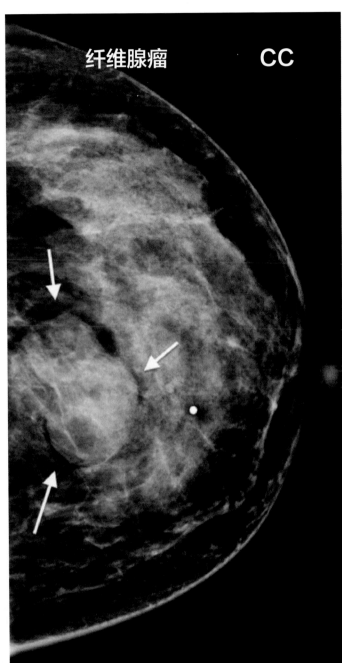

形状

A

B

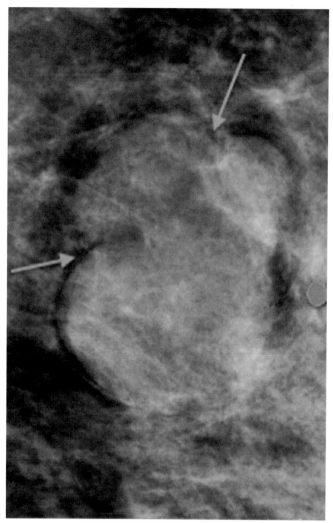

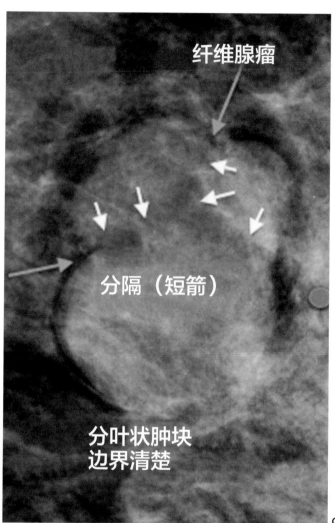

纤维腺瘤

分隔（短箭）

分叶状肿块
边界清楚

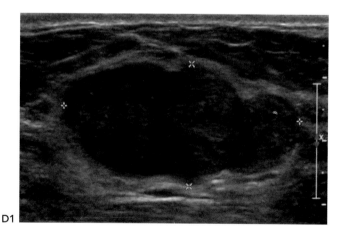

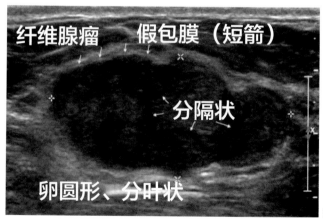

纤维腺瘤   假包膜（短箭）

分隔状

卵圆形、分叶状

病例 7–6 A~D

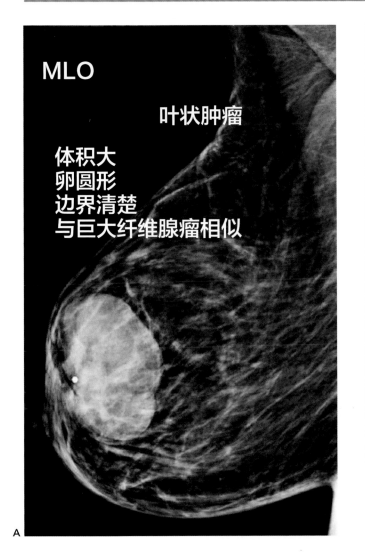

MLO

叶状肿瘤

体积大
卵圆形
边界清楚
与巨大纤维腺瘤相似

A

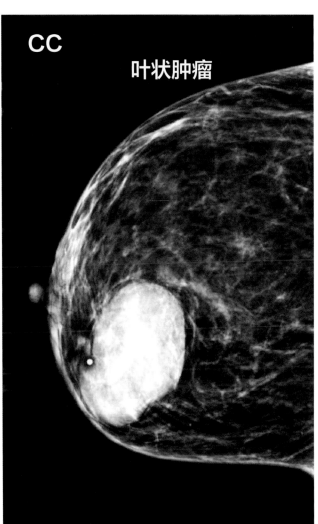

CC

叶状肿瘤

B

形状

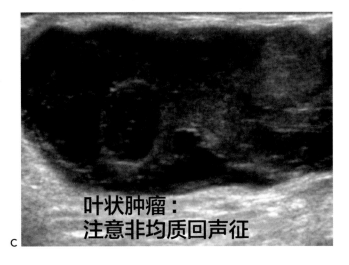

叶状肿瘤：
注意非均质回声征

C

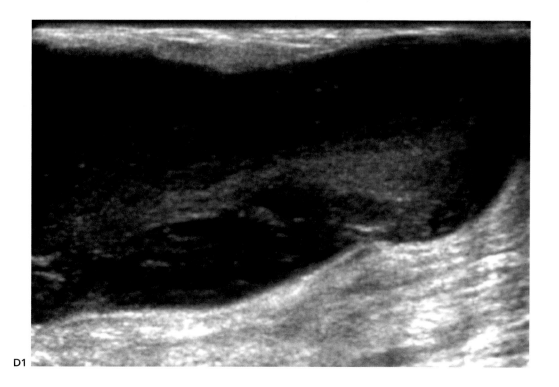

D1

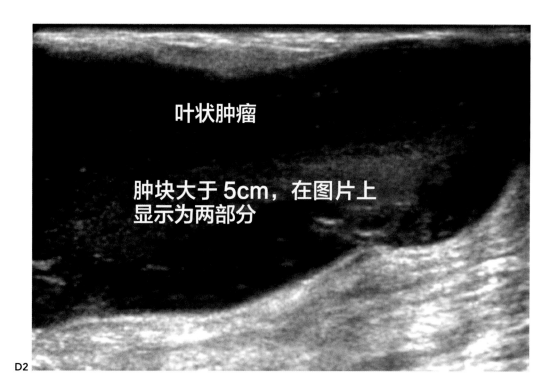

叶状肿瘤

肿块大于 5cm，在图片上
显示为两部分

D2

病例 7-7 A~D

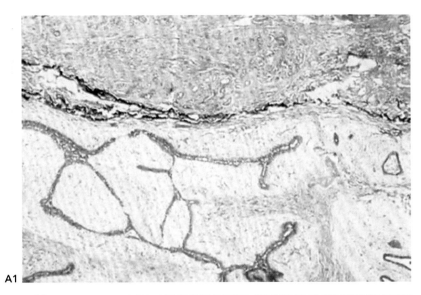

A1

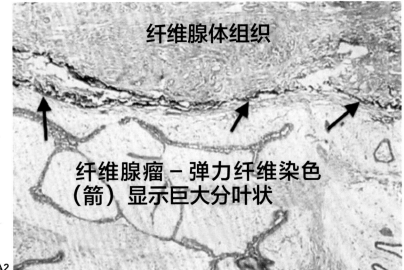

纤维腺体组织

纤维腺瘤 – 弹力纤维染色
（箭）显示巨大分叶状

A2

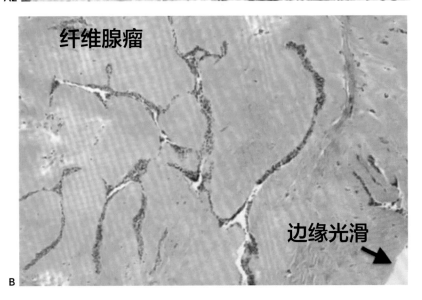

纤维腺瘤

边缘光滑

B

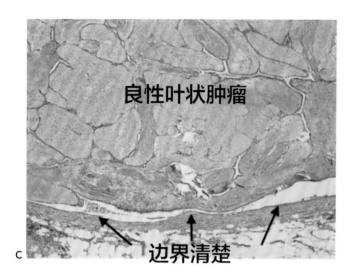

良性叶状肿瘤

边界清楚

C

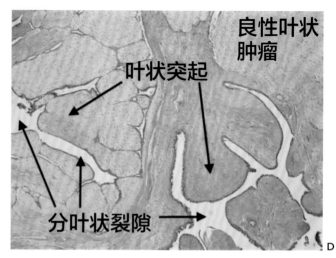

良性叶状
肿瘤

叶状突起

分叶状裂隙

D

病例 8-1 A~C

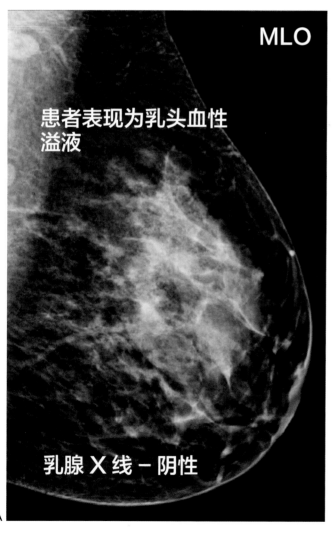

MLO

患者表现为乳头血性
溢液

乳腺 X 线 - 阴性

A

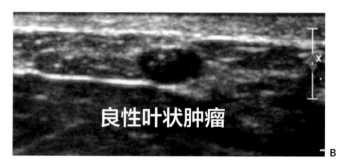

良性叶状肿瘤

B

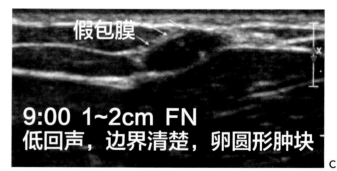

假包膜

9:00 1~2cm FN
低回声，边界清楚，卵圆形肿块

C

病例 8-2 A~C

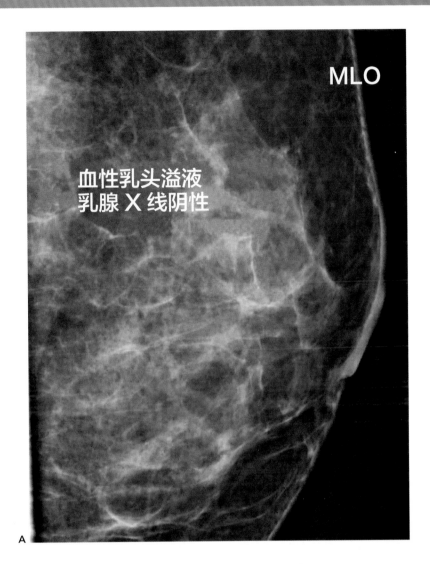

MLO

血性乳头溢液
乳腺 X 线阴性

形状

A

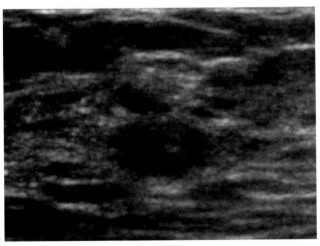

B

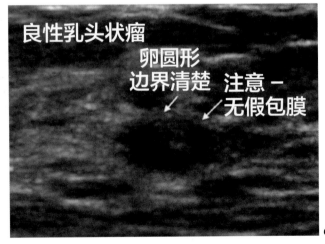

良性乳头状瘤
卵圆形
边界清楚   注意 −
无假包膜

C

病例 8–3 A~E

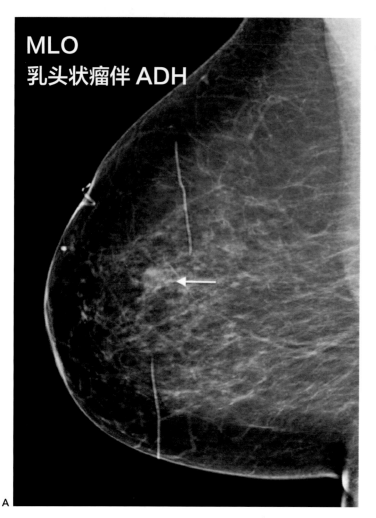

A

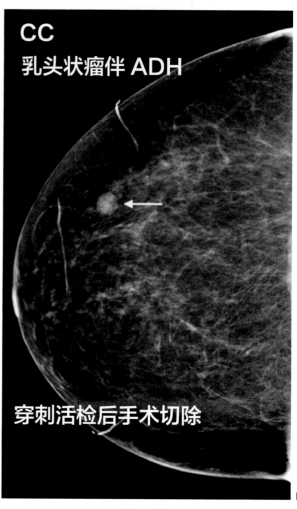

B

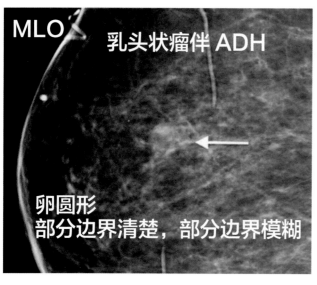

C

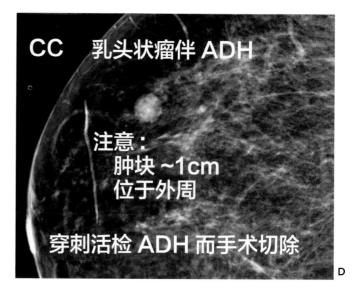

D

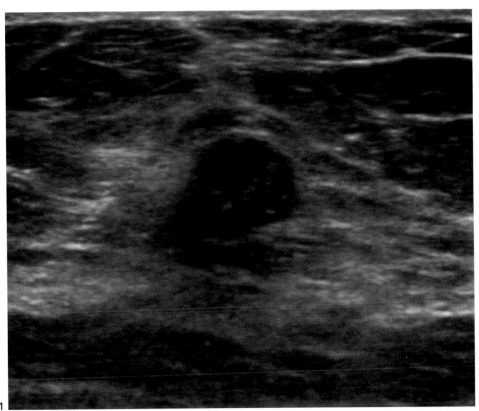

E1

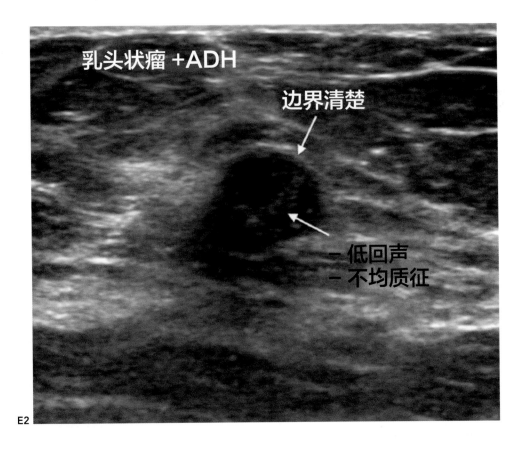

乳头状瘤 +ADH

边界清楚

- 低回声
- 不均质征

E2

形状

病例 8-4 A~C

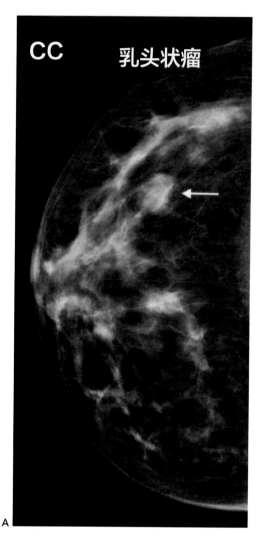

CC　乳头状瘤

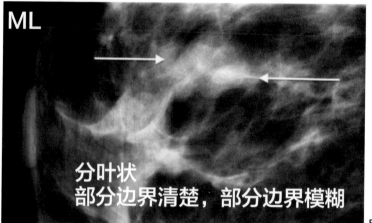

ML　分叶状
部分边界清楚，部分边界模糊

B

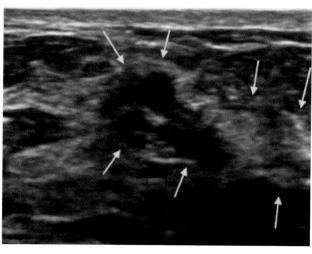

C1

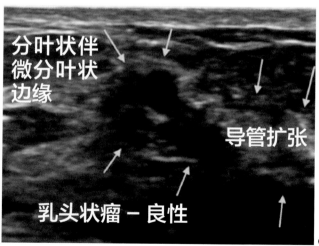

分叶状伴
微分叶状
边缘

导管扩张

乳头状瘤 - 良性

C2

病例 8-5 A~G

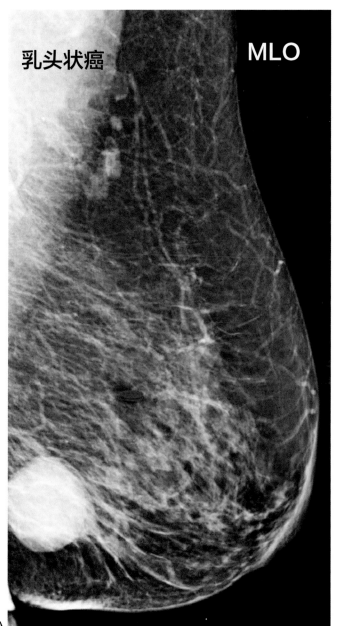

乳头状癌　　MLO

A

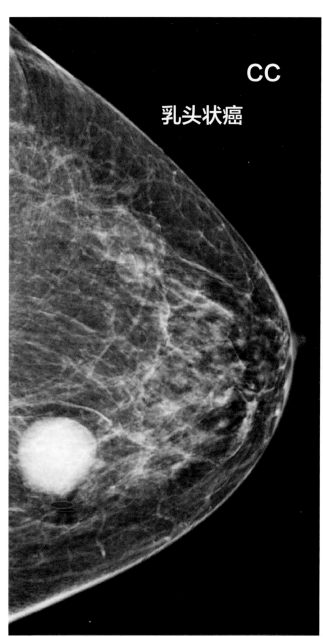

CC　　乳头状癌

形
状

B

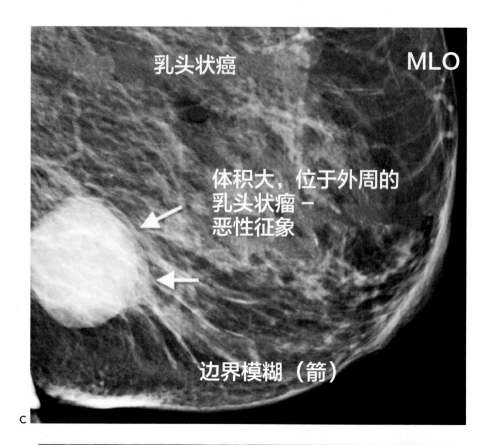

C

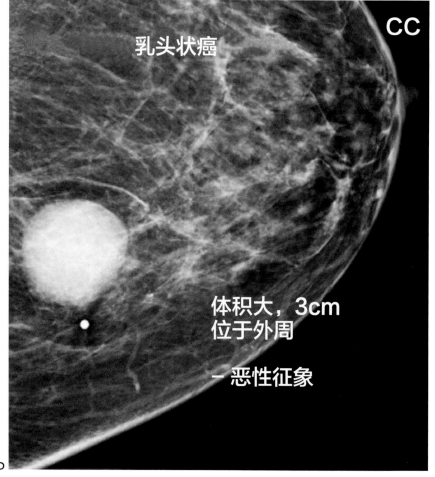

D

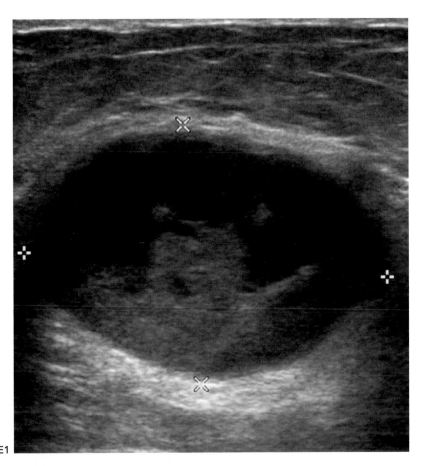

E1

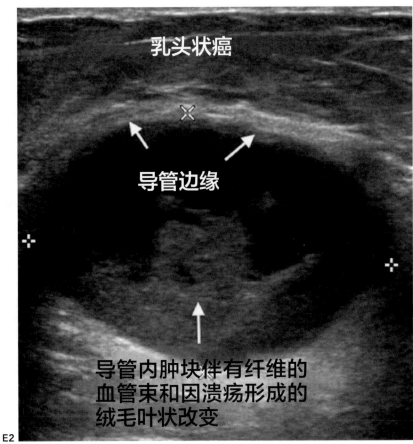

乳头状癌

导管边缘

导管内肿块伴有纤维的
血管束和因溃疡形成的
绒毛叶状改变

E2

形状

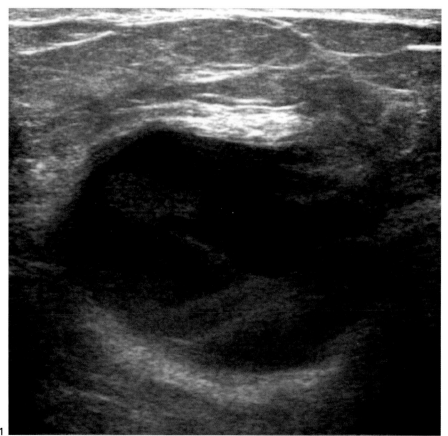

F1

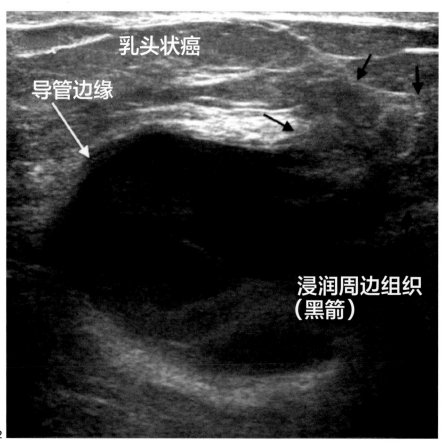

F2

形
状

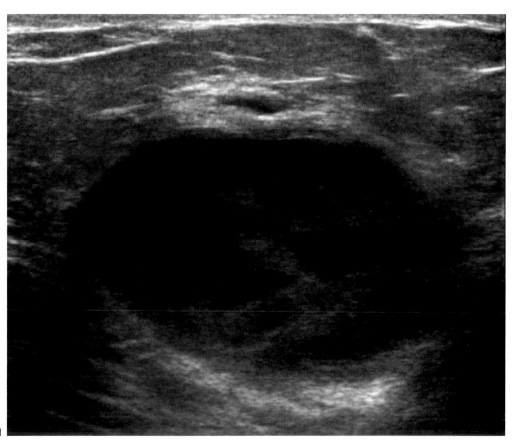

G1

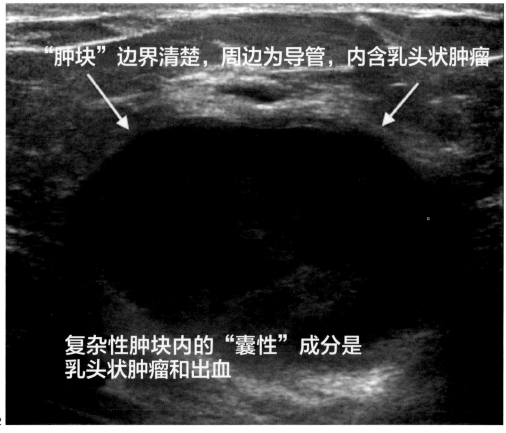

"肿块"边界清楚，周边为导管，内含乳头状肿瘤

复杂性肿块内的"囊性"成分是
乳头状肿瘤和出血

G2

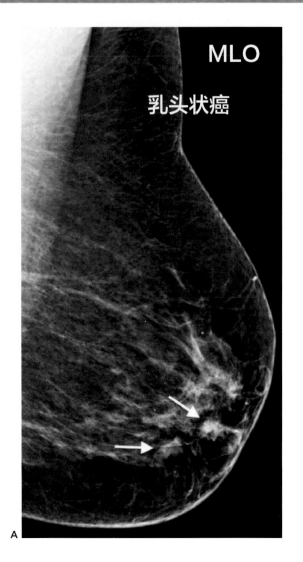

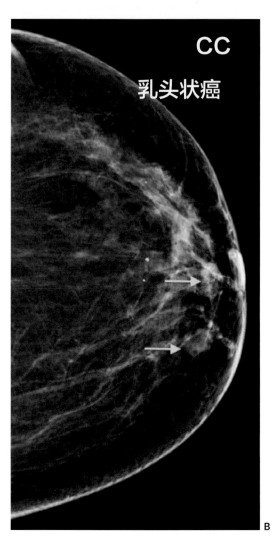

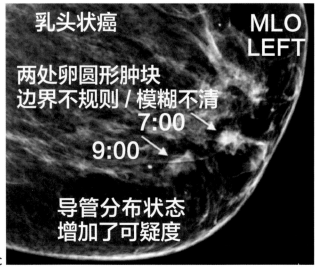

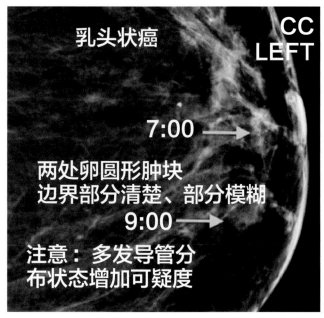

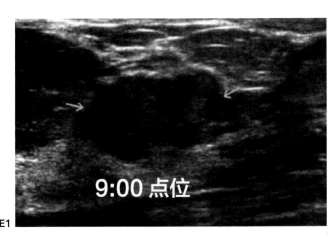

9:00 点位

E1

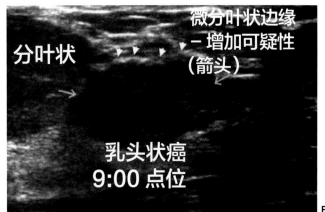

分叶状

微分叶状边缘
－增加可疑性
（箭头）

乳头状癌
9:00 点位

E2

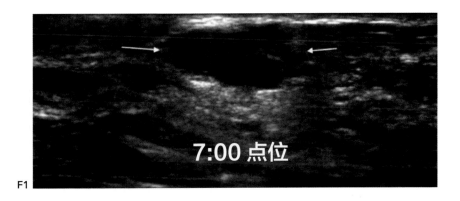

7:00 点位

F1

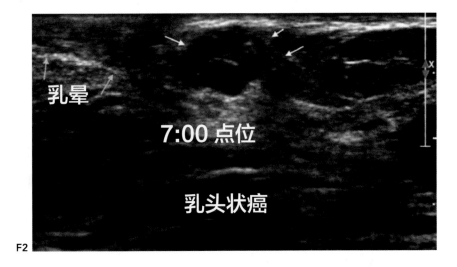

乳晕

7:00 点位

乳头状癌

F2

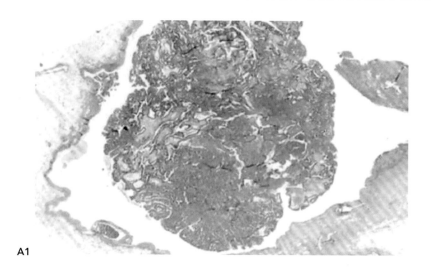

A1

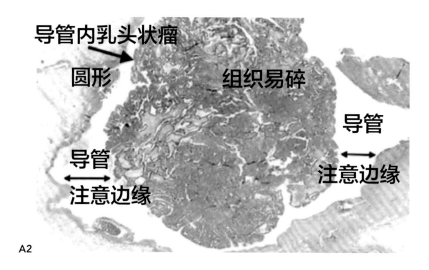

A2

边界清楚的多分叶状肿块：乳头状癌

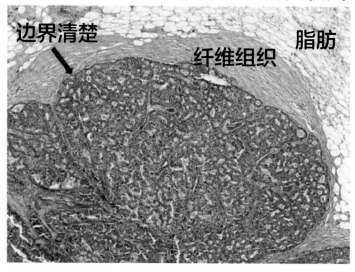

B

病例 9-1 A~D

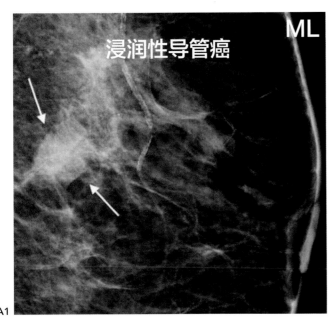

浸润性导管癌

ML

A1

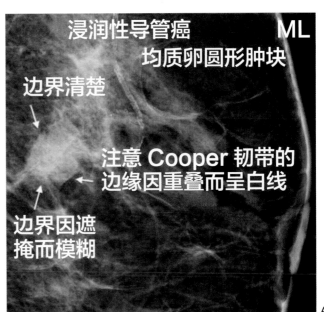

浸润性导管癌
均质卵圆形肿块

ML

边界清楚

注意 Cooper 韧带的
边缘因重叠而呈白线

边界因遮
掩而模糊

A2

形状

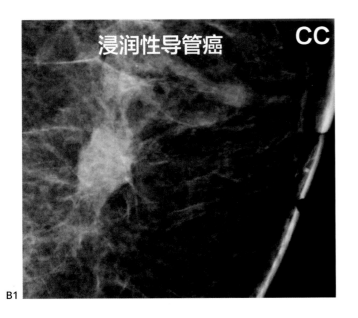

浸润性导管癌

CC

B1

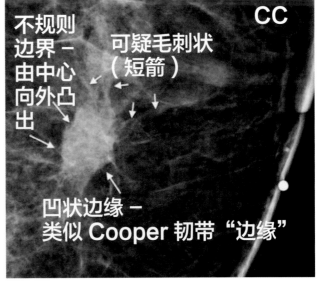

CC

不规则
边界 -
由中心
向外凸
出

可疑毛刺状
（短箭）

凹状边缘 -
类似 Cooper 韧带 "边缘"

B2

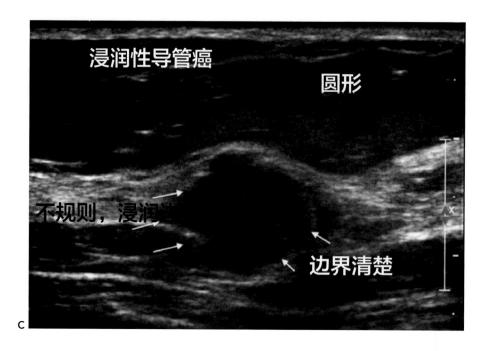

C

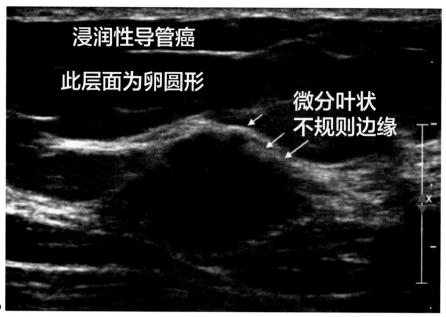

D

病例 9-2 A~E

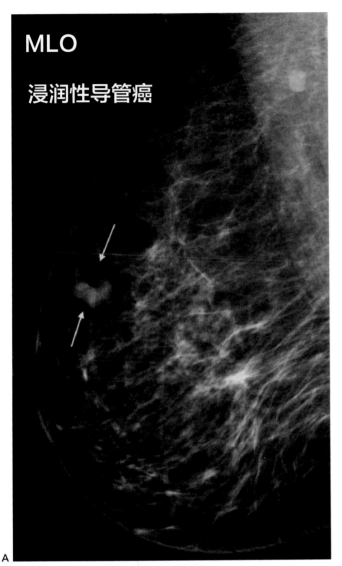

MLO

浸润性导管癌

A

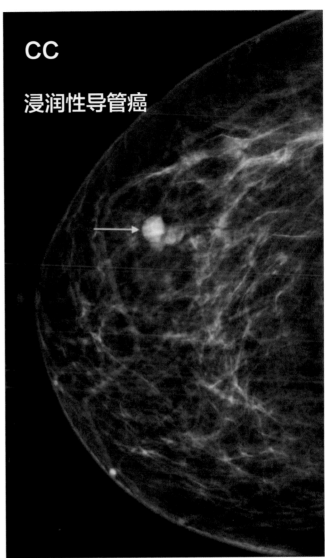

CC

浸润性导管癌

形状

B

病例 9-2 A~E

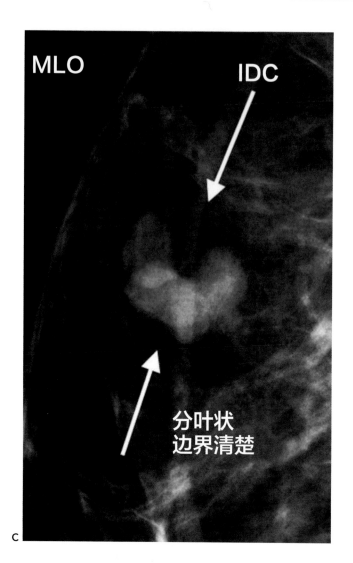

MLO

IDC

分叶状
边界清楚

C

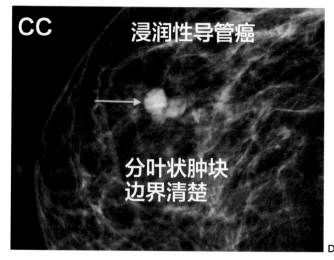

CC   浸润性导管癌

分叶状肿块
边界清楚

D

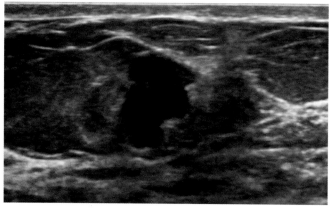

E1

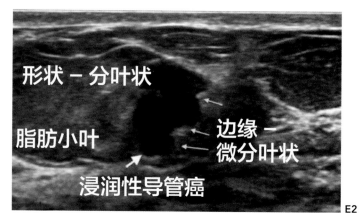

形状 – 分叶状

脂肪小叶

边缘 –
微分叶状

浸润性导管癌

E2

病例 9-3 A~D

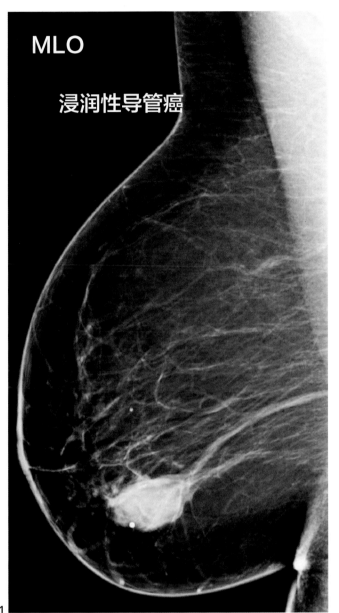

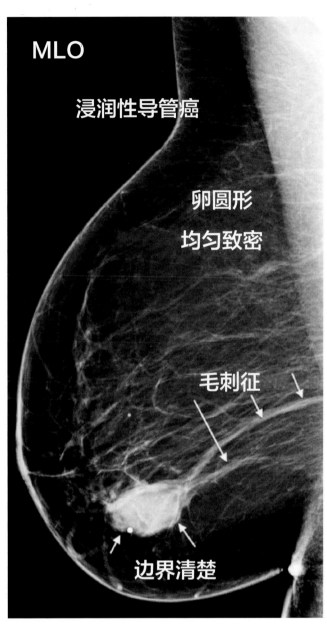

A1

A2

形状

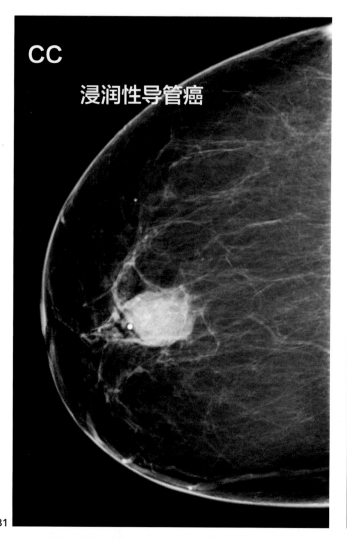

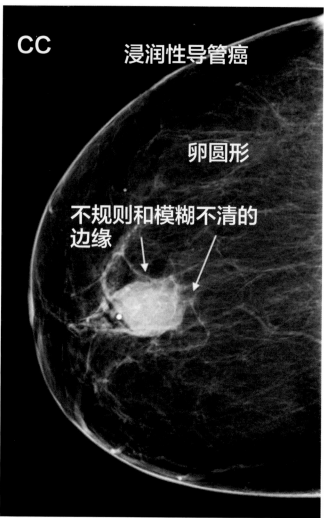

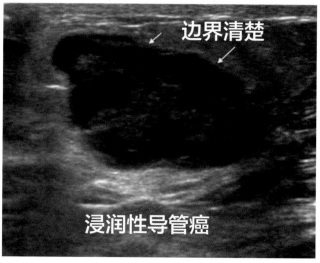

病例 9-4 A~F

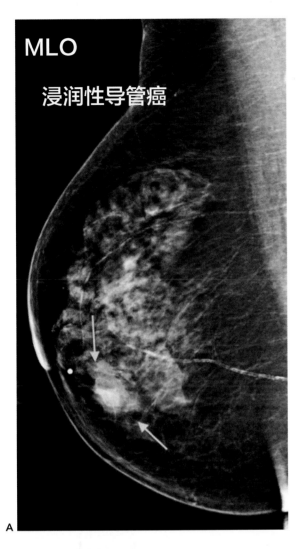

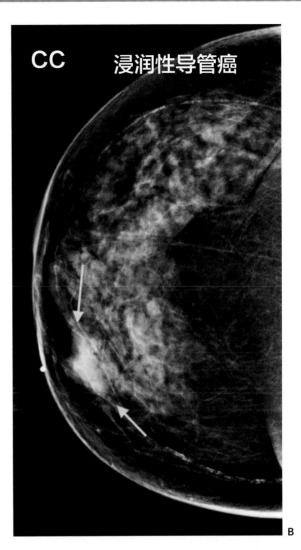

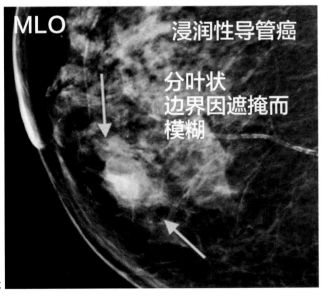

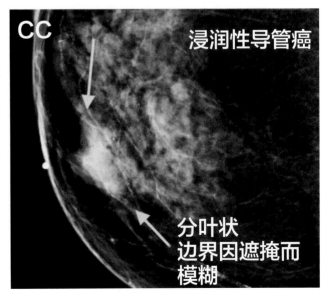

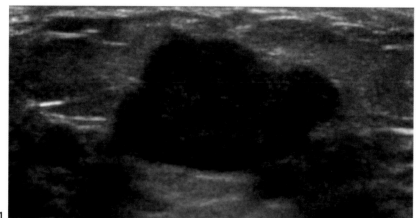

E1

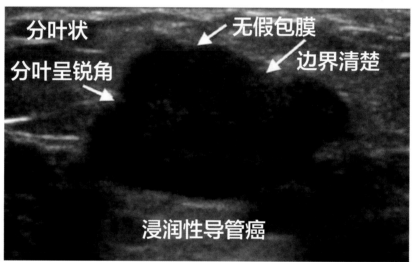

分叶状   无假包膜
分叶呈锐角   边界清楚

浸润性导管癌

E2

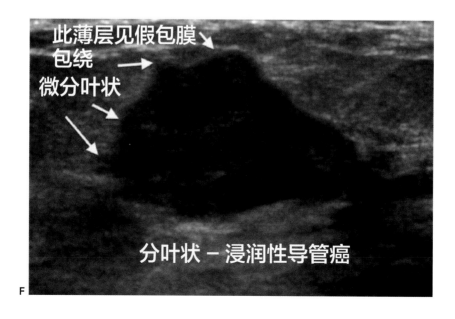

此薄层见假包膜
包绕
微分叶状

分叶状 – 浸润性导管癌

F

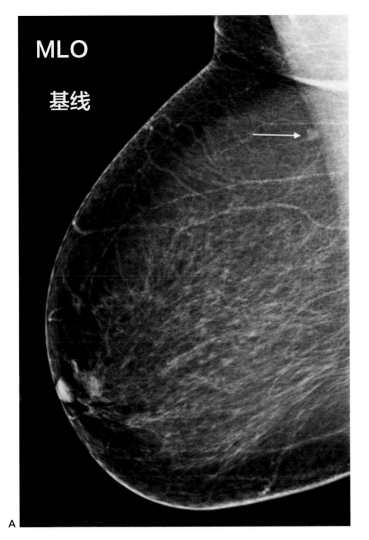

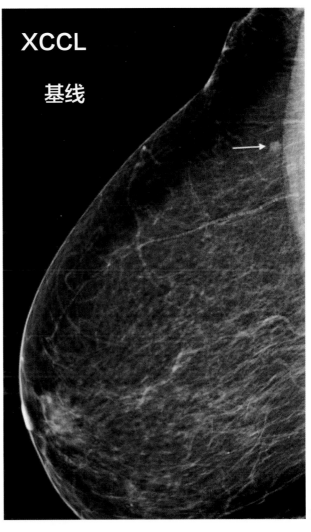

形状

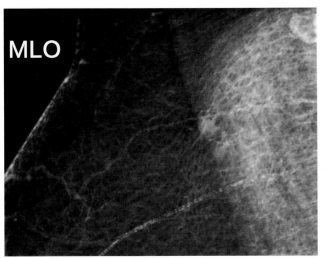

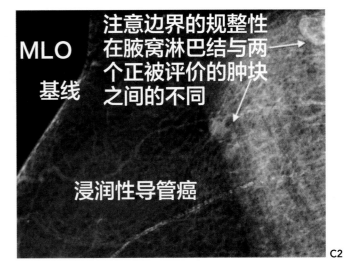

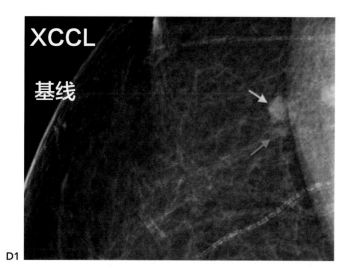

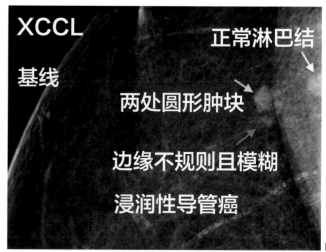

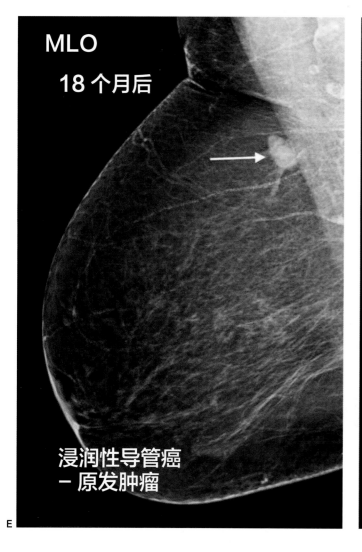

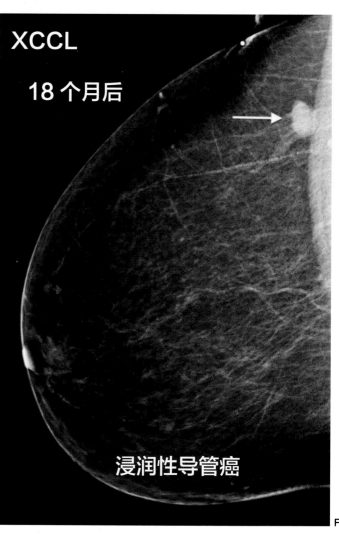

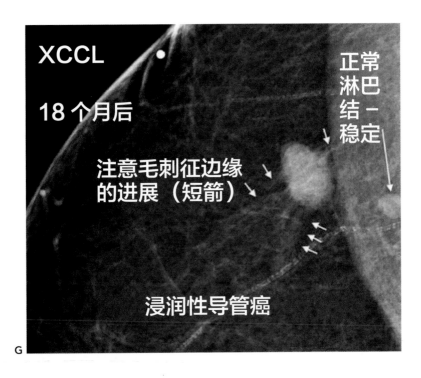

XCCL

18 个月后

正常淋巴结 – 稳定

注意毛刺征边缘的进展（短箭）

浸润性导管癌

G

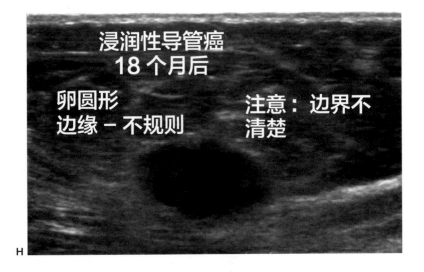

浸润性导管癌
18 个月后

卵圆形
边缘 – 不规则

注意：边界不清楚

H

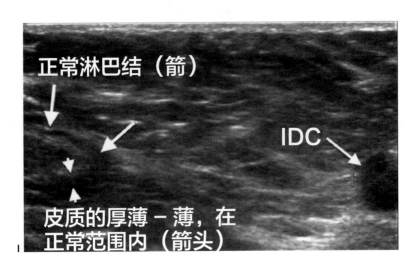

正常淋巴结（箭）

IDC

皮质的厚薄 – 薄，在正常范围内（箭头）

I

形状

病例 10-1 A~G

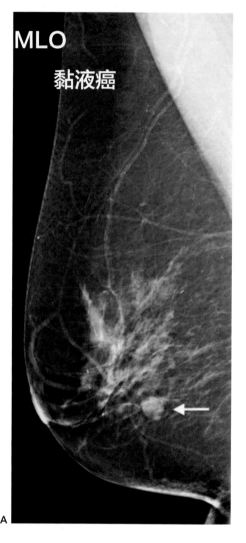

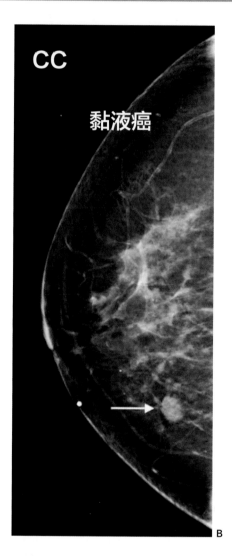

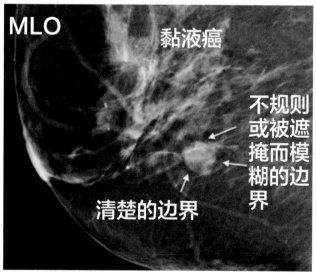

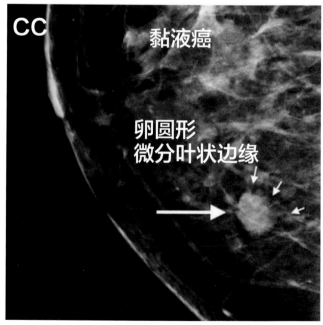

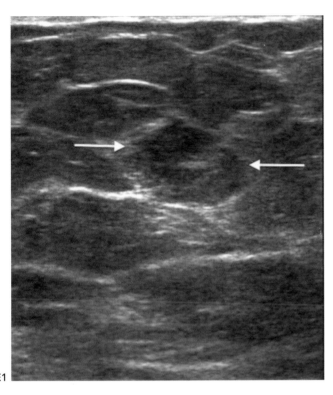

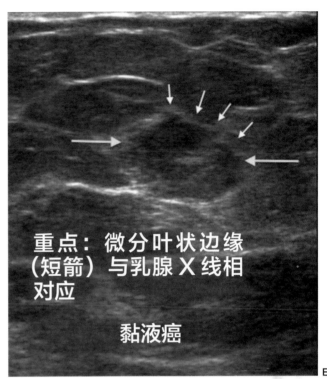

重点：微分叶状边缘（短箭）与乳腺 X 线相对应

黏液癌

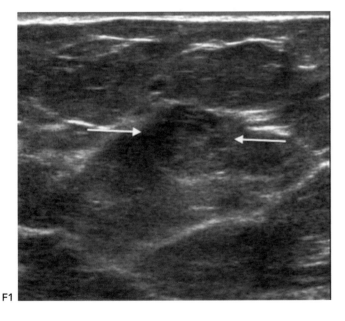

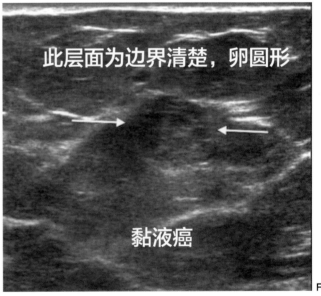

此层面为边界清楚，卵圆形

黏液癌

形状

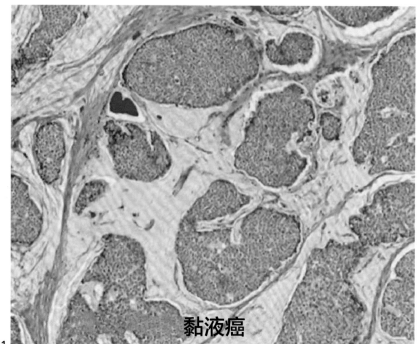

G1

黏液癌

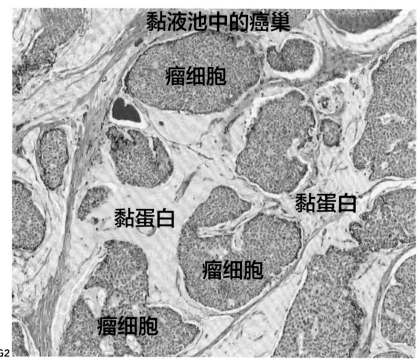

G2

黏液池中的癌巢

瘤细胞

黏蛋白

黏蛋白

瘤细胞

瘤细胞

病例 11-1 A~G

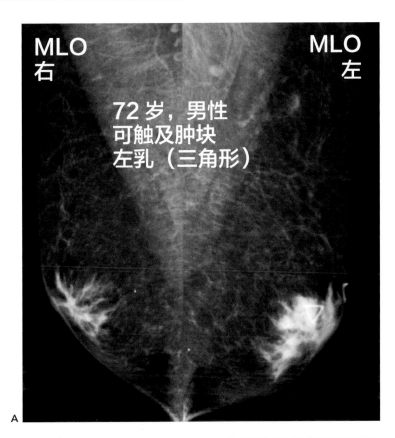

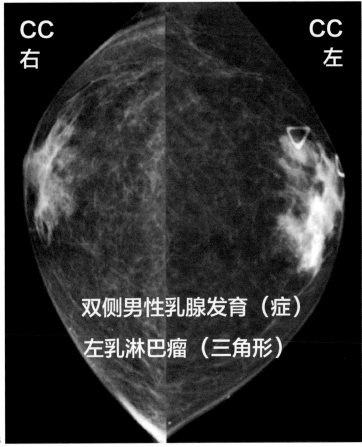

病例 11-1 A~G

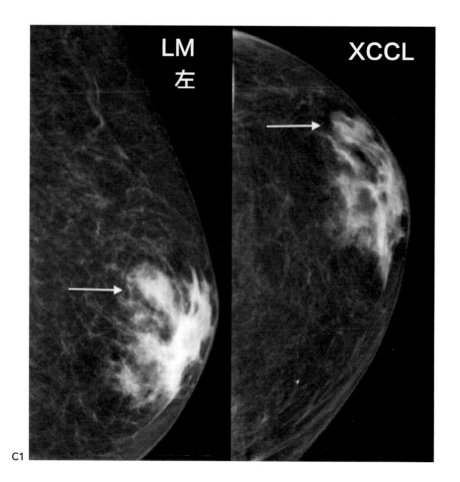

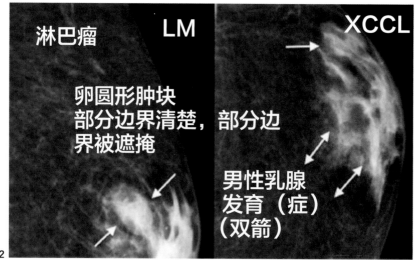

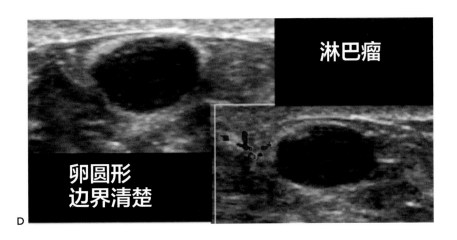

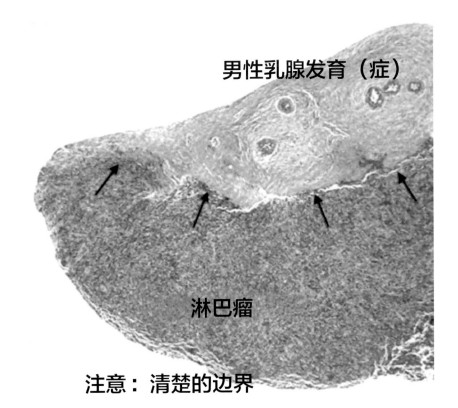

形
状

B 细胞淋巴瘤

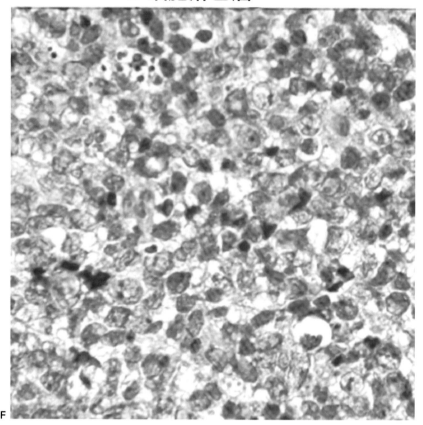

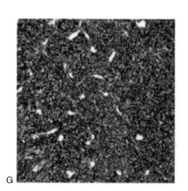

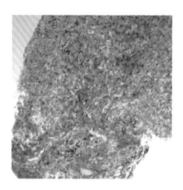

CD20
体积大的是 B 细胞

CD5
散在、小的是 T 细胞

病例 11-2 A~C

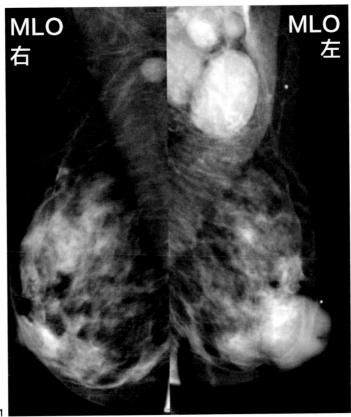

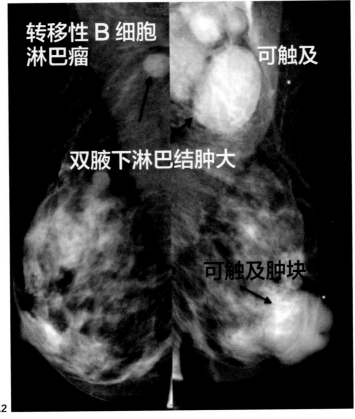

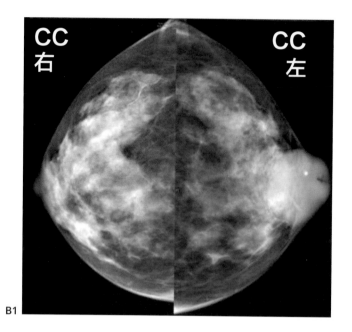

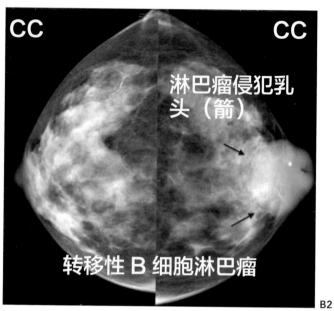

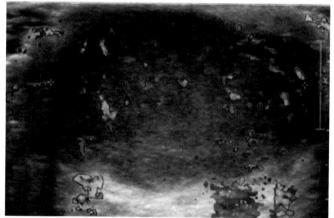

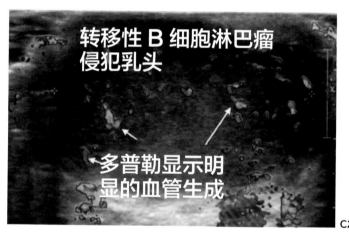

形
状

病例 12-1 A、B

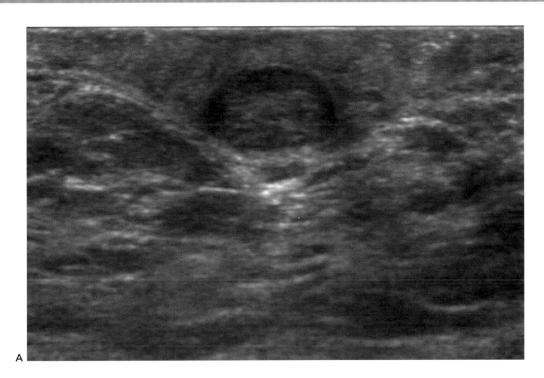

A

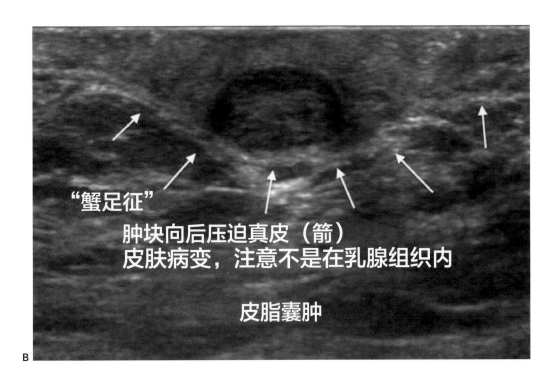

"蟹足征"
肿块向后压迫真皮（箭）
皮肤病变，注意不是在乳腺组织内

皮脂囊肿

B

病例 12-2 A~D

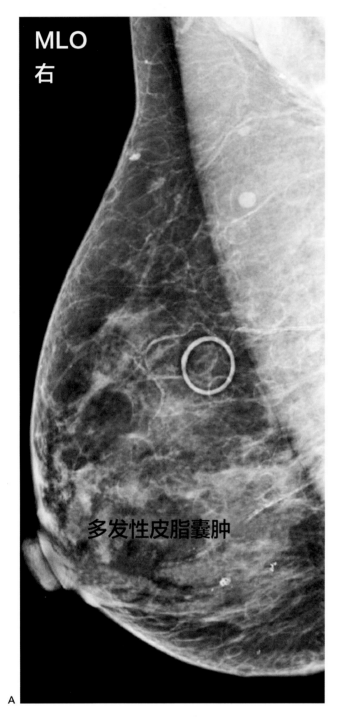
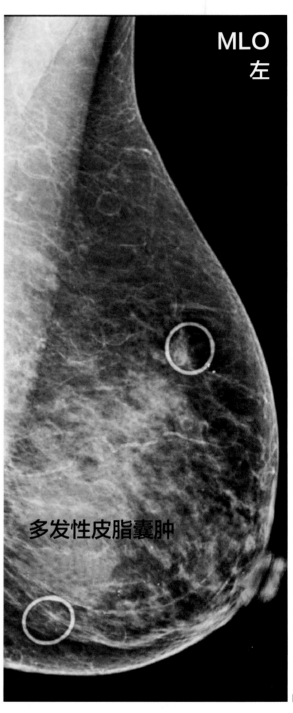

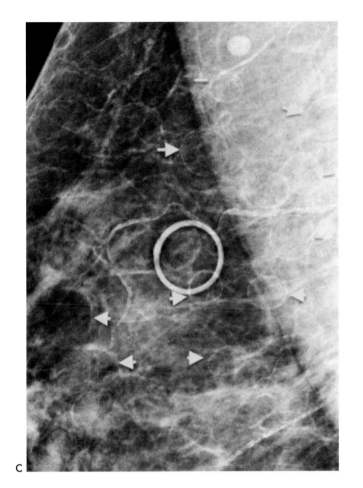

C

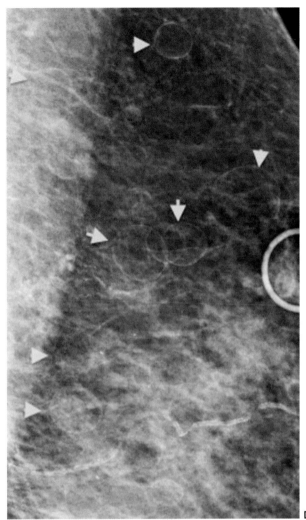

D

形状

病例 12-3 A~F

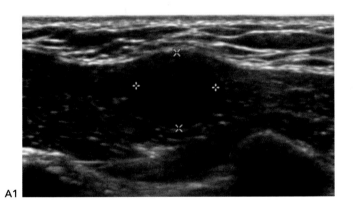

A1

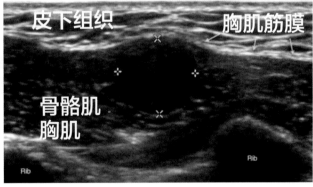

皮下组织　　　　　　　　胸肌筋膜

骨骼肌
胸肌

Rib　　　　　　　　　　　　　Rib

A2

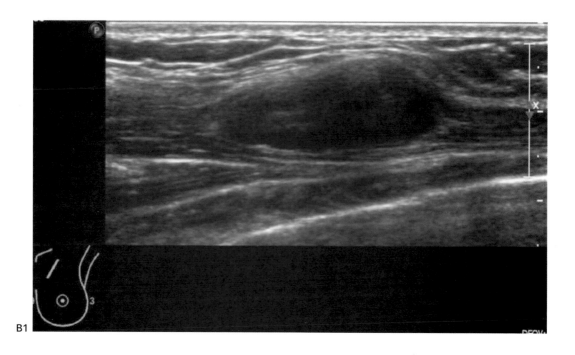

B1

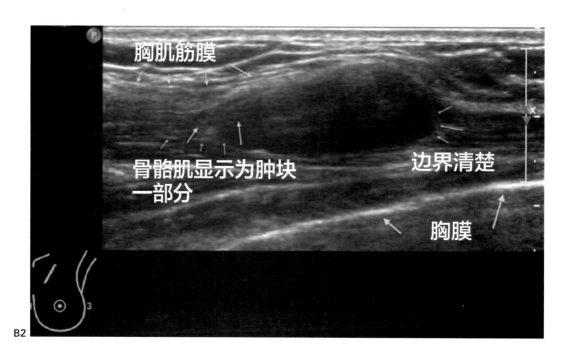

B2

形状

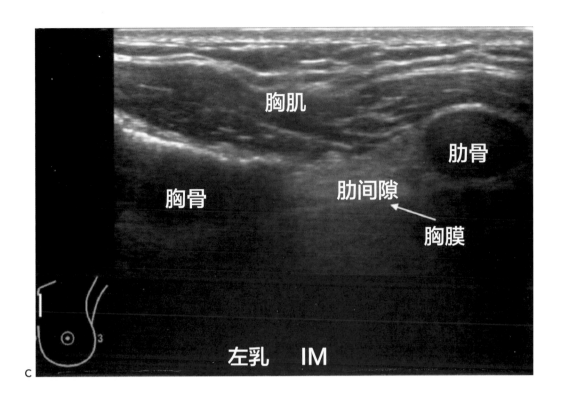

胸肌

肋骨

胸骨

肋间隙

胸膜

左乳　IM

C

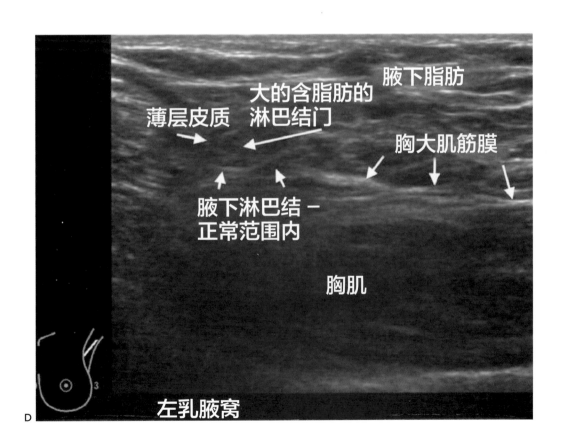

大的含脂肪的
淋巴结门

腋下脂肪

薄层皮质

胸大肌筋膜

腋下淋巴结 –
正常范围内

胸肌

左乳腋窝

D

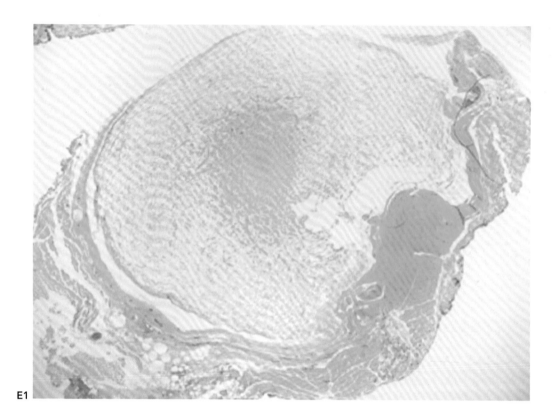

E1

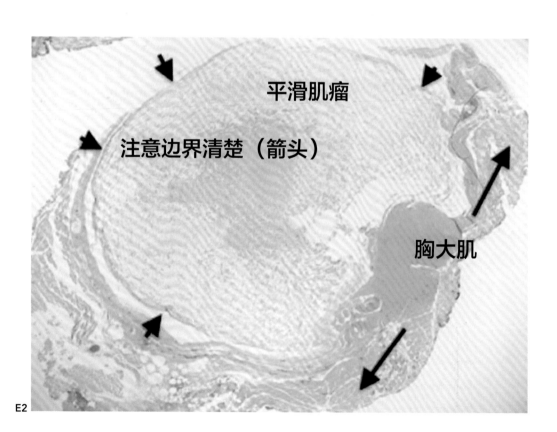

E2

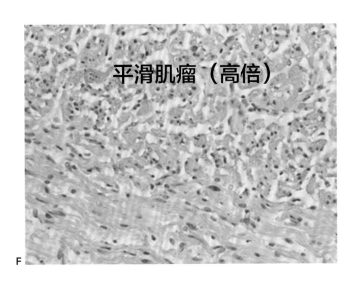

平滑肌瘤（高倍）

F

病例 12-4 A~F

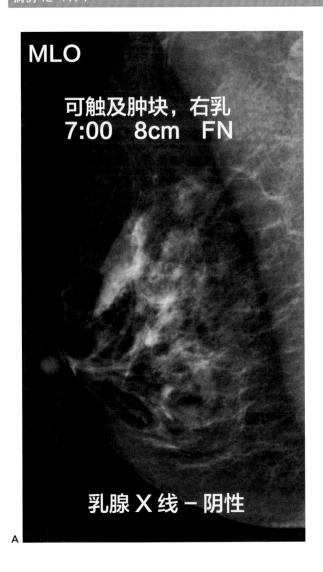

MLO

可触及肿块，右乳
7:00　8cm　FN

乳腺 X 线 - 阴性

A

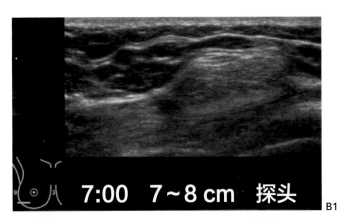

7:00　7~8 cm　探头

B1

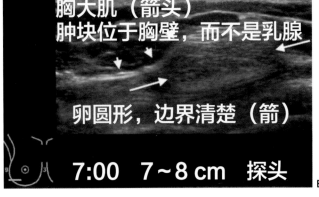

胸大肌（箭头）
肿块位于胸壁，而不是乳腺

卵圆形，边界清楚（箭）

7:00　7~8 cm　探头

B2

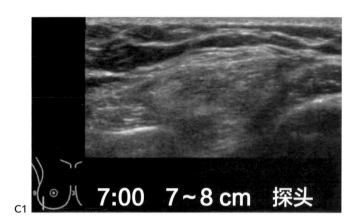

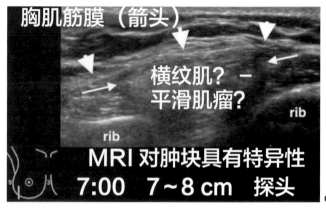

C1   C2

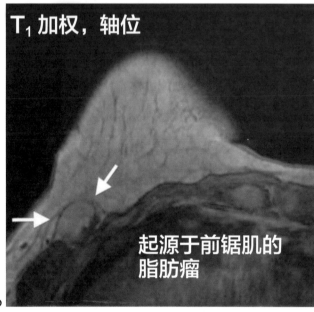

D

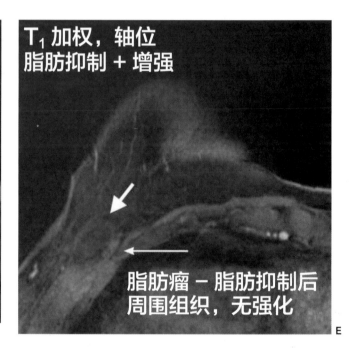

E

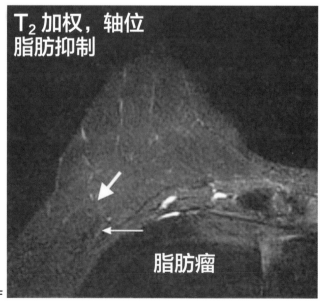

F

B

圆形

这是 BI-RADS 分类中的新项。在乳腺 X 线和超声上都表现为圆形的肿块恶性可能性高。大多数的病例为恶性，但是值得注意的是，脂肪坏死和纤维腺瘤是在核芯钻取活检后得以诊断的。

第 17 章：浸润性小叶癌与实体型

经典的浸润性小叶癌（ILC）单方向侵犯周围组织，肿瘤和正常组织在大体层面的差别几乎不能度量，因此很难发现。病例 17-1 是 ILC 的实体型，在这种类型肿块是可见的。肿瘤细胞来源于小叶腺泡，上皮细胞的细胞膜钙黏蛋白缺失。实体型的 ILC 的瘤细胞"凝聚"而形成肿块样结构，与钙黏蛋白阳性的导管上皮细胞"融合"相反。高倍镜病理图像可见细胞间的空隙（病例 17-1F）。此类型的 ILC 容易与淋巴瘤内的淋巴细胞相混淆。

第 19 章：化生性鳞状细胞癌、颗粒细胞瘤与神经内分泌瘤

这章讲述 3 例不常见但很有意思的恶性病例。

化生性鳞状细胞癌（病例 19-1）

第一例是化生性鳞状细胞癌，增长迅速。病例 19-1A 和 B 在 6 个月内的变化情况。前一幅图片显示的是术后常规的随访，在每年监测的 6 个月的乳腺 X 线图像中偶然发现。乳腺 X 线和病理图像上均可见清楚的边界（病例 19-1D）。

颗粒细胞瘤（病例 19-2）

第二个病例是颗粒细胞瘤，通常为良性病变，少数有潜在恶性。所以有必要进行完整的手术切除。胞浆嗜酸性颗粒状是其特征性标志。

神经内分泌瘤（病例 19-3）

第三个病例是神经内分泌瘤。圆形伴随清楚的边界是其最常见征象。嗜铬粒蛋白染色（病例 19-3）显示神经内分泌的分化。肌上皮的标记物钙调蛋白阴性染色很重要（病例 19-3F）。一些瘤巢与导管原位癌很相似，但明显缺乏钙调蛋白，但良性腺体仍会保持如图所示的基底肌上皮细胞层。

病例 13-1

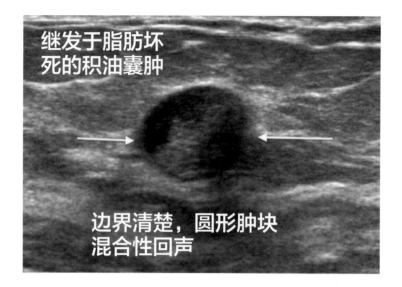

继发于脂肪坏死的积油囊肿

边界清楚，圆形肿块
混合性回声

病例 13-2 A~C

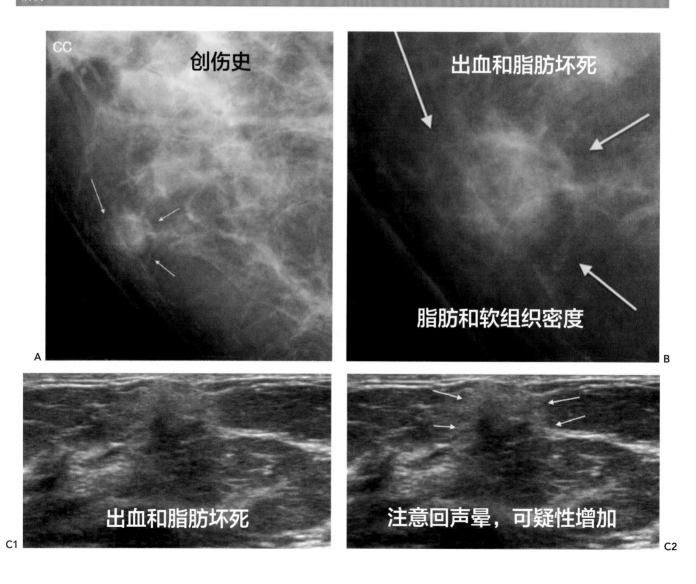

CC
创伤史

出血和脂肪坏死

脂肪和软组织密度

A

B

出血和脂肪坏死

注意回声晕，可疑性增加

C1

C2

病例 14-1 A~D

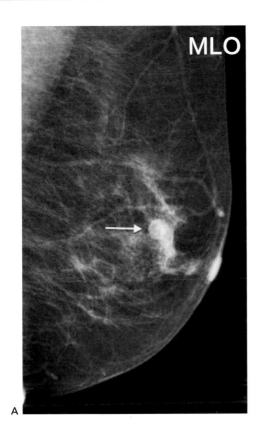

MLO

A

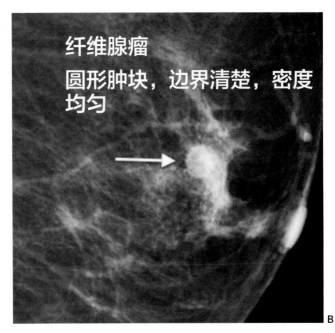

纤维腺瘤
圆形肿块，边界清楚，密度
均匀

B

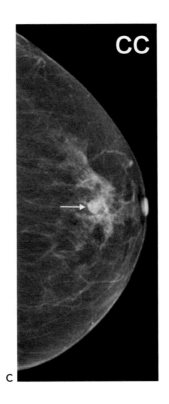

CC

C

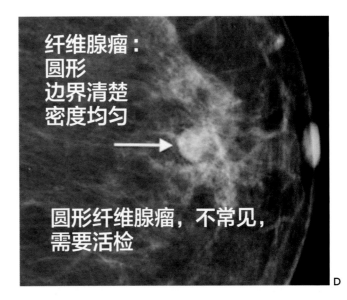

纤维腺瘤：
圆形
边界清楚
密度均匀

圆形纤维腺瘤，不常见，
需要活检

D

形状

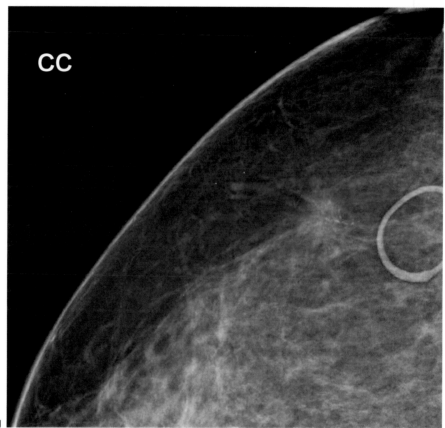

A1

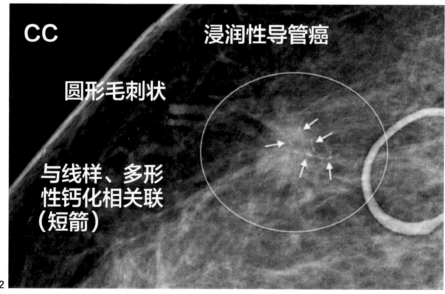

A2

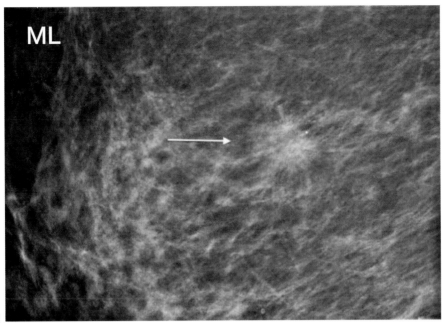

B1

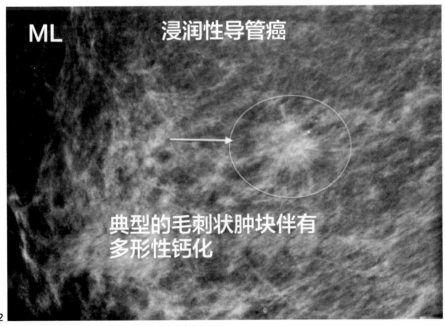

浸润性导管癌

典型的毛刺状肿块伴有
多形性钙化

B2

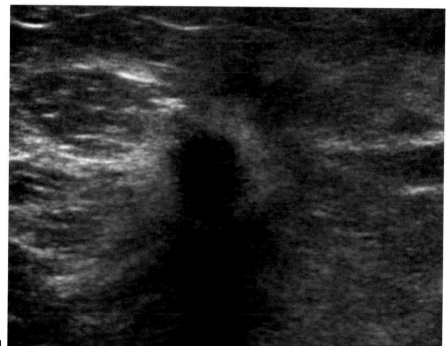

C1

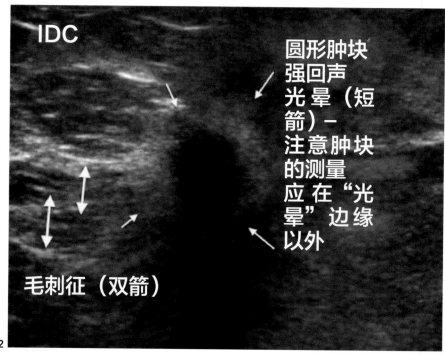

IDC

圆形肿块
强回声
光晕（短
箭）–
注意肿块
的测量
应在"光
晕"边缘
以外

毛刺征（双箭）

C2

病例 15-2 A~C

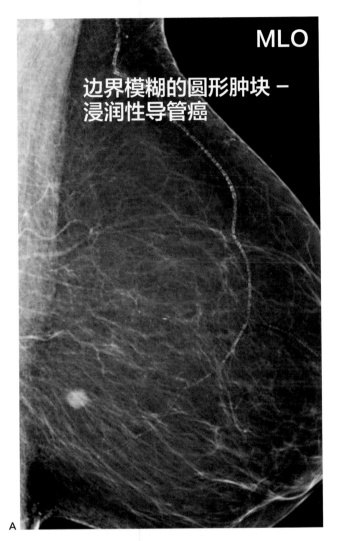

MLO

边界模糊的圆形肿块 –
浸润性导管癌

A

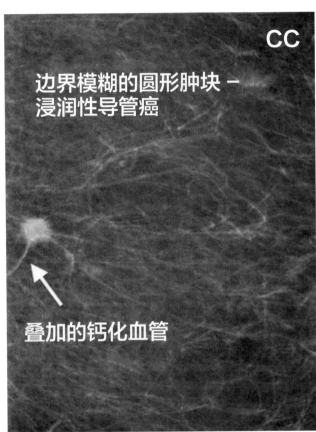

CC

边界模糊的圆形肿块 –
浸润性导管癌

叠加的钙化血管

B

形状

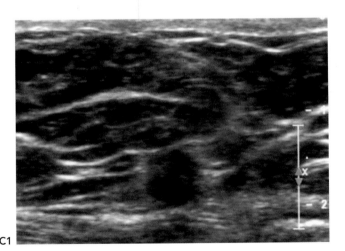

C1

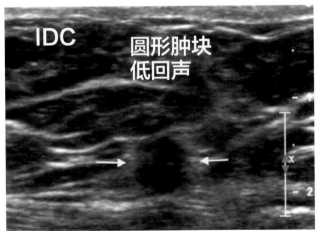

IDC　圆形肿块
低回声

C2

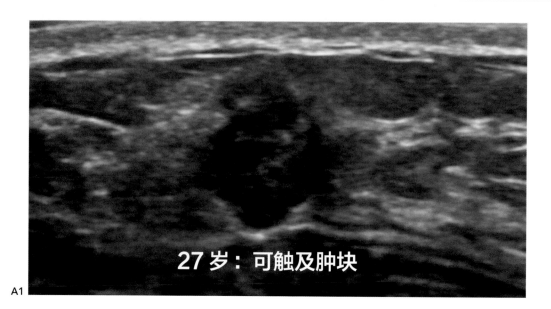

27 岁：可触及肿块

A1

IDC-圆形肿块   不规则边缘

A2

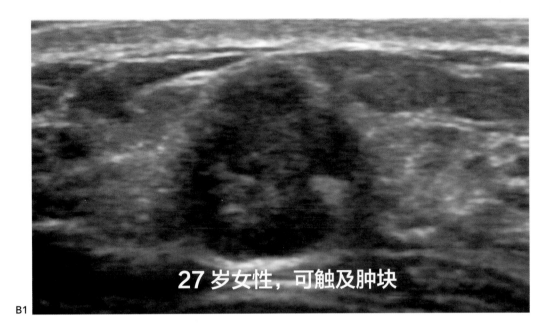

B1　27 岁女性，可触及肿块

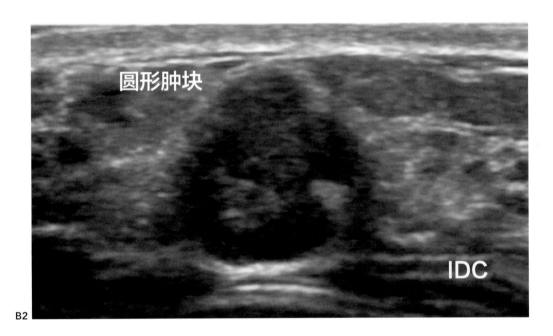

B2　圆形肿块　　IDC

病例 16–1 A~D

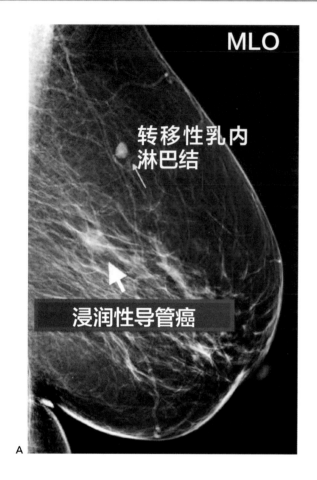

MLO

转移性乳内
淋巴结

浸润性导管癌

A

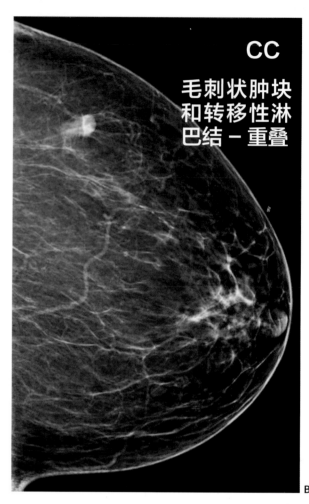

CC

毛刺状肿块
和转移性淋
巴结－重叠

B

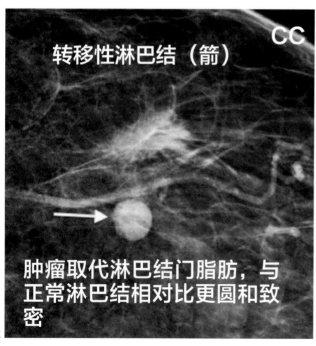

CC

转移性淋巴结（箭）

肿瘤取代淋巴结门脂肪，与
正常淋巴结相对比更圆和致
密

C

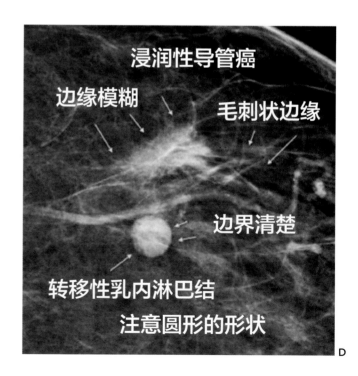

浸润性导管癌

边缘模糊

毛刺状边缘

边界清楚

转移性乳内淋巴结

注意圆形的形状

D

病例 17-1 A~F

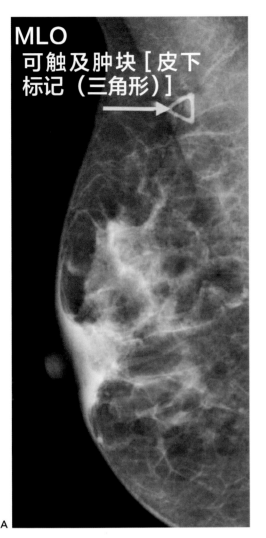

MLO
可触及肿块［皮下标记（三角形）］

A

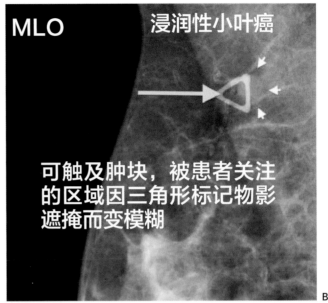

MLO
浸润性小叶癌

可触及肿块，被患者关注的区域因三角形标记物影遮掩而变模糊

B

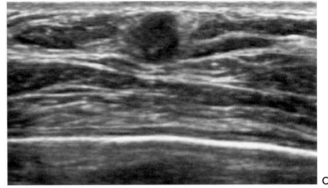

C1

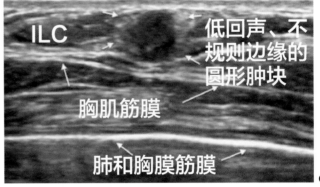

ILC

低回声、不规则边缘的圆形肿块

胸肌筋膜

肺和胸膜筋膜

C2

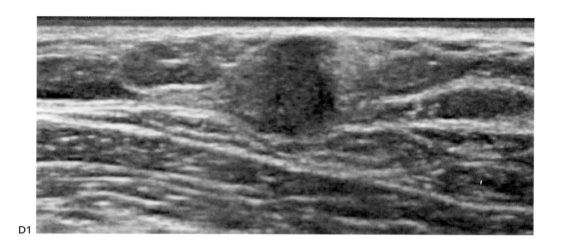

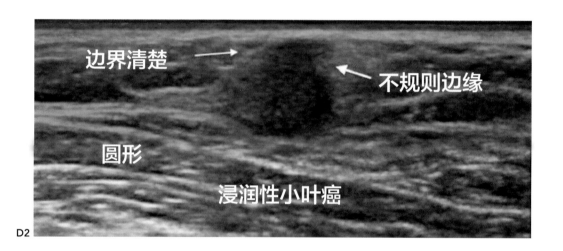

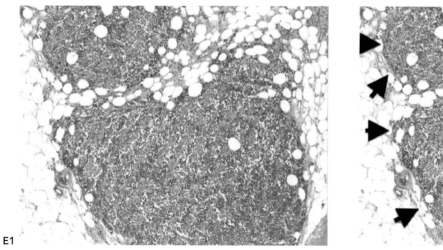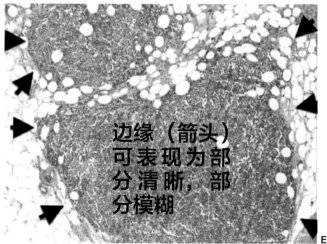

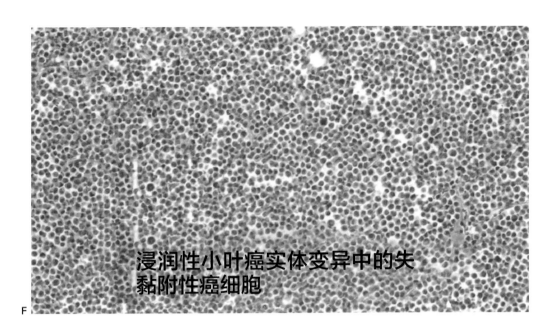

浸润性小叶癌实体变异中的失黏附性癌细胞

F

形状

病例 18-1 A~D

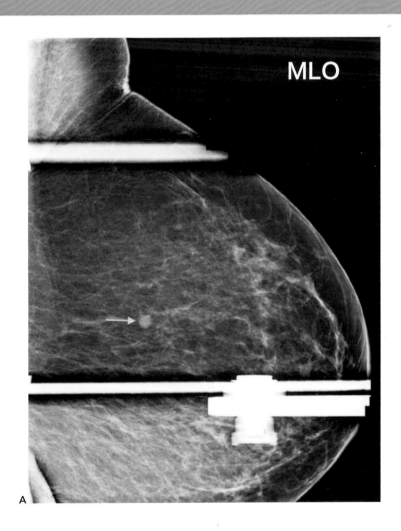

MLO

A

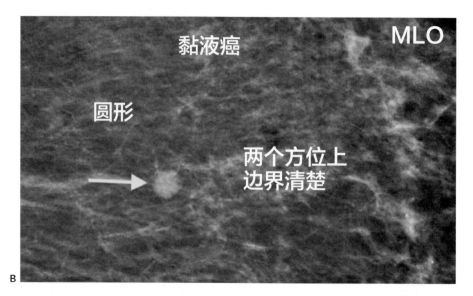

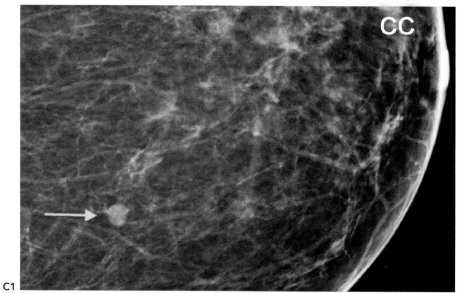

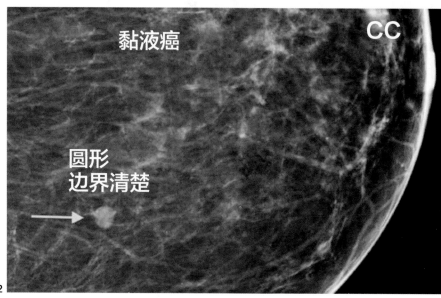

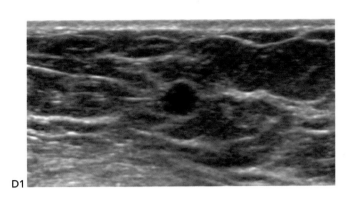

D1

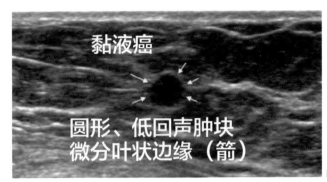

黏液癌

圆形、低回声肿块
微分叶状边缘（箭）

D2

形状

病例 19-1 A~E

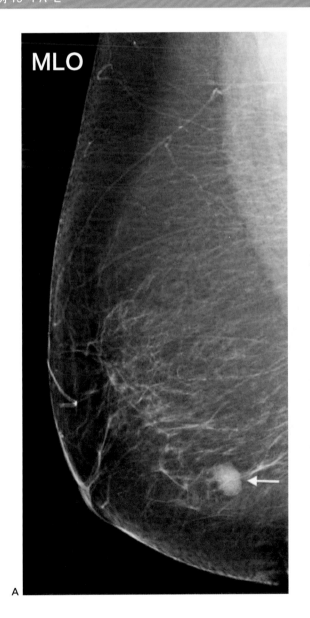

MLO

A

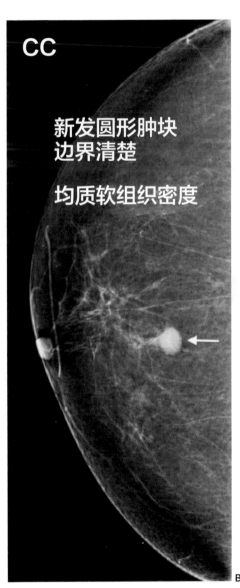

CC

新发圆形肿块
边界清楚

均质软组织密度

B

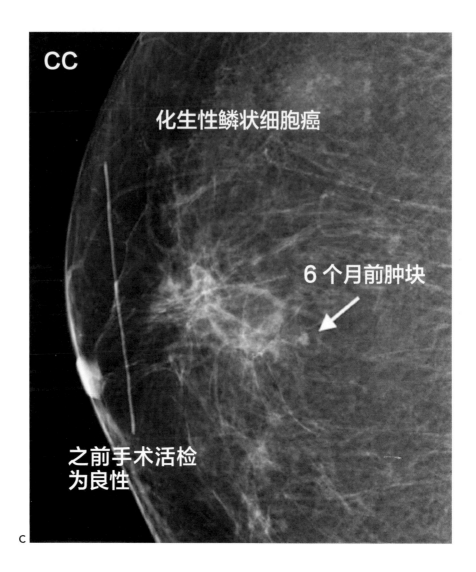

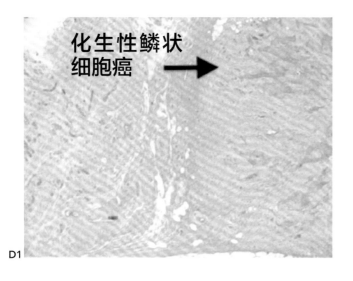

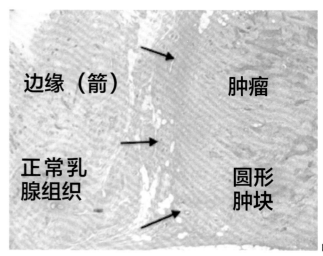

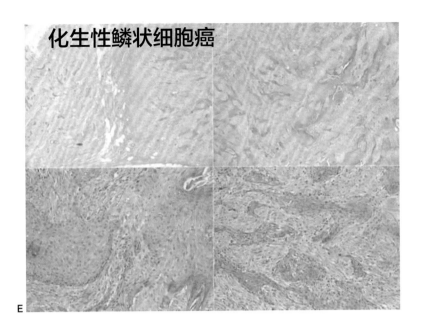

化生性鳞状细胞癌

E

病例 19-2 A~F

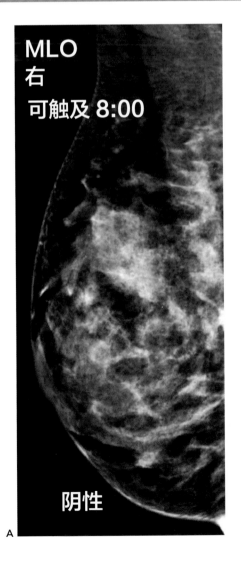

MLO
右
可触及 8:00

阴性

A

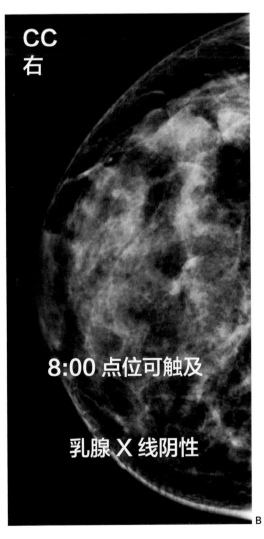

CC
右

8:00 点位可触及

乳腺 X 线阴性

B

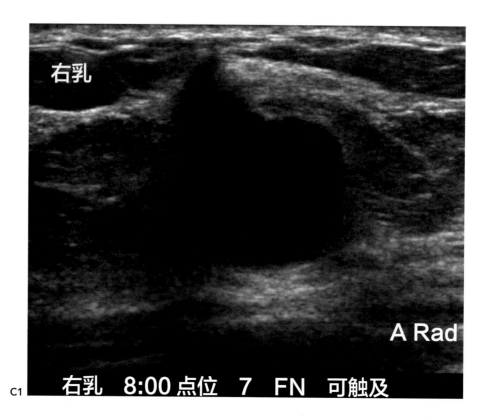

右乳

A Rad

右乳 8:00 点位 7 FN 可触及

C1

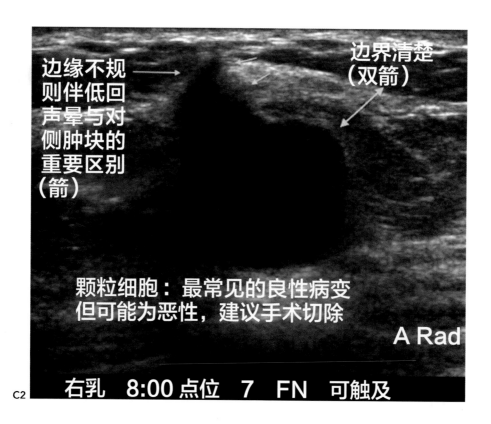

边缘不规
则伴低回
声晕与对
侧肿块的
重要区别
（箭）

边界清楚
（双箭）

颗粒细胞：最常见的良性病变
但可能为恶性，建议手术切除

A Rad

右乳 8:00 点位 7 FN 可触及

C2

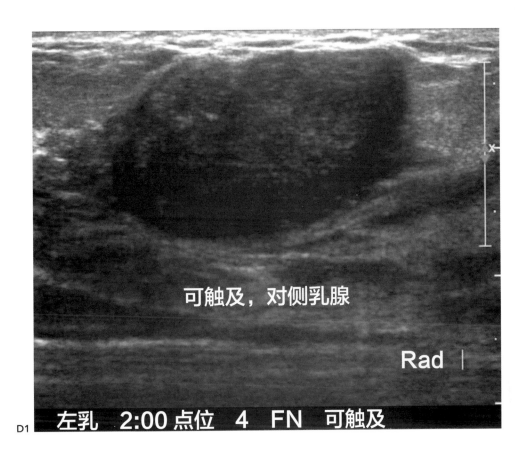

可触及，对侧乳腺

Rad

D1   左乳   2:00 点位   4   FN   可触及

对侧－左乳

清楚的边界：纤维腺瘤

注意与对侧乳腺肿块边缘的
区别

A Rad

D2   左乳   2:00 点位   4   FN   可触及

形状

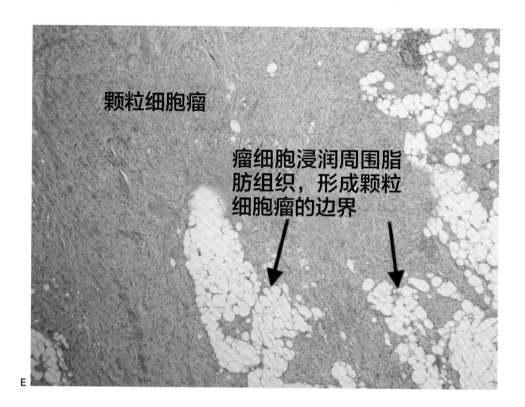

颗粒细胞瘤

瘤细胞浸润周围脂
肪组织，形成颗粒
细胞瘤的边界

E

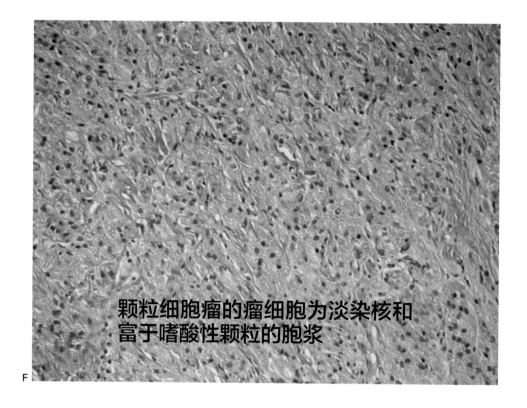

颗粒细胞瘤的瘤细胞为淡染核和
富于嗜酸性颗粒的胞浆

F

病例 19–3 A~F

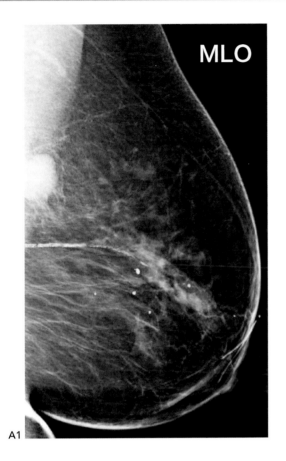

A1

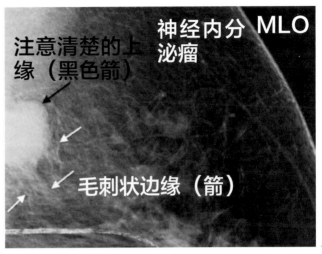

注意清楚的上缘（黑色箭）

神经内分泌瘤 MLO

毛刺状边缘（箭）

A2

形状

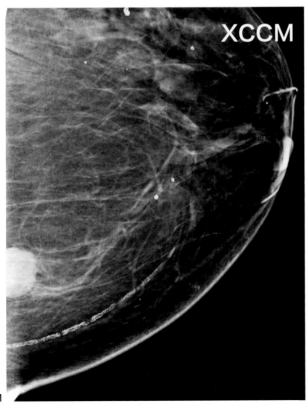

XCCM

B1

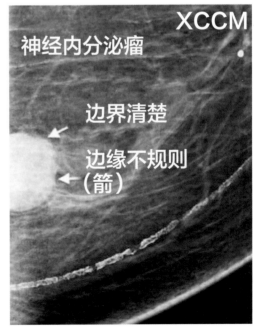

XCCM

神经内分泌瘤

边界清楚

边缘不规则（箭）

B2

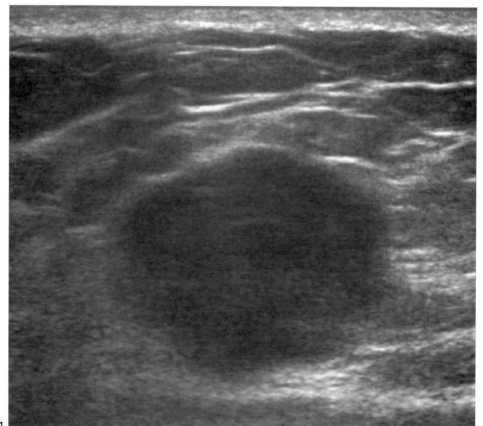

C1

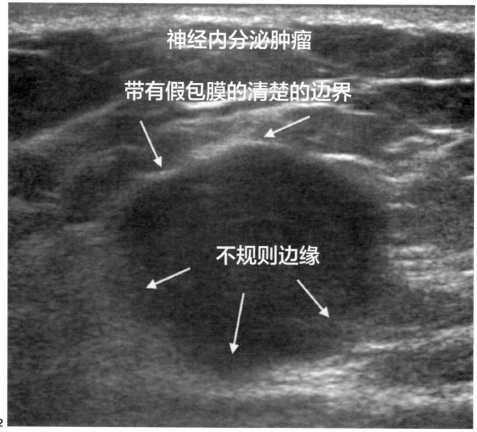

C2

神经内分泌肿瘤

带有假包膜的清楚的边界

不规则边缘

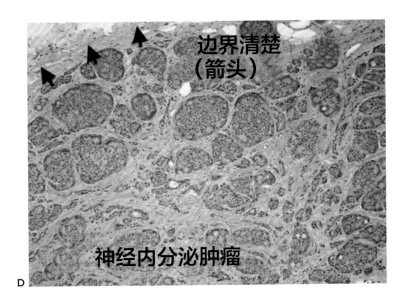

边界清楚
（箭头）

神经内分泌肿瘤

D

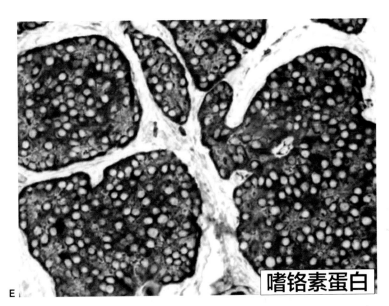

嗜铬素蛋白

E

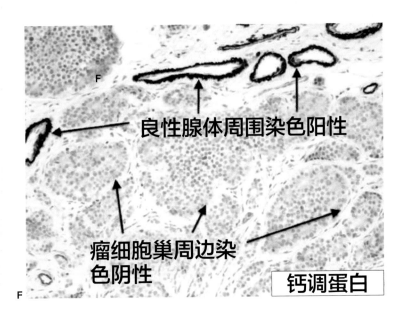

F

良性腺体周围染色阳性

瘤细胞巢周边染
色阴性

钙调蛋白

F

本章节介绍不规则形肿块。边缘可能为不规则形，甚至是毛刺状的。形态不规则的肿瘤建议活检，除非有临床表现表明它是良性的病变过程，例如近期外伤、手术或者脓肿。

本部分唯一的良性病变为糖尿病性乳腺病（病例22）。患者表现为双侧可触及的肿块。因为两侧的乳腺表现完全一致，故只给出了一侧病变的图像。不规则形低回声肿块在超声中显示最佳。糖尿病性乳腺病由超声介导的空心针穿刺活检证实。

糖尿病性乳腺病的病理图片如图（病例22-1E~G），可见广泛的纤维化，临床上可能表现为可触及的肿块或增厚区，乳腺X线表现为显著的致密影和超声的不规则阴影。糖尿病性乳腺癌的病理形态为小叶和血管周围浸润，但是这不具有特异性，包括基质和上皮样成纤维细胞这些一系列的形态特征也同样出现在自身免疫疾病中。因此有人描述病理形态时更喜欢用硬化型淋巴细胞性小叶炎代替糖尿病性乳腺病。

病例 20-1 A、B

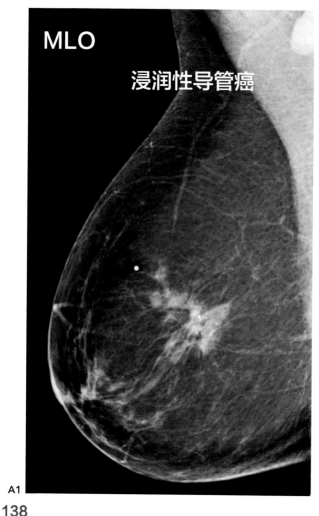

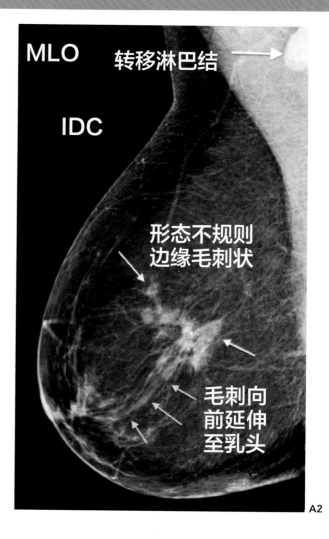

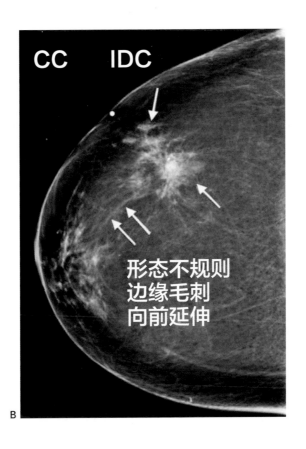

形状

形态不规则
边缘毛刺
向前延伸

病例 20-2 A~F

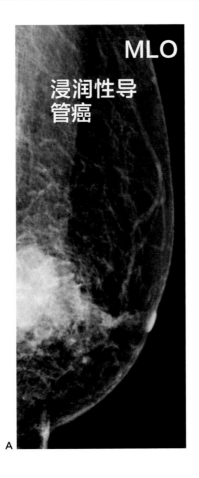

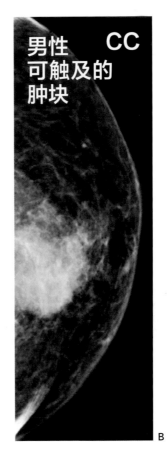

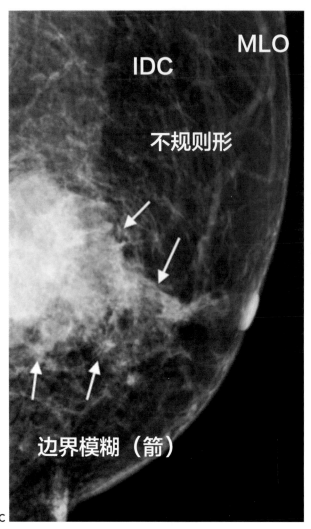

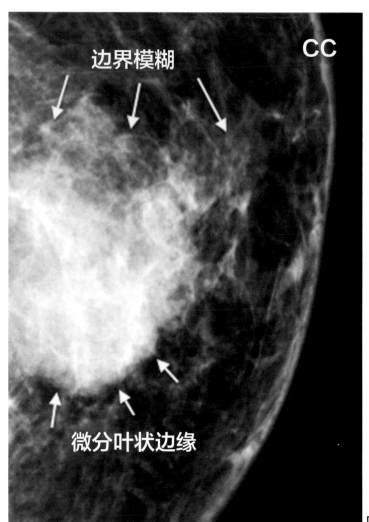

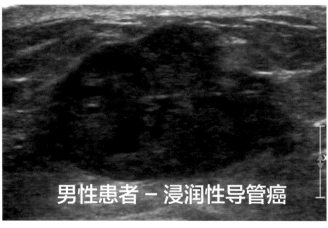

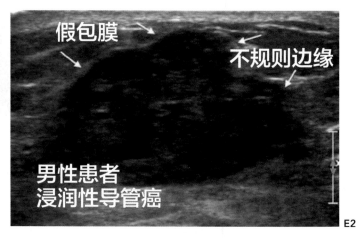

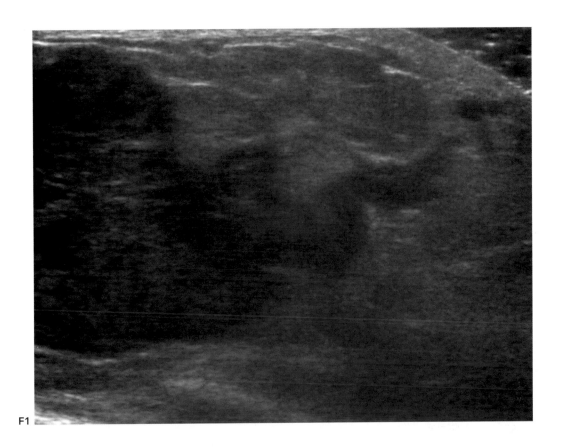

F1

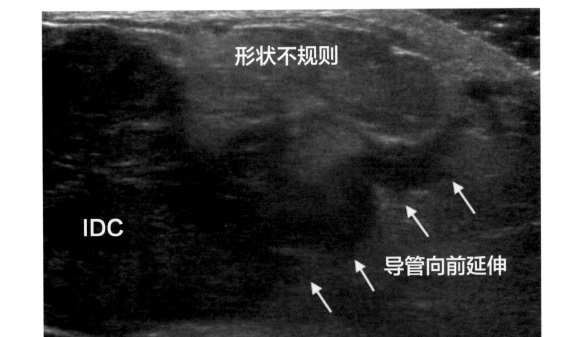

形状不规则

IDC

导管向前延伸

F2

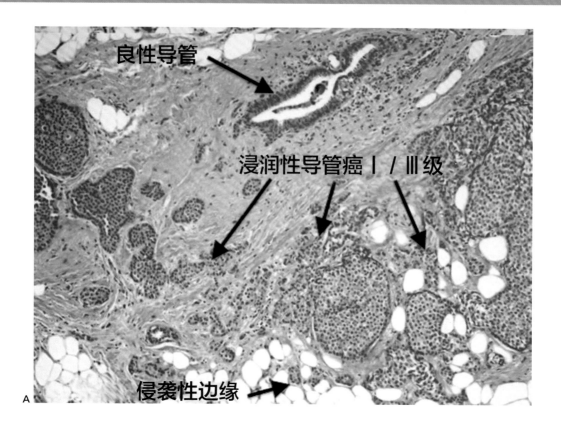

良性导管

浸润性导管癌Ⅰ/Ⅲ级

侵袭性边缘

A

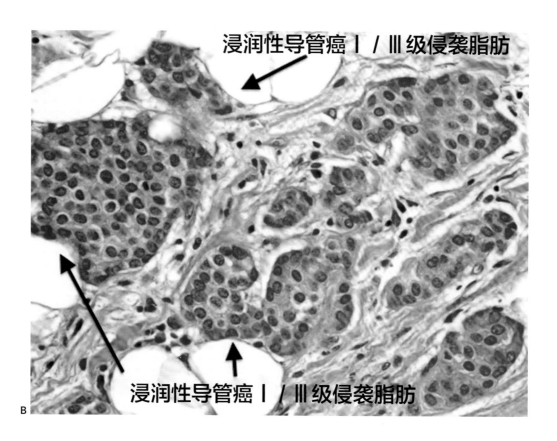

浸润性导管癌Ⅰ/Ⅲ级侵袭脂肪

浸润性导管癌Ⅰ/Ⅲ级侵袭脂肪

B

病例 21-1 A~E

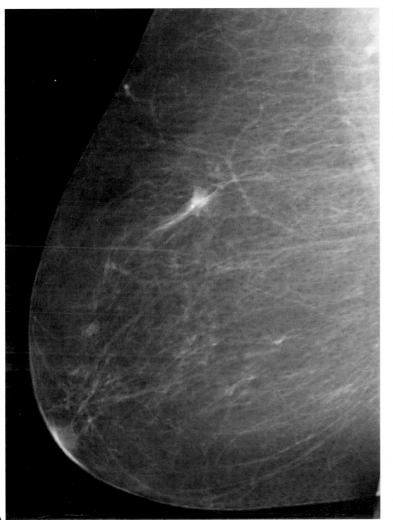

A

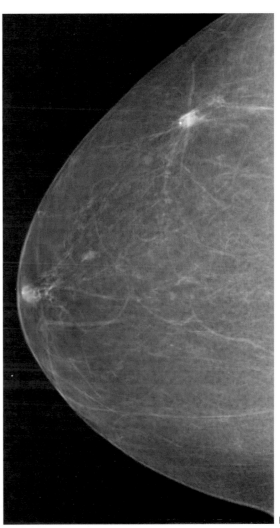

B

形状

形状不规则　　边界模糊

毛刺状边缘

C

形状不规则

边界模糊

毛刺状边缘

D

病例 21-1 A~E

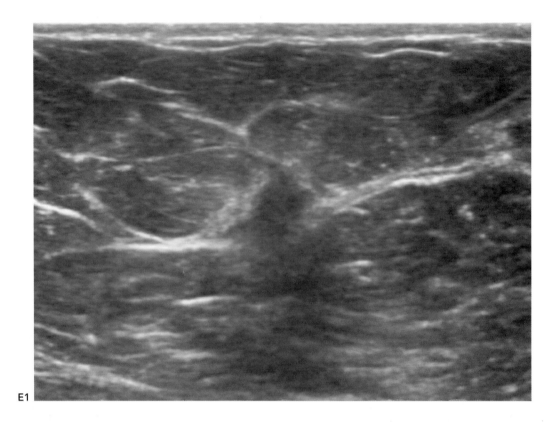

E1

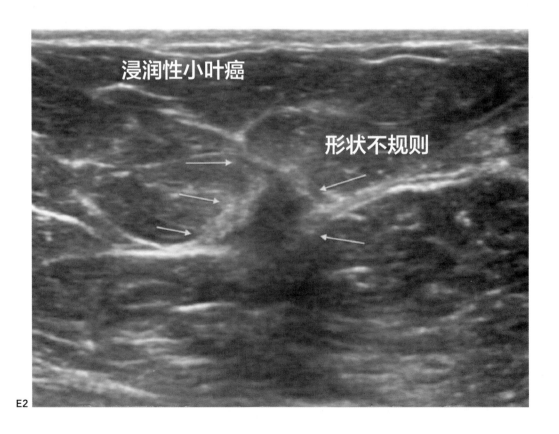

E2

病例 21-2 A~H

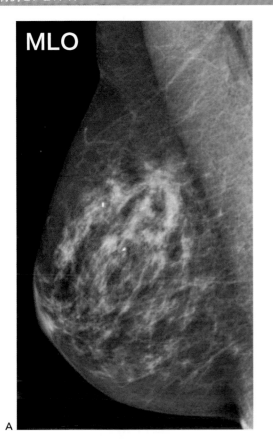

MLO

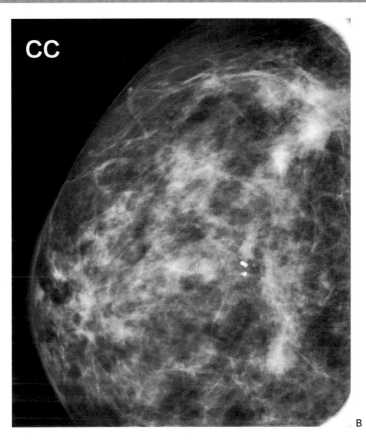

CC

A

B

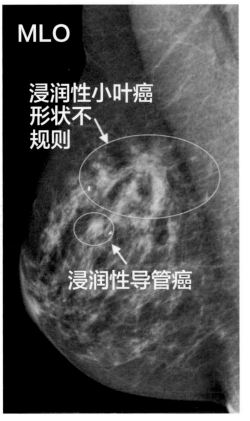

MLO

浸润性小叶癌
形状不
规则

浸润性导管癌

C

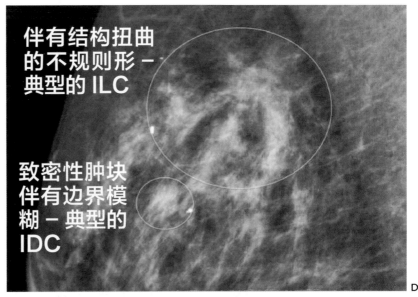

伴有结构扭曲
的不规则形 -
典型的 ILC

致密性肿块
伴有边界模
糊 - 典型的
IDC

D

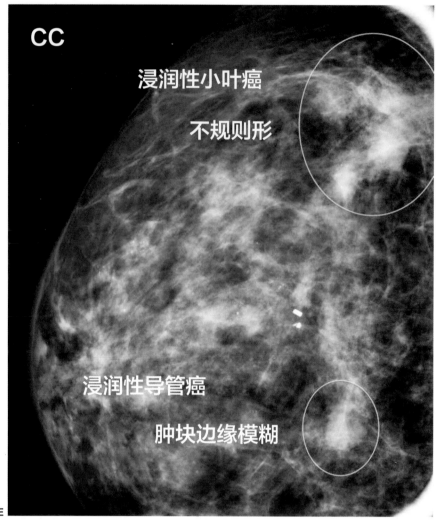

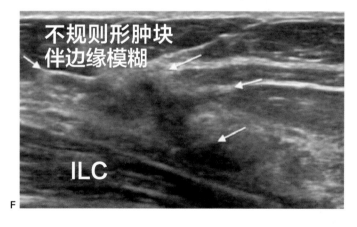

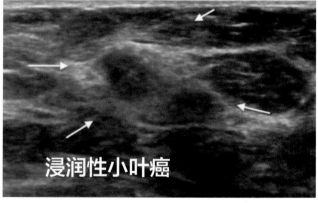

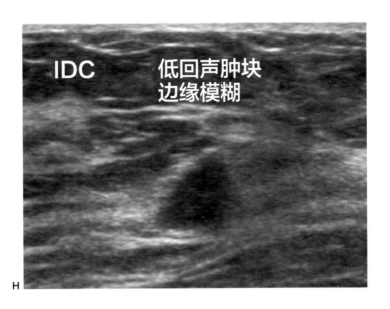

IDC

低回声肿块
边缘模糊

H

病例 22-1 A~H

形状

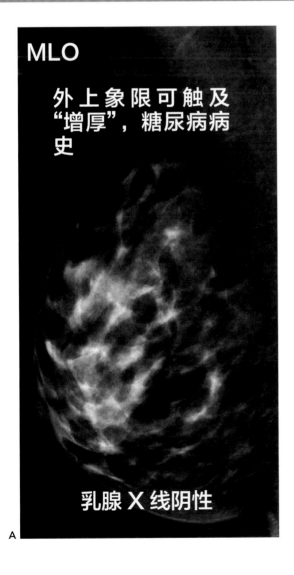

MLO

外上象限可触及
"增厚"，糖尿病病
史

乳腺 X 线阴性

A

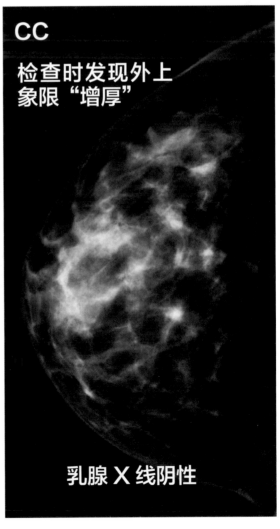

CC

检查时发现外上
象限"增厚"

乳腺 X 线阴性

B

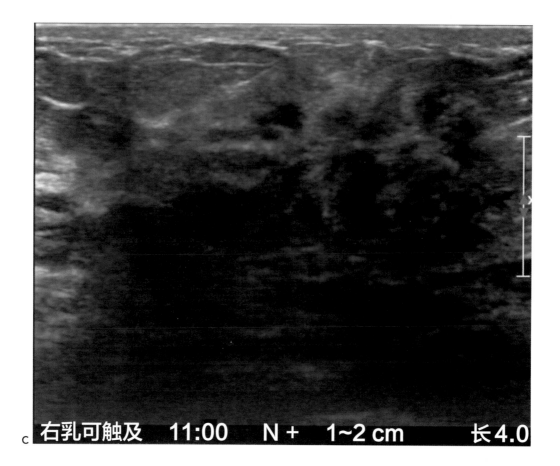

右乳可触及　　11:00　　N +　　1~2 cm　　长 4.0

C

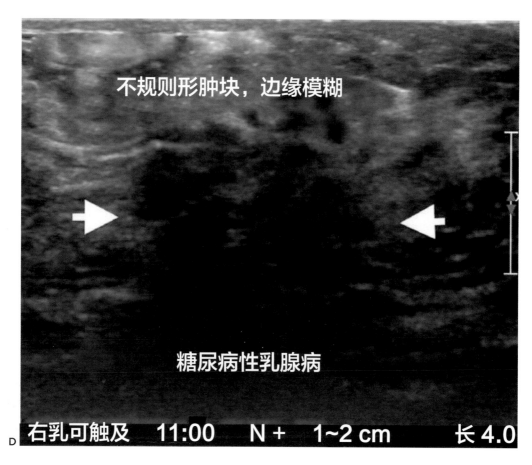

不规则形肿块，边缘模糊

糖尿病性乳腺病

右乳可触及　　11:00　　N +　　1~2 cm　　长 4.0

D

形状

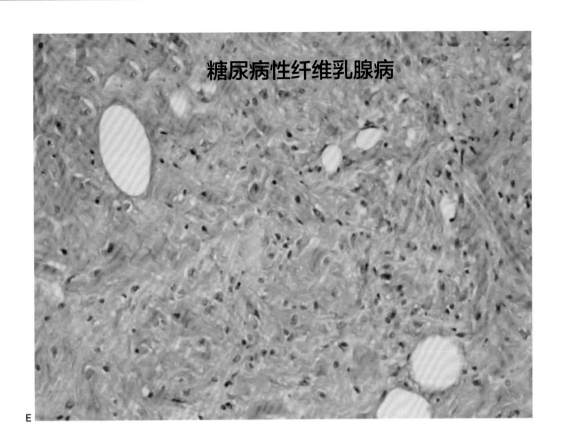

糖尿病性纤维乳腺病

E

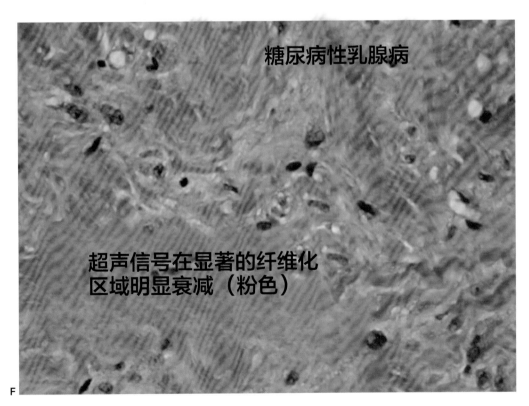

糖尿病性乳腺病

超声信号在显著的纤维化
区域明显衰减（粉色）

F

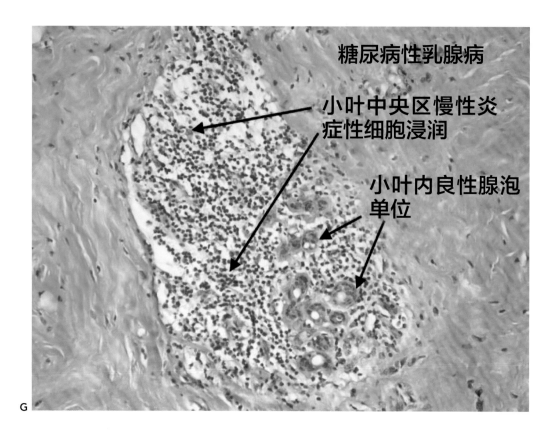

糖尿病性乳腺病

小叶中央区慢性炎
症性细胞浸润

小叶内良性腺泡
单位

G

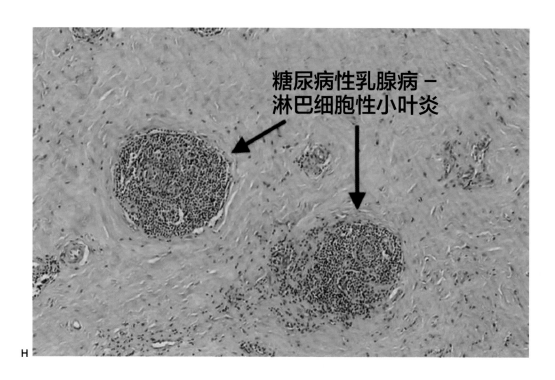

糖尿病性乳腺病 –
淋巴细胞性小叶炎

H

III

边缘

A 边界清楚

边界清楚意味着良性，只要 75% 的边界清楚，即使剩余的边界是模糊的。大部分乳腺 X 线摄影中的肿块仅有一部分是边界清楚的，这是由于肿块周围环绕以等密度的软组织影而使边界的轮廓模糊或被遮掩而显示不清。如果任意部分的边界表现为毛刺状或者微分叶状，那么应考虑其为恶性并建议进一步组织活检。

如果发现肿块发生变化，如体积增大、形状改变，或者新发，排除单纯性囊肿，尽管其边界清楚，也应该考虑进行组织活检。边界的标志是围绕外周的一条光滑、边缘隆起的黑线。如果观察到边界表现为白线，可能是含脂性的良性病变，也可能是 Cooper 韧带的重叠影，而非肿块的真实边界。

第 23 章：单纯性囊肿与油囊

积油囊肿含有脂 - 液平面（病例 23-3），脂 - 液界面在乳腺 X 线摄影及 MRI 上均可显示。脂肪漂浮在浆液性液体的顶层。记住，MRI 是患者俯卧下获得的，乳腺前部是下垂的，处于低位。在 MR 矢状位图像上，乳腺前部居左。与之不同的 MR 图像是硅凝胶 - 水液平面。不过，积油囊肿在乳腺 X 线摄影图像上，非下垂部分的密度是脂肪密度。

乳腺 X 线片（病例 23-3A）上，脂性成分的边界是一条白线，而液性成分的边界是光滑的。白线表示两侧由脂肪密度包围的软组织密度的囊。

第 25 章：纤维腺瘤、叶状肿瘤与管状腺瘤

清楚的边界是良性病变的一个重要征象，也是乳腺 X 线片和超声成像上需要重要识别的征象。如果超声成像上有假包膜的存在，那么边界是清楚的。然而，即使没有假包膜，边界也可以显示清楚。假包膜可以被忽略，因为其显示有赖于探头扫查的角度以及肿块前部边界状况。为达到最大可视化，超声声束需要以 90° 于纵向和轴向对其边界进行扫查。混合及横向成像，超声声束以 90° 斜向扫查其边界。切线位以及近切线位像，以点的方式扫查乳房，保持胸肌平行于线阵列的探头。这样操作就会消除由于人为操作而导致深部组织边缘产生的声影，其次还可以消除折射及不完全反射。由于胸肌筋膜较广泛，"白片"是由于垂直扫描在其表面产生的强烈反光。

对于胸肌筋膜扫查，随着传感器角度的变化，锐利的白线出现或消失。这有助于发现假包膜，假包膜代表其在病理学上的边界。研究病例 25-7A，经过弹力纤维染色的纤维腺瘤，或许可以理解为什么纤维腺瘤的前边缘是薄的，白线显示是光滑的、明确的边界。

叶状肿瘤（病例 25-5），乳腺 X 线片和超声成像上都可见为大且圆的叶状结构，这在纤维腺瘤中并不常见，因此建议进一步组织活检。尽管一些叶状肿瘤的边界光滑且清晰，但是大部分还是表现为模糊及不规则。纤维腺瘤的血供一般来自其外部，但病例 25-5C 的内部血供却极为丰富。基于这些原因，此例肿块被高度怀疑并进行了活组织检查。请注意，空心针组织活检确定的叶状肿瘤，应继续跟踪其手术切除后的病理结果，以区分其为良性或者恶性的叶状肿瘤。

病理图片 25-7B 和 C 显示纤维腺瘤在乳腺 X 线片上的边界为模糊，而在超声上的边界却为清楚。由于纤维腺瘤被其周围的软组织密度包围（纤维腺瘤与周围组织都呈现软组织密度影），这些组织彼此相邻，故在乳腺 X 线片上的边界是模糊的，这一现象被称为轮廓模糊征。

管状腺瘤（病例 25-6、25-7D）为边界清楚的良性肿块，类似于纤维腺瘤。然而，管状腺瘤内部为排列密集的良性小管上皮。

第 26 章：乳头状瘤与乳头状癌

乳头状瘤为延伸至导管内的息肉状肿块，其边缘既可是外凸的乳头状瘤，也可是自导管壁外凸，如果乳头状瘤体积很大，可充填整个导管腔内。与其他类型的肿块相同，并不是所有的乳头状瘤的边界都是一样的。病例 26-2，这

是一例乳头状癌，部分边界清楚，部分模糊。

乳头状瘤质地易碎。因此，进行空心针组织穿刺活检时，样本常常由于取材小而在操作或出血后发生破碎。恶性乳头状瘤的溃疡发生于叶状顶部，出血并流入导管。这些病灶由于含有血液及乳头溢液而表现为混合性肿块。

第 27 章：浸润性导管癌

由于边界清楚往往被认定为良性病变的征象，如果一个恶性肿块表现为清楚的边界，那么往往会使人困惑。更糟糕的是，这些肿块可以是侵袭性的，常常是生长极为迅速的三阴性乳腺癌。因此，学习这一章以及后续的恶性肿瘤时，需要注意这些肿块的边界往往不是整体清楚。任何边界混有小分叶、不规则或者毛刺的都应进一步行组织活检诊断。此外，许多恶性肿块由于其为实性而密度较高，故不易受压变形。

放射科医生会根据患者的年龄考虑不同的诊断。对于十几岁及二十几岁的年轻女性，一个可触及的肿块常会被考虑为纤维腺瘤。然而，病例 27-2 是一例 22 岁女性，却是组织学 III 级的三阴型浸润性导管癌（IDC）。虽然边界清楚，但是没有假包膜。与此同时的超声检查发现一些区域边界不规则，并建议其进一步活检穿刺诊断。乳腺 X 线摄影检查（未附图）是在其确诊为浸润性导管癌后进行的。然而，肿块的位置偏于后下，在内外斜位及头尾位显示不清，仅在局部可以观察到。

第 28 章：黏液癌

黏液癌由于其边界相对光滑而往往被认定为良性病变的恶性肿瘤。病例 28-1 的肿块在内外斜位及头尾位上近乎是边界完全清楚的。圆圆的外形被认定为囊肿。此外，病例 28-1C 超声图边界是清楚的，而其正交图像上确实不规则，提示微分叶状，因此建议组织活检。

接下来的两个病例是同时发生的两处黏液癌。在乳腺 X 线片和超声图上可见 2：00 点位、距离乳头约 11cm、位置靠后的边界清楚的肿块。而在 3：30 点位、距离乳头约 7cm、位置靠前处可见含有微分叶状结构的肿块。

病理学图片（病例 28-3）显示黏液癌"边界清楚"，类似于囊肿或纤维腺瘤，但是边缘并不光滑。因此，在超声图上可以无假包膜，或者呈现为微结节或边界不清。

第 29 章：化生性癌

这是一例病理学诊断为组织学 III 级的三阴型浸润性癌。经常表现为边界清楚、稠密、有时为圆形的肿块。

这一病例典型的特性，是初始筛查及 2 个月后再次就诊期间，倍增时间极为迅速。因此，要优先考虑肿物大小的增长而不是边界的改变。病例 29-1E 在超声图上可见明确的渗出物，这是一个要比边界清楚更为有价值的征象。

病例 29-1E 为肌纤维母细胞瘤的病理学图片，是良性肿块，不属于本章节内容，用在这里是因为此病变也表现为边界清楚。肌纤维母细胞瘤过去被认为更易出现于男性患者，不过现在男女的发病率基本相当。该病往往起源于基质（梭形细胞），类似于纤维瘤病（详见第 33 章）、结节性筋膜炎或低级别胞化生梭形细性癌，但是病理学形态通常是浸润性的模式。

第 30 章：淋巴瘤

淋巴瘤是一种通常表现为全身性的恶性肿瘤，同时伴有双侧腋窝淋巴结肿大。本病例显示左侧腋窝淋巴结肿大。因此，淋巴瘤除了需要与隐匿型乳腺癌进行鉴别，也应与单侧淋巴结肿大相鉴别。如果临床病史不能解释乳腺 X 线片上显示的腋窝淋巴结的变化，无论单侧或双侧腋窝淋巴结被检出，都不应该考虑淋巴瘤。

第 31 章：皮肤肿块

评估皮肤肿物的关键是，无论在何种仪器的哪种图像上都首先明确"肿物发生在哪个器官？"。因此，重要的是确定肿物在皮肤还是在乳腺上。如果肿物位于皮肤，真皮层萎缩并向后侵袭到胸壁，称作"蟹足征"。与之相反，肿物如果位于皮下，乳腺的脂肪组织通常不会累及至真皮层，除非肿块侵袭到皮肤。

超声图像上可能很难区分皮脂囊肿和表皮囊肿，可通过病因进行鉴别。皮脂囊肿病因是由于皮脂腺堵塞，而表皮囊肿含有角蛋白，有时超声可以识别（病例 31-3）。

发生在乳晕周围的囊肿称为蒙哥马利腺囊肿（病例 31-2）。慢性炎症会导致输乳管上皮鳞状化生（SMOLDs），通常表现为窦道流脓或者乳晕周围脓肿，尤其吸烟人群好发这种病变。

但要告知患者，皮脂囊肿会终生存在，但没有恶性倾向。

皮脂腺偶尔可见间歇性流出的白色奶酪样液体。这意味着任何形式的操作，比如针吸、空心针穿刺活检或者切开引流，也可能是患者自身原因，都可能导致化学性皮肤病和炎症反应（病例 31-4）。因此，尽量避免穿刺活检。如果有严重的感染可进行局部或者系统抗生素治疗。

回顾过去的病史，笔者发现在初始超声图像上呈现浸润生长的趋势（病例 31-5B），而且肿物的边界并不完全清楚，这肿物要经过 2 年的时间才可发生体积增大。

病理图（病例 31-5B）可见相互邻近的皮脂囊肿和浸润性乳腺癌出现在同一病例中。乳头状癌转移到淋巴结，伴随有不常见的囊样成分。

图片附录：

3 个病例，均是来自皮肤的恶性肿瘤。其中一个是转移的浸润性导管癌（病例 31-5），乳腺恶性肿瘤，乳头样癌位于皮脂囊肿旁边。初诊时乳腺 X 线检查显示（病例 31-5A~C）皮脂囊肿样改变（皮脂囊肿样的新生肿块）。2 年后再次就诊，患者主诉红斑和皮肤囊肿处疼痛（病例 31-5D~F），初诊行口服抗生素治疗。乳腺 X 线诊断为由于炎症引起的皮脂囊肿增大，2~3 周随访，并且预期炎症会减轻，但由于病情缓解，患者取消了预约的检查，2 个月后症状加重而再次就诊。组织切除活检显示此例所谓的慢性皮脂囊肿实则为浸润性乳头状癌。

病例 23-1 A~D

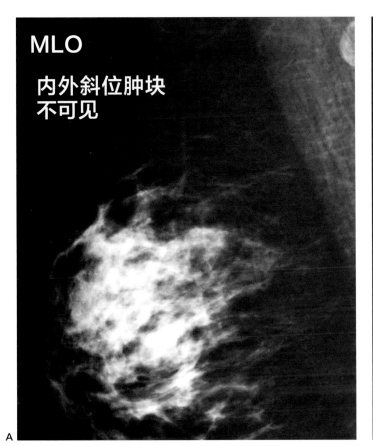

MLO

内外斜位肿块
不可见

A

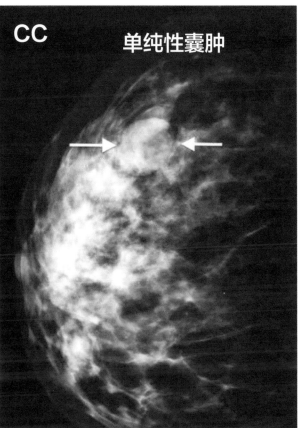

CC

单纯性囊肿

B

边缘

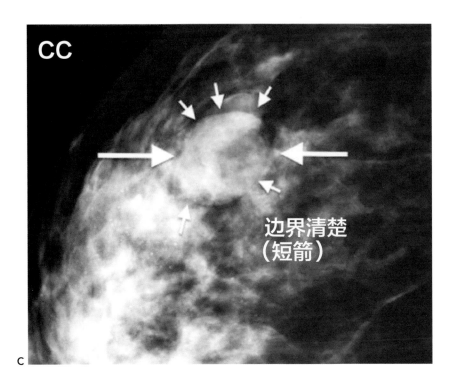

CC

边界清楚
（短箭）

C

病例 23-1 A~D

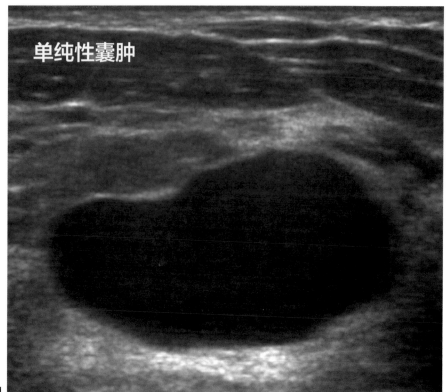

单纯性囊肿

D1

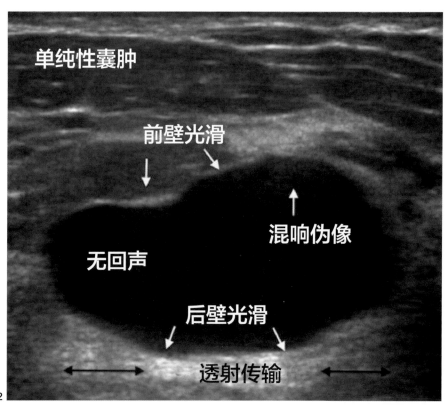

单纯性囊肿

前壁光滑

无回声

混响伪像

后壁光滑

透射传输

D2

病例 23-2 A~B

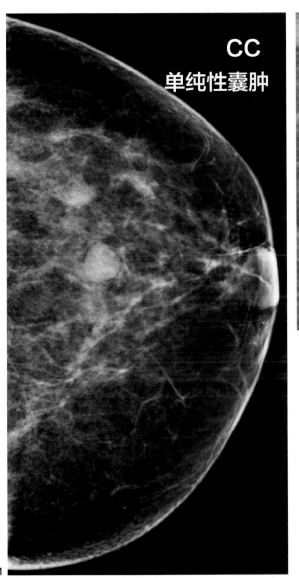

CC
单纯性囊肿

A1

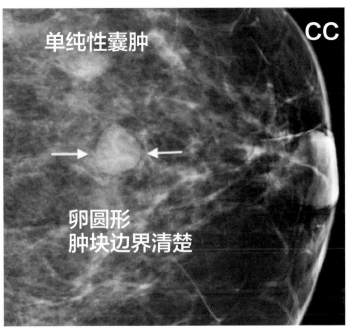

单纯性囊肿

CC

卵圆形
肿块边界清楚

A2

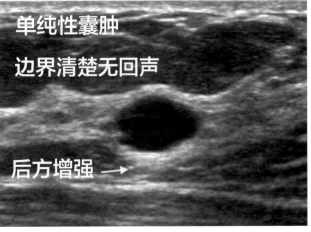

B1

单纯性囊肿

边界清楚无回声

后方增强 →

B2

边缘

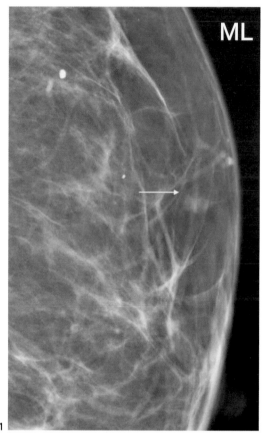

ML

A1

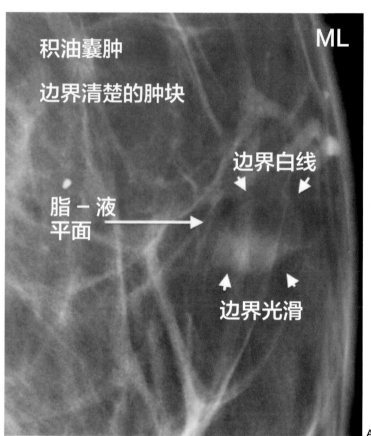

ML

积油囊肿

边界清楚的肿块

边界白线

脂-液
平面

边界光滑

A2

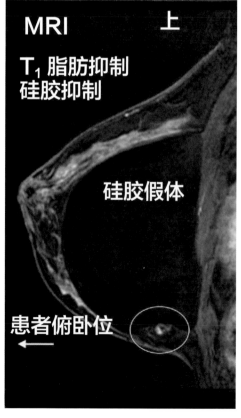

MRI   上

T₁脂肪抑制
硅胶抑制

硅胶假体

患者俯卧位

B1

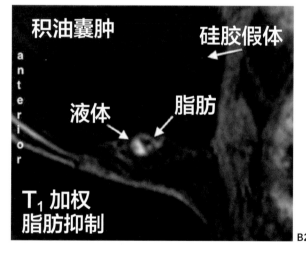

积油囊肿

硅胶假体

液体   脂肪

T₁加权
脂肪抑制

B2

边界清楚，圆形 / 卵圆形，低 – 中密度：囊肿

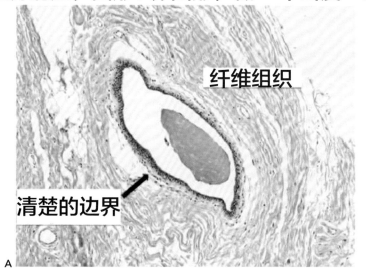

纤维组织

清楚的边界

A

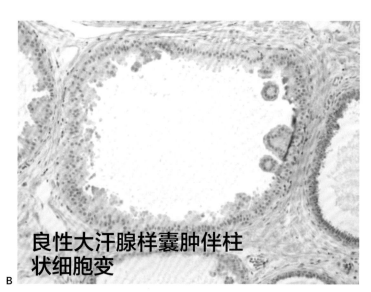

良性大汗腺样囊肿伴柱
状细胞变

B

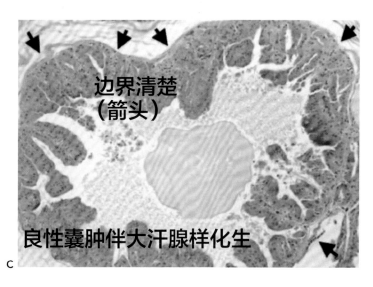

边界清楚
（箭头）

良性囊肿伴大汗腺样化生

C

边缘

病例 24-1 A、B

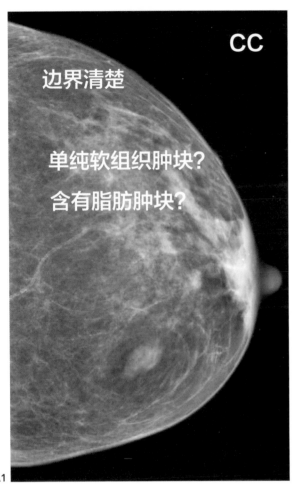

CC

边界清楚

单纯软组织肿块？

含有脂肪肿块？

A1

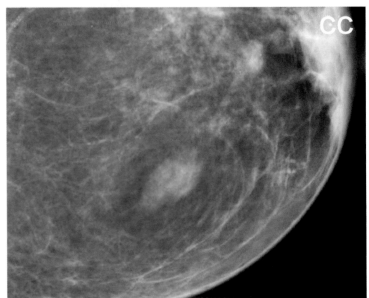

CC

A2

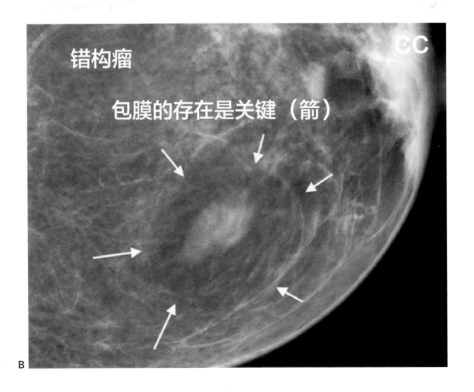

CC

错构瘤

包膜的存在是关键（箭）

B

病例 24-2 A~E

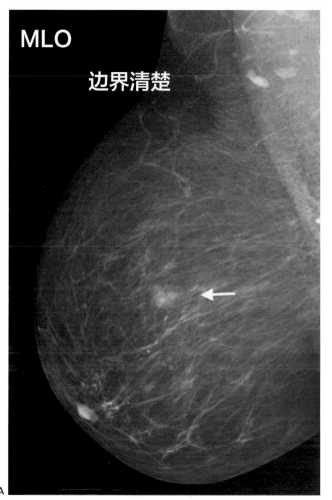

MLO

边界清楚

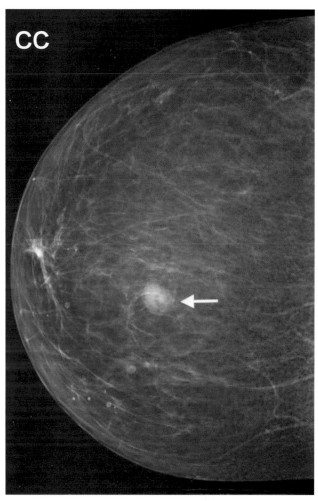

CC

MLO 错构瘤

边界清楚

注意包膜 – 两个投射点中的白线；头尾位视图（箭头）

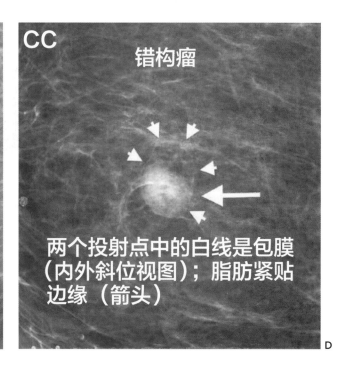

CC 错构瘤

两个投射点中的白线是包膜（内外斜位视图）；脂肪紧贴边缘（箭头）

边缘

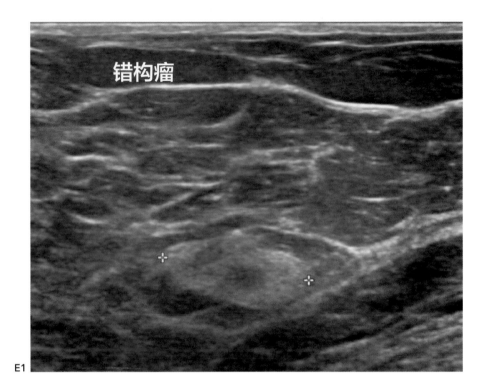

E1

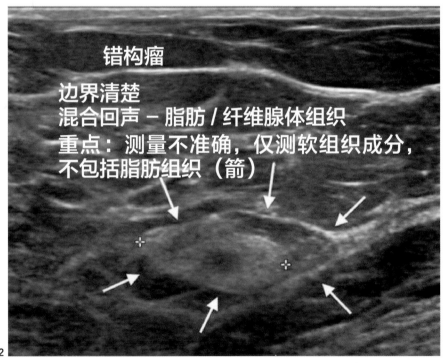

错构瘤

边界清楚
混合回声－脂肪／纤维腺体组织
重点：测量不准确，仅测软组织成分，
不包括脂肪组织（箭）

E2

病例 25-1 A、B

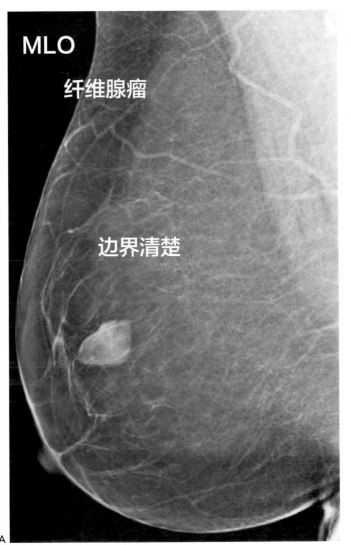

MLO

纤维腺瘤

边界清楚

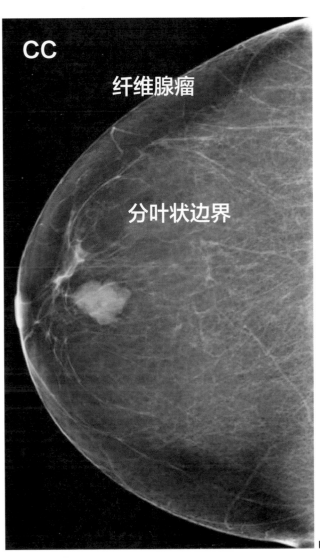

CC

纤维腺瘤

分叶状边界

边缘

病例 25-2 A~D

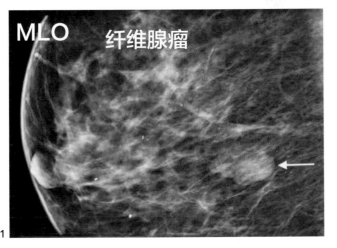

MLO　纤维腺瘤

A1

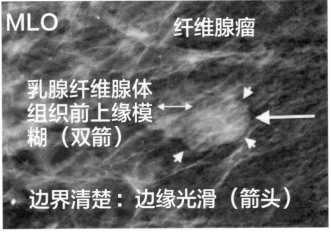

MLO　纤维腺瘤

乳腺纤维腺体
组织前上缘模
糊（双箭）

- 边界清楚：边缘光滑（箭头）

A2

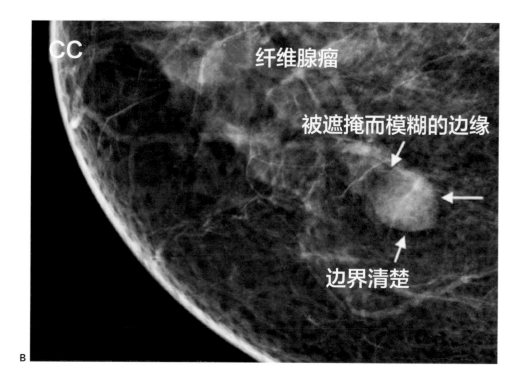

B

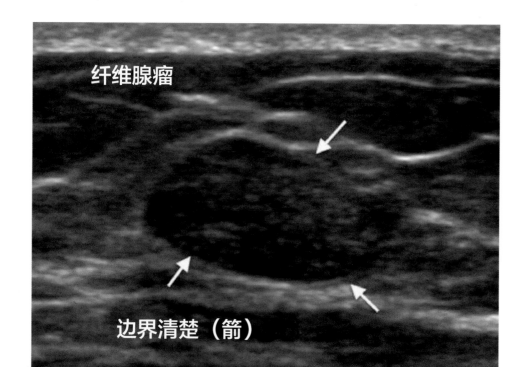

C

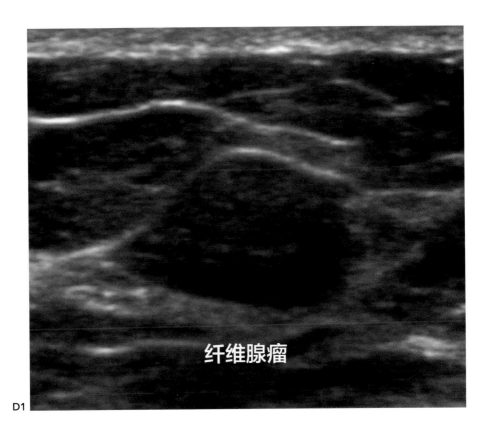

纤维腺瘤

D1

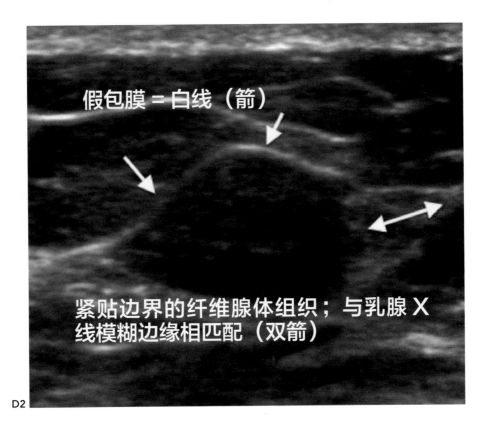

假包膜 = 白线（箭）

紧贴边界的纤维腺体组织；与乳腺 X
线模糊边缘相匹配（双箭）

D2

边
缘

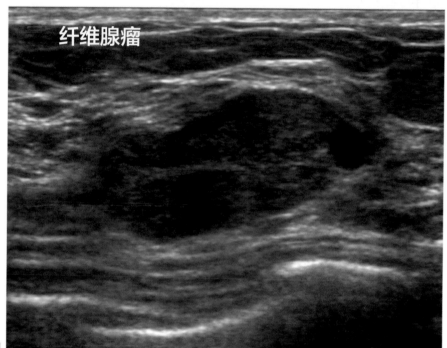

A1

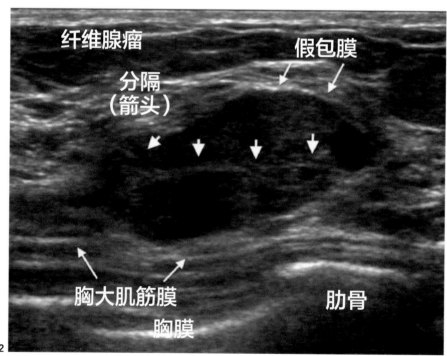

A2

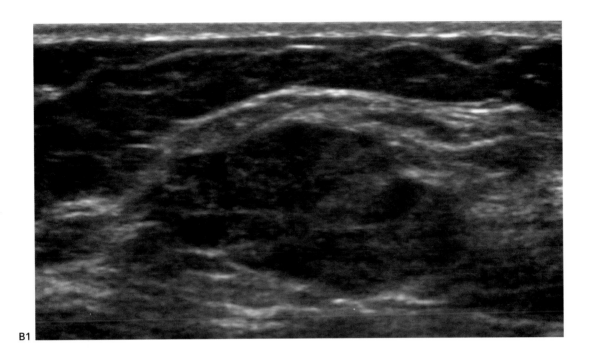

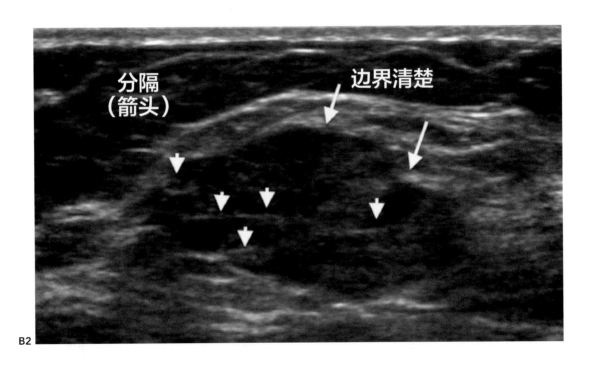

边缘

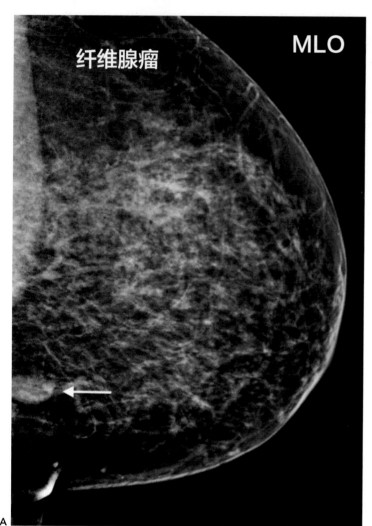

纤维腺瘤　　　　　　　　　　　　MLO

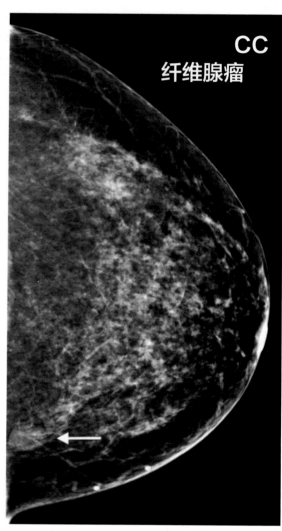

CC
纤维腺瘤

A

B

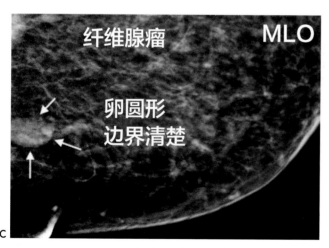

纤维腺瘤　　　　MLO

卵圆形
边界清楚

C

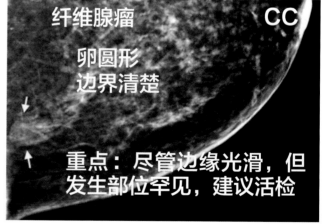

纤维腺瘤　　　CC

卵圆形
边界清楚

重点：尽管边缘光滑，但
发生部位罕见，建议活检

D

病例 25-5 A~C

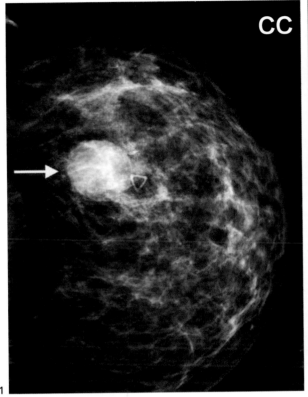

CC

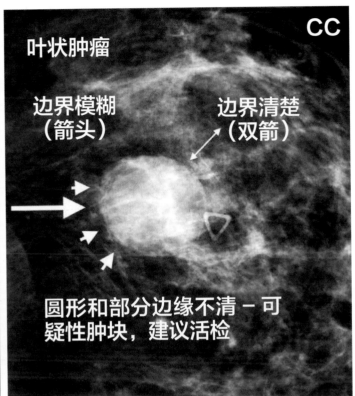

CC

叶状肿瘤

边界模糊
（箭头）

边界清楚
（双箭）

圆形和部分边缘不清 – 可
疑性肿块，建议活检

A1

A2

边
缘

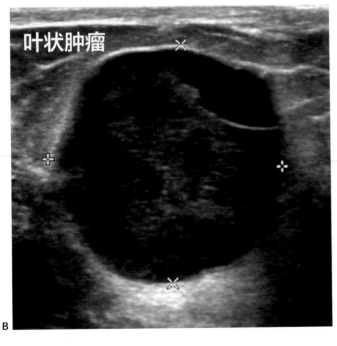

叶状肿瘤

B

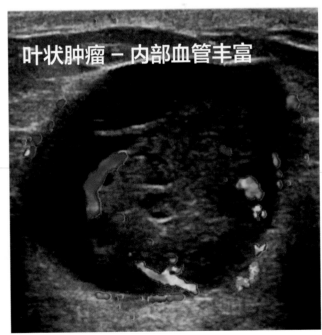

叶状肿瘤 – 内部血管丰富

C

病例 25-6 A~D

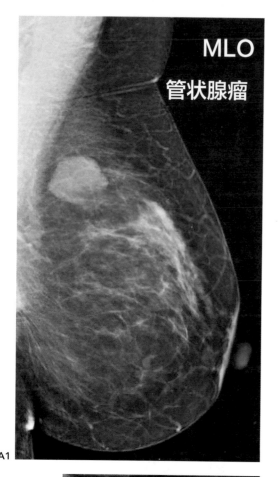

MLO
管状腺瘤

A1

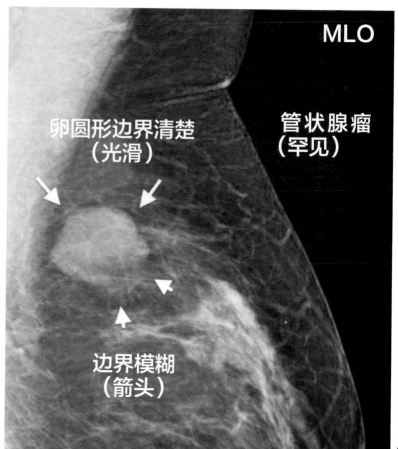

MLO

卵圆形边界清楚
（光滑）

管状腺瘤
（罕见）

边界模糊
（箭头）

A2

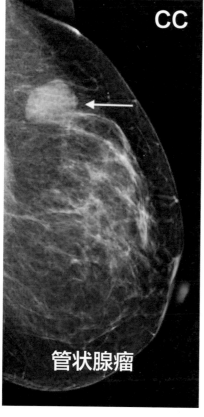

CC

管状腺瘤

B1

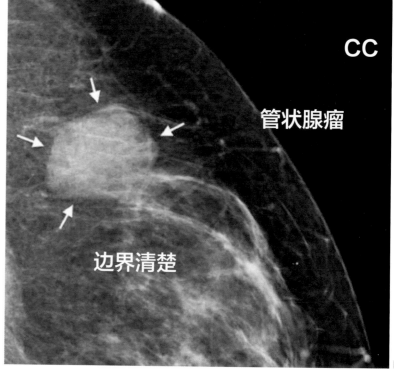

CC

管状腺瘤

边界清楚

B2

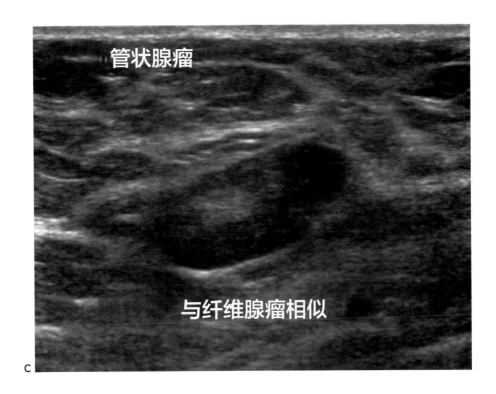

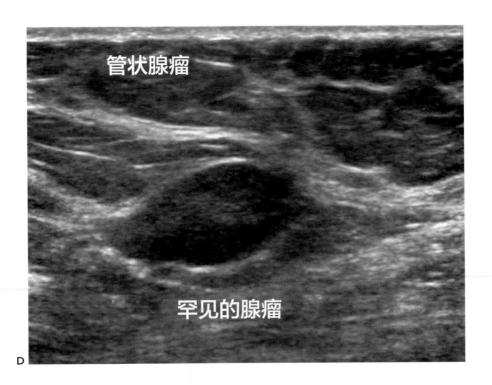

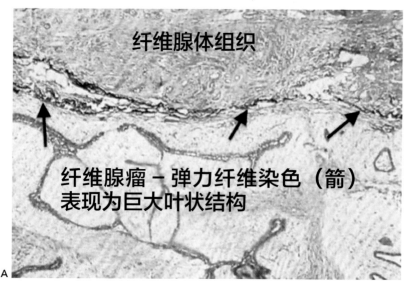

纤维腺体组织

纤维腺瘤 - 弹力纤维染色（箭）
表现为巨大叶状结构

A

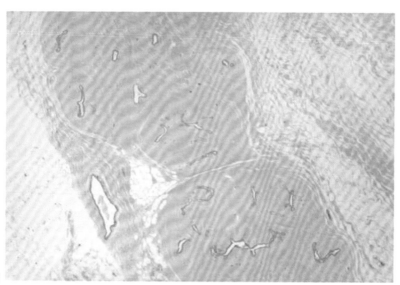

B1

纤维腺瘤 - 边界清楚
（黑色箭）

能够被超声和 MRI 分辨的间隔，
但乳腺 X 线检测不到，因为该
间隔与紧贴的软组织密度相似

模糊边界 -
"剪影"
紧贴脂肪的
可见性边界

B2

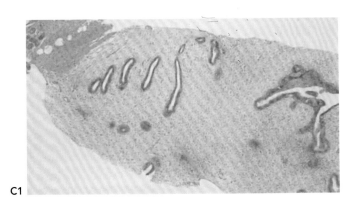

C1

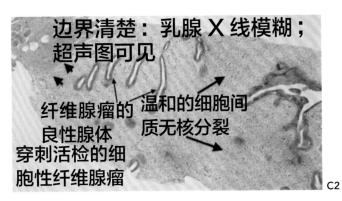

边界清楚：乳腺 X 线模糊；
超声图可见

纤维腺瘤的
良性腺体
穿刺活检的细
胞性纤维腺瘤

温和的细胞间
质无核分裂

C2

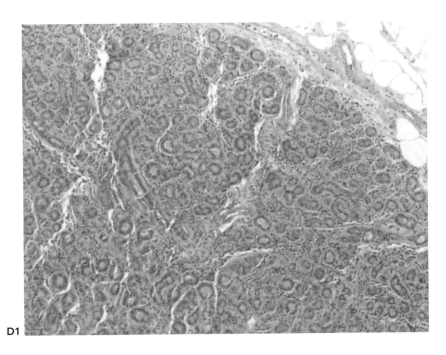

D1

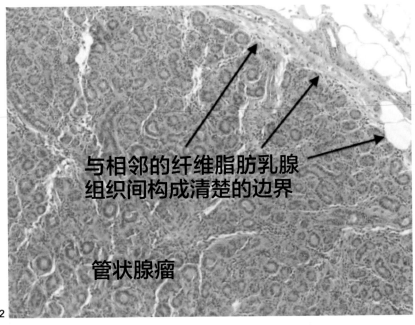

与相邻的纤维脂肪乳腺
组织间构成清楚的边界

管状腺瘤

D2

边缘

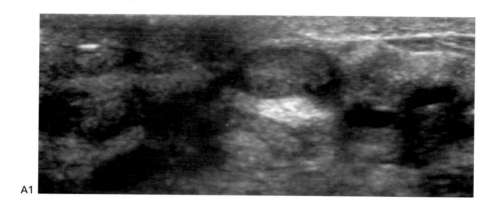

A1

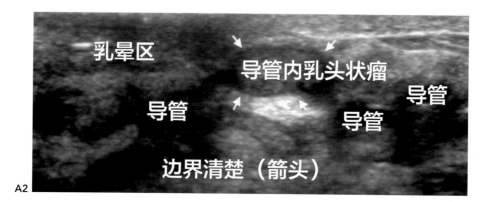

乳晕区　　　　　　　　　导管内乳头状瘤

导管　　　　　　　　　　　　导管　　　　导管

边界清楚（箭头）

A2

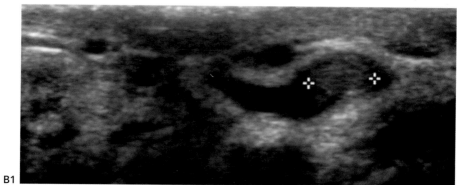

B1

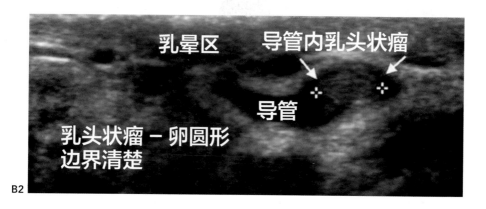

乳晕区　　　　导管内乳头状瘤

导管

乳头状瘤－卵圆形
边界清楚

B2

病例 26-2 A~C

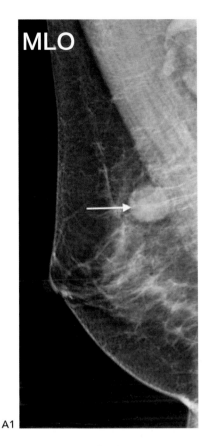

MLO

A1

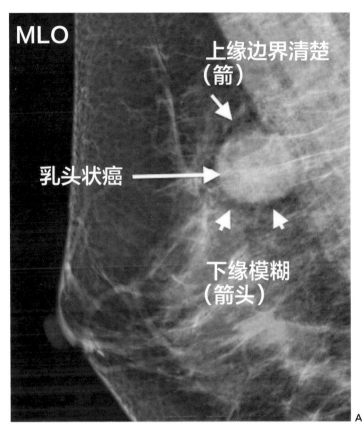

MLO

上缘边界清楚
（箭）

乳头状癌

下缘模糊
（箭头）

A2

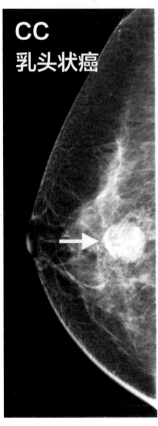

CC
乳头状癌

B1

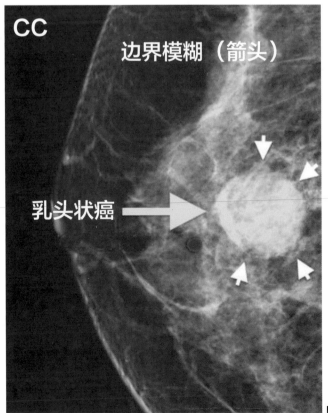

CC

边界模糊（箭头）

乳头状癌

B2

病例 26-2 A~C

边缘

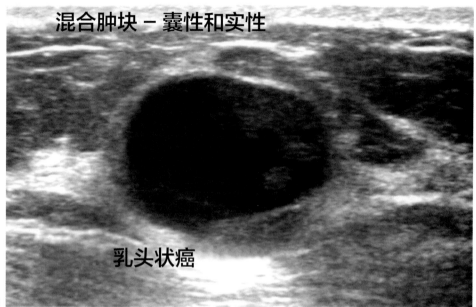

混合肿块 – 囊性和实性

乳头状癌

C1

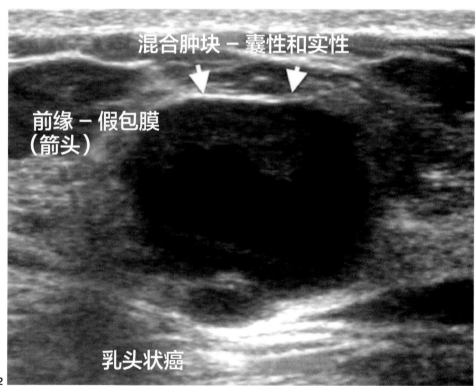

混合肿块 – 囊性和实性

前缘 – 假包膜
（箭头）

乳头状癌

C2

病例 26-3 A~E

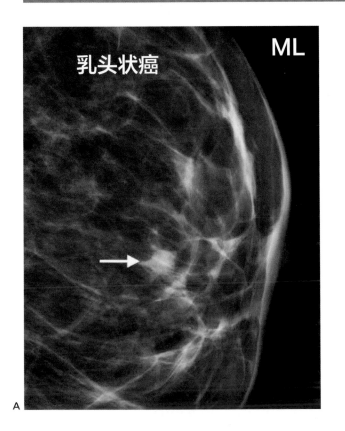

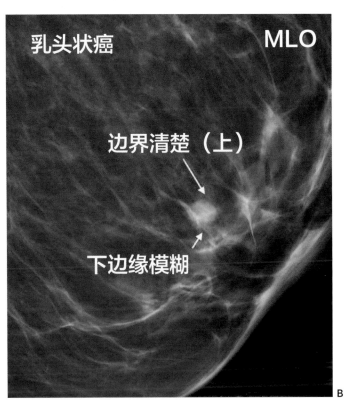

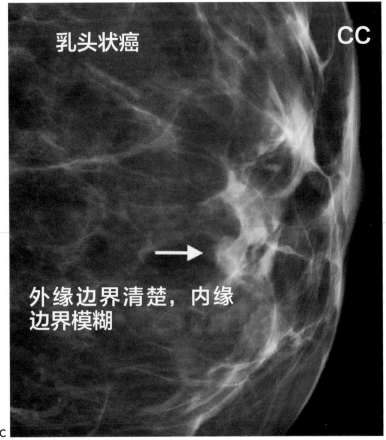

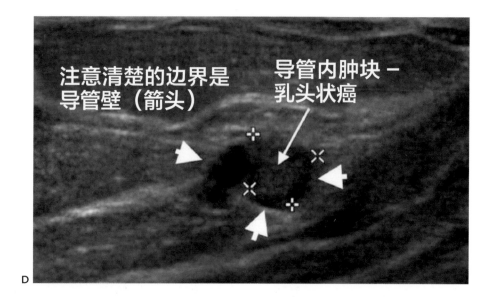

注意清楚的边界是
导管壁（箭头）

导管内肿块 -
乳头状癌

D

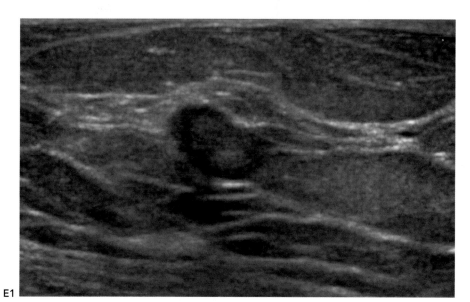

E1

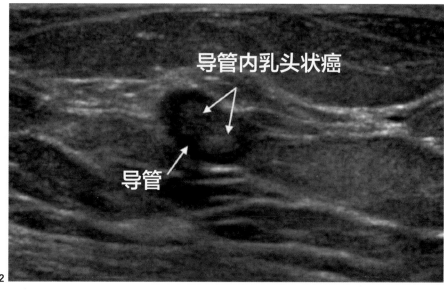

导管内乳头状癌

导管

E2

病例 26-4 A~C

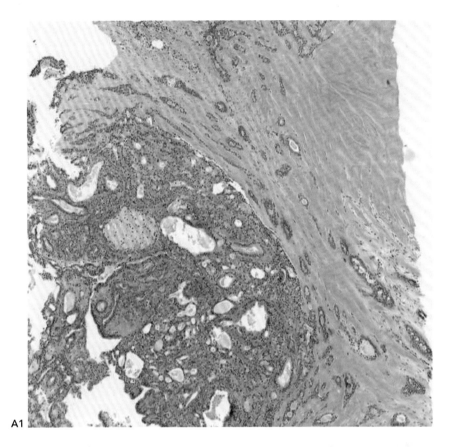

A1

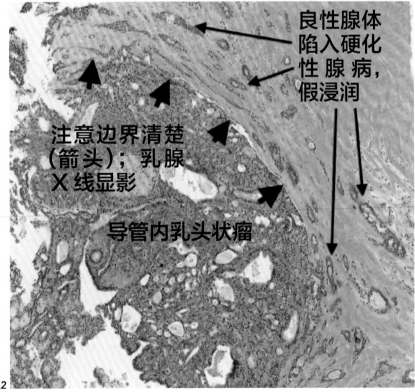

良性腺体陷入硬化性腺病，假浸润

注意边界清楚（箭头）；乳腺 X 线显影

导管内乳头状瘤

A2

边缘

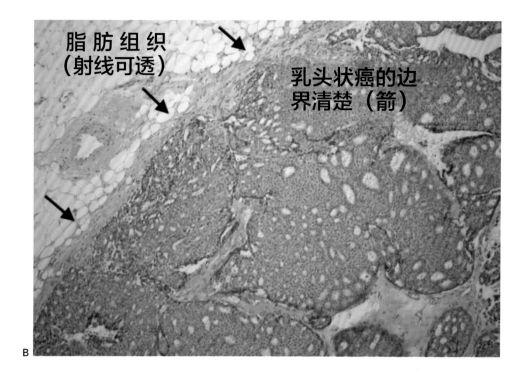

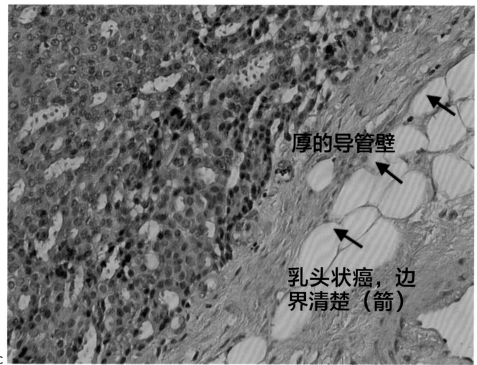

病例 27-1 A~E

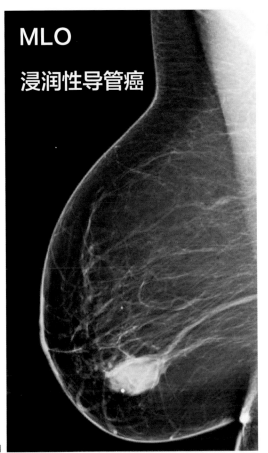

MLO

浸润性导管癌

A1

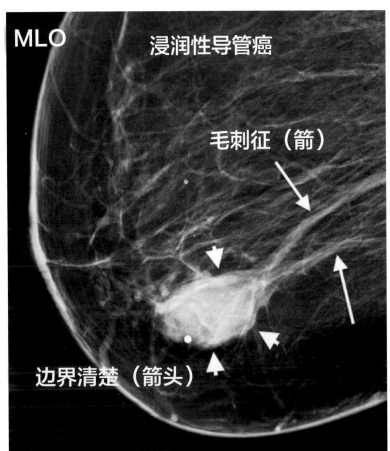

MLO　浸润性导管癌

毛刺征（箭）

边界清楚（箭头）

A2

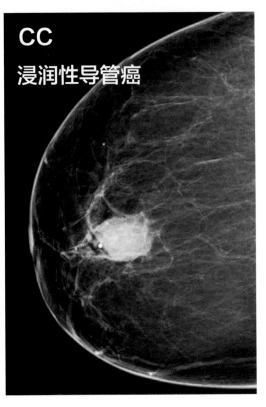

CC

浸润性导管癌

B1

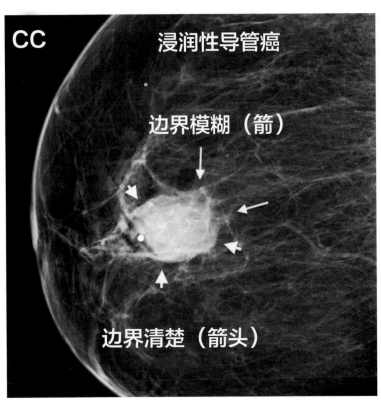

CC　浸润性导管癌

边界模糊（箭）

边界清楚（箭头）

B2

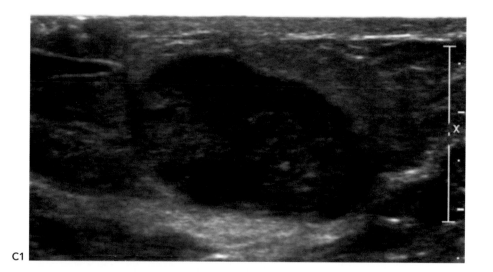

C1

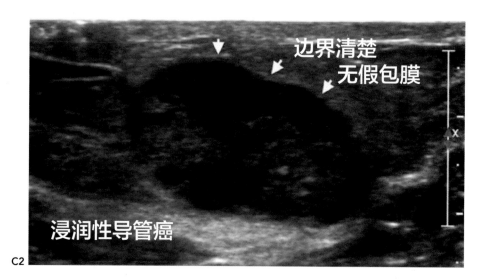

边界清楚
无假包膜

浸润性导管癌

C2

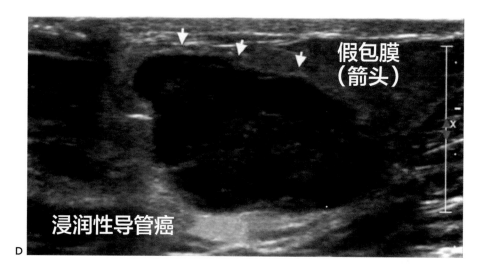

假包膜
（箭头）

浸润性导管癌

D

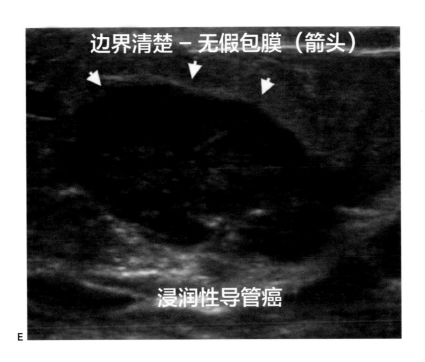

边界清楚－无假包膜（箭头）

浸润性导管癌

E

病例 27-2 A~C

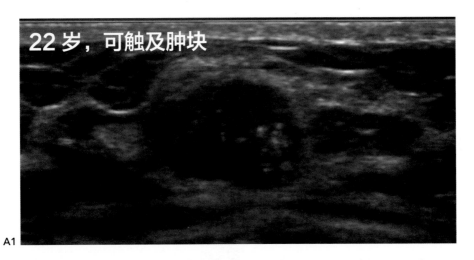

22 岁，可触及肿块

A1

22 岁，可触及肿块

边界清楚
无假包膜（箭头）

钙化

浸润性导管癌

A2

边缘

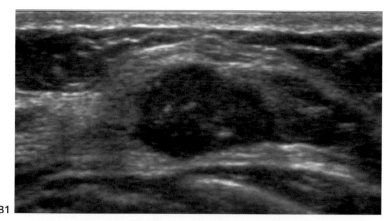

B1

边界清楚   无假包膜

发生于 22 岁的 IDC

B2

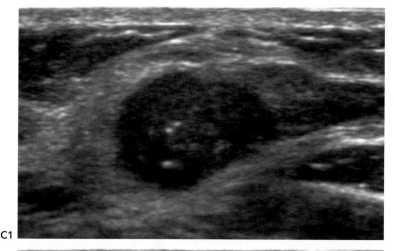

C1

发生于 22 岁的浸润性导管癌

边界清楚 –
无假包膜

钙化

边界模糊

C2

病例 27-3 A~F

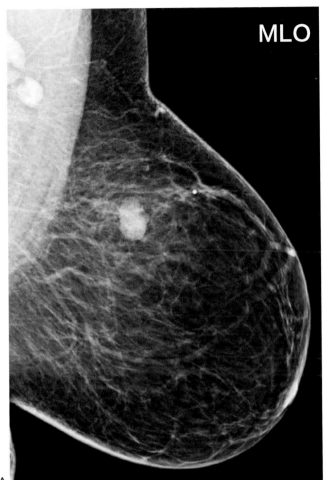

MLO

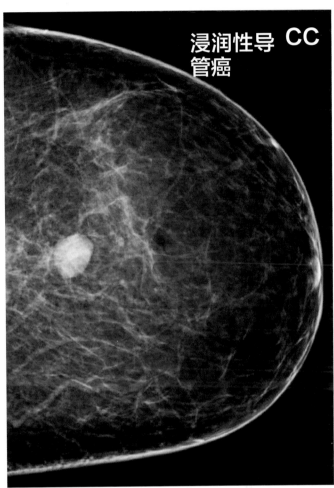

浸润性导管癌   CC

边缘

A

B

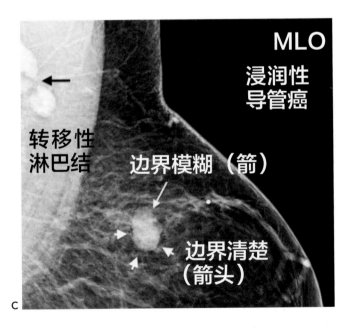

MLO

浸润性导管癌

转移性淋巴结

边界模糊（箭）

边界清楚（箭头）

C

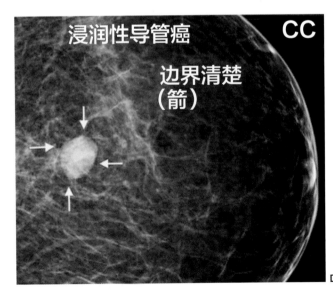

浸润性导管癌   CC

边界清楚（箭）

D

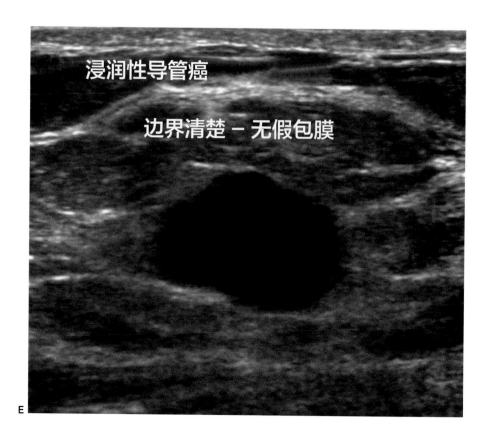

E

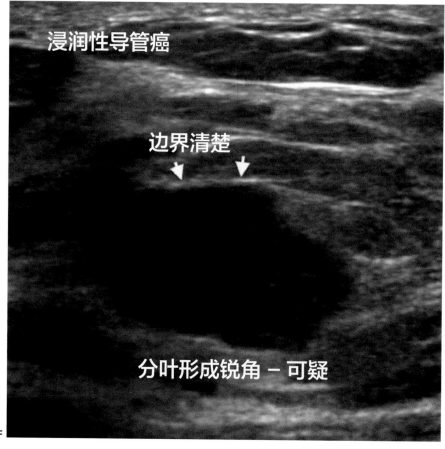

F

病例 27-4 A~C

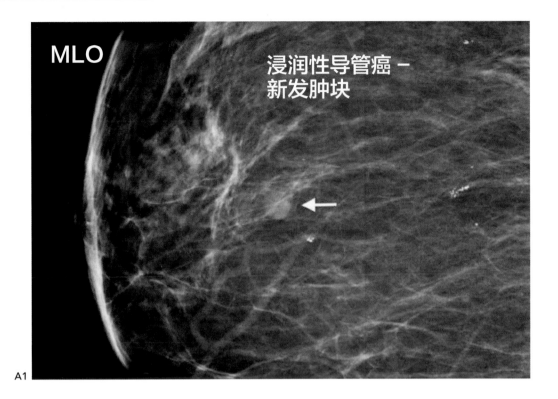

A1

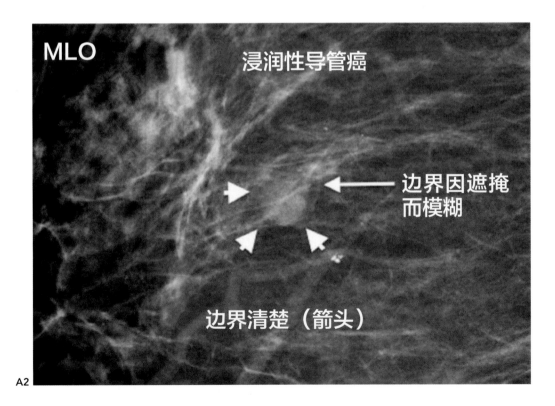

A2

边缘

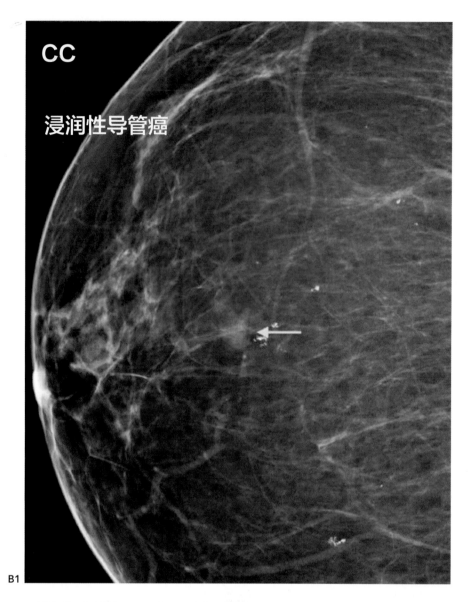

CC

浸润性导管癌

B1

CC   浸润性导管癌

外侧边缘因遮掩
而模糊

边界清楚（内侧）

B2

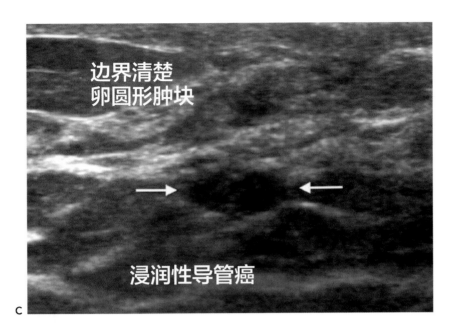

C

病例 28-1 A~D

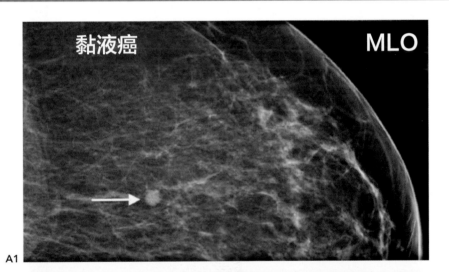

A1

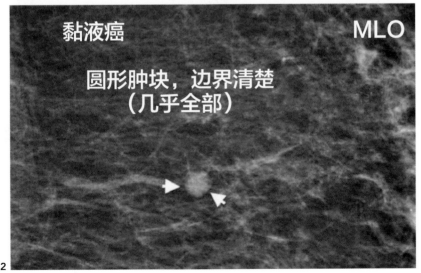

A2

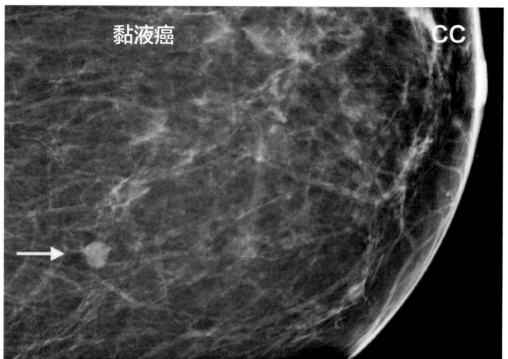

B1

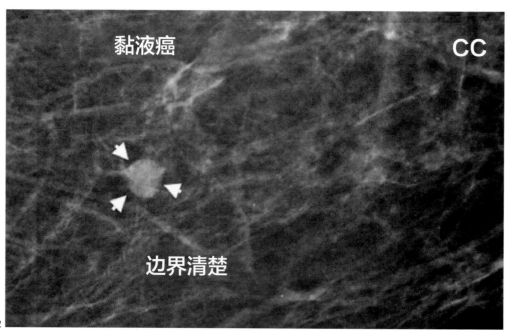

B2

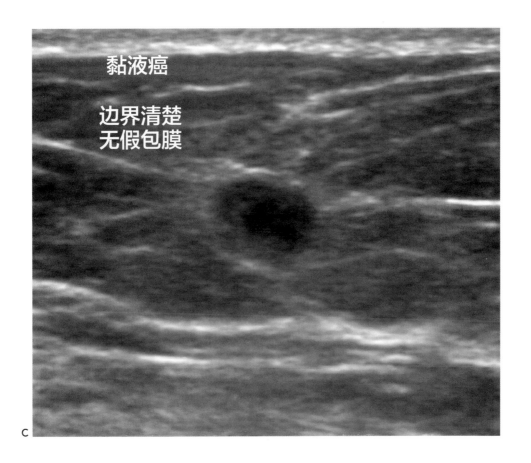

C

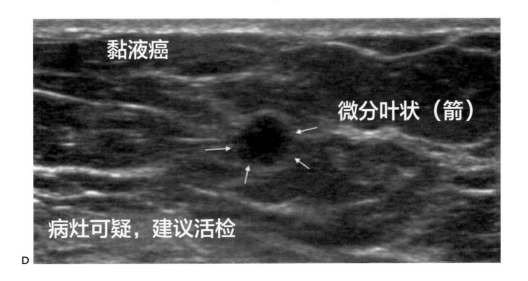

D

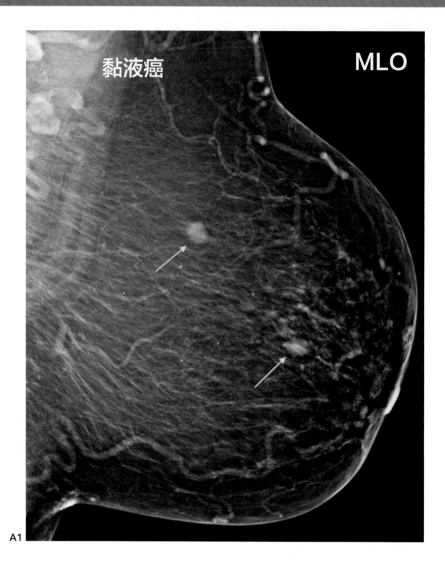

A1

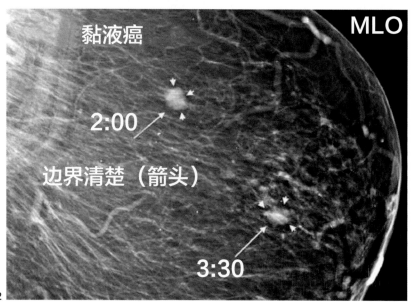

A2

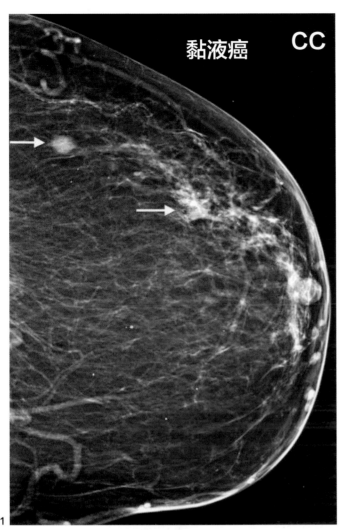

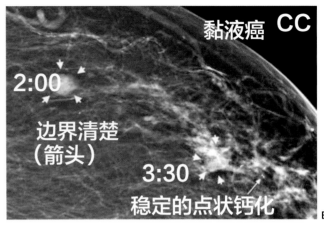

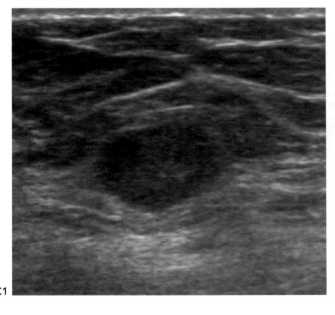

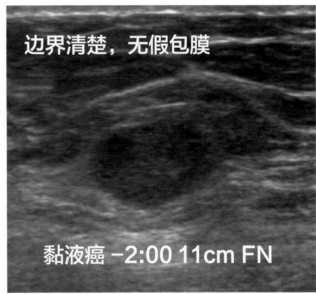

边缘

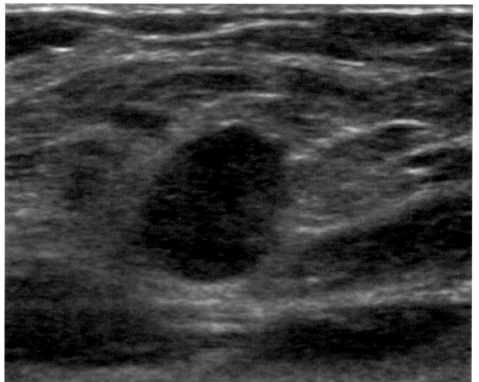

D1

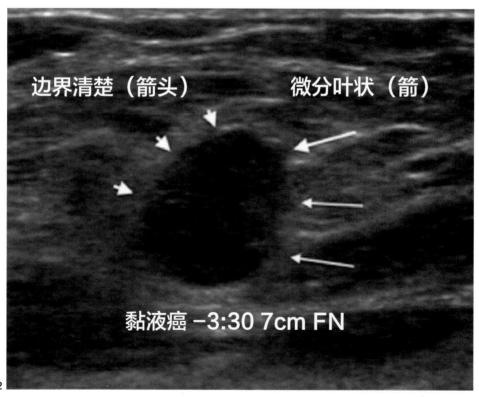

边界清楚（箭头）   微分叶状（箭）

黏液癌 -3:30 7cm FN

D2

病例 28-3 A

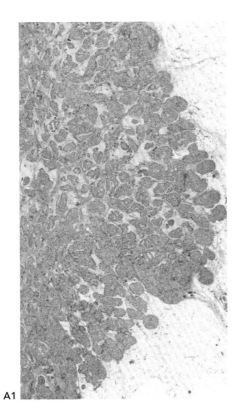

A1

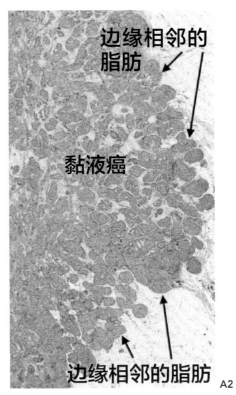

边缘相邻的
脂肪

黏液癌

边缘相邻的脂肪

A2

病例 29-1 A~F

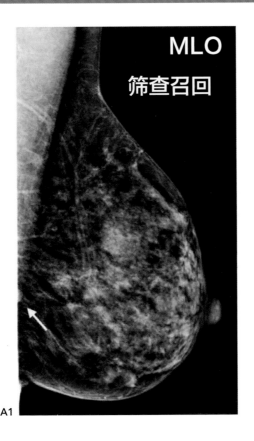

MLO
筛查召回

A1

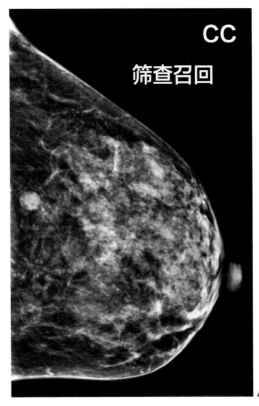

CC
筛查召回

A2

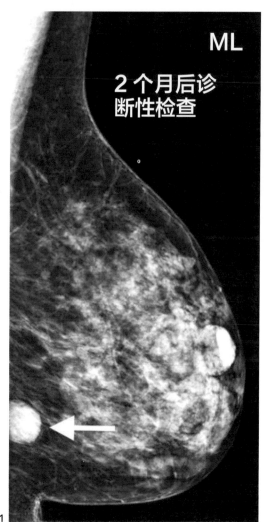

ML

2 个月后诊
断性检查

B1

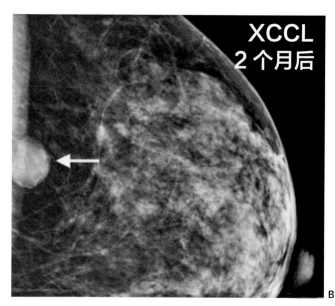

XCCL
2 个月后

B2

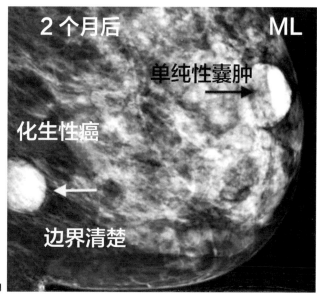

2 个月后

ML

单纯性囊肿

化生性癌

边界清楚

C1

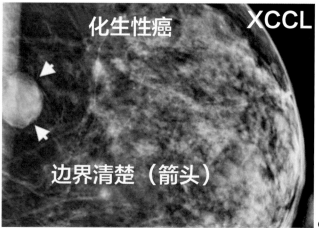

化生性癌

XCCL

边界清楚（箭头）

C2

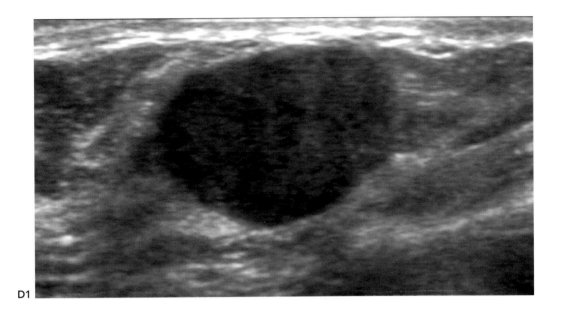

D1

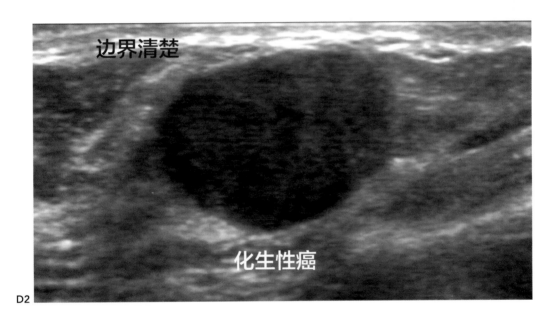

边界清楚

化生性癌

D2

边缘

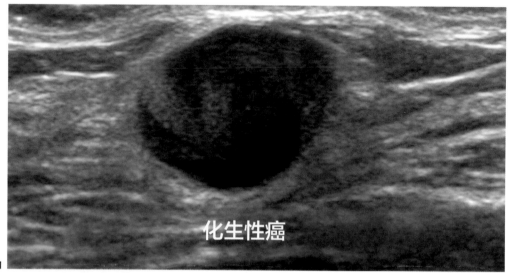

化生性癌

E1

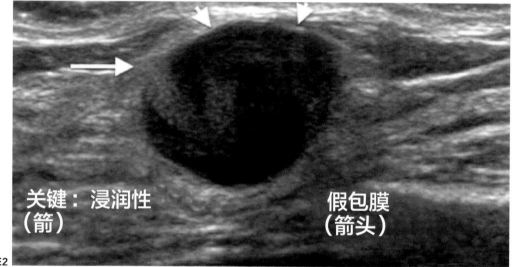

关键：浸润性
（箭）

假包膜
（箭头）

E2

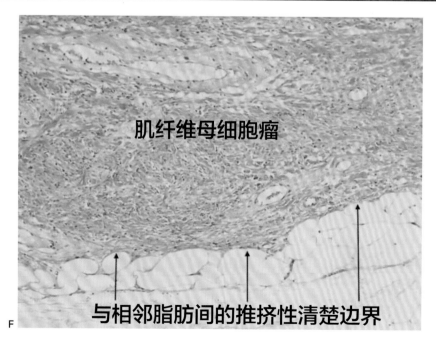

肌纤维母细胞瘤

与相邻脂肪间的推挤性清楚边界

F

病例 30-1 A、B

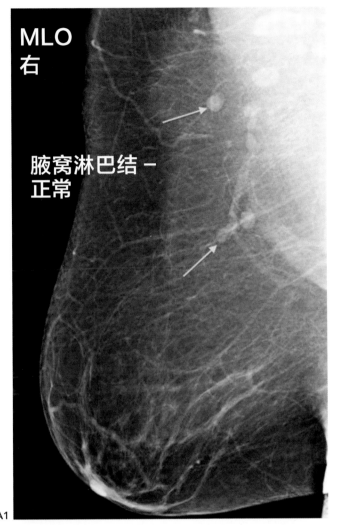

MLO
右

腋窝淋巴结 -
正常

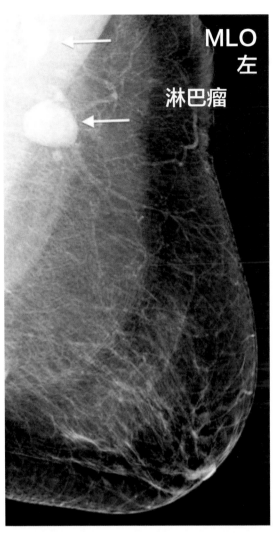

MLO
左

淋巴瘤

A1

A2

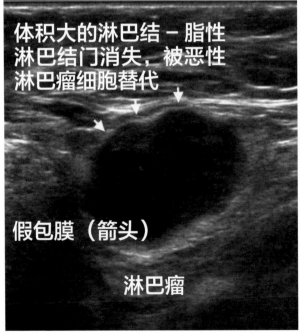

淋巴瘤

体积大的淋巴结 - 脂性
淋巴结门消失，被恶性
淋巴瘤细胞替代

假包膜（箭头）

淋巴瘤

B1

B2

边缘

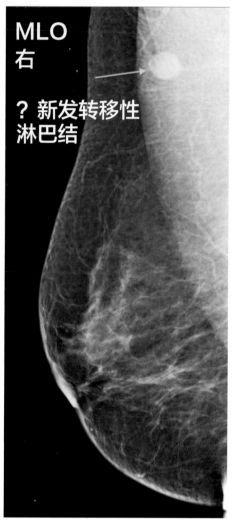

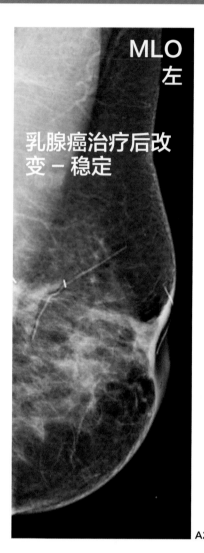

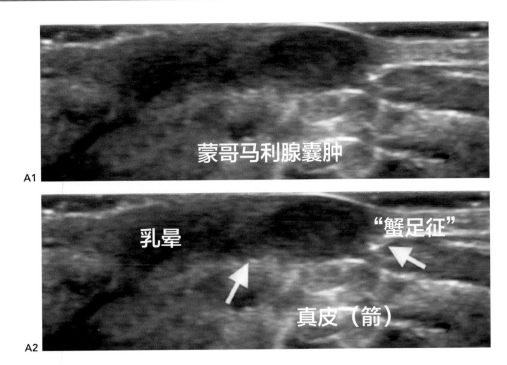

病例 31-3 A

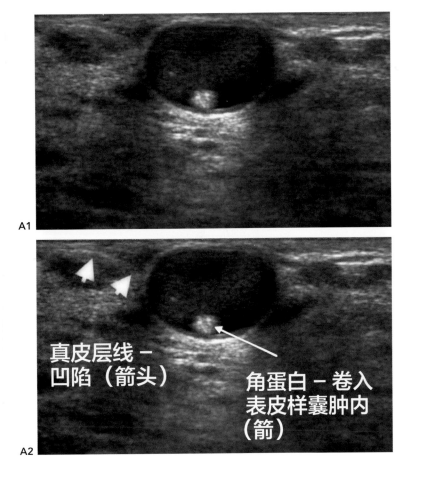

病例 31-4

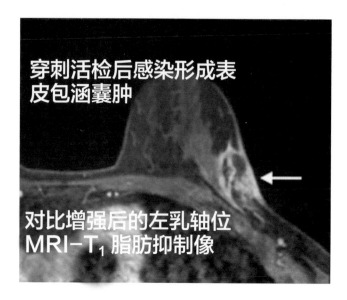

穿刺活检后感染形成表皮包涵囊肿

对比增强后的左乳轴位 MRI-T₁ 脂肪抑制像

病例 31-5 A~M

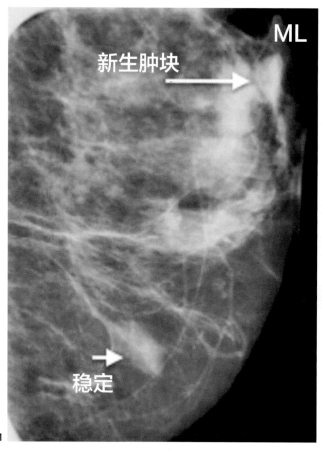

ML

新生肿块

稳定

A1

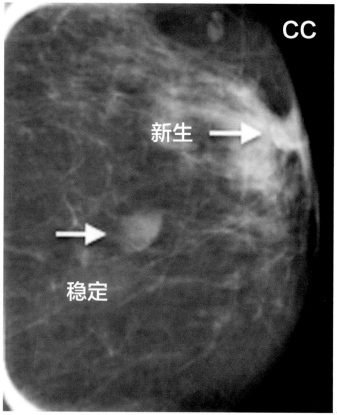

CC

新生

稳定

A2

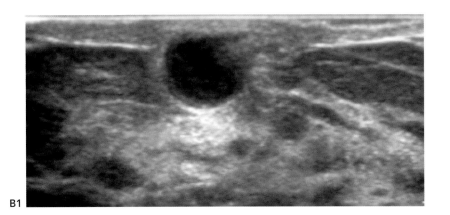

B1

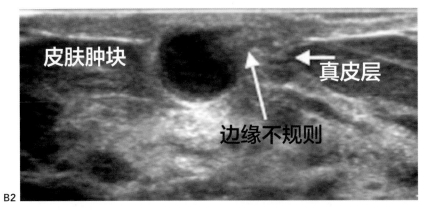

皮肤肿块

真皮层

边缘不规则

B2

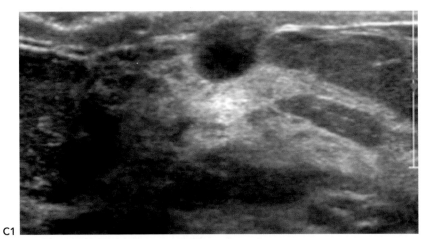

C1

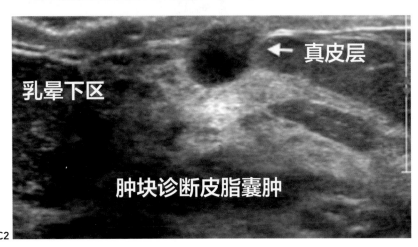

真皮层

乳晕下区

肿块诊断皮脂囊肿

C2

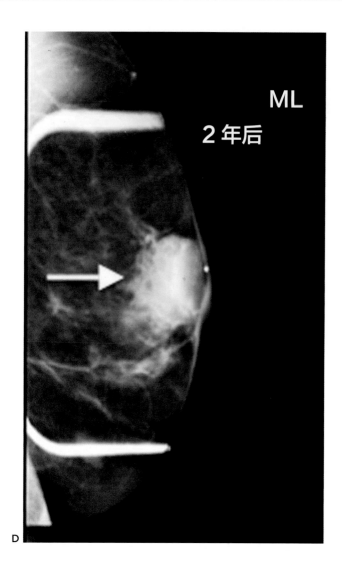

D

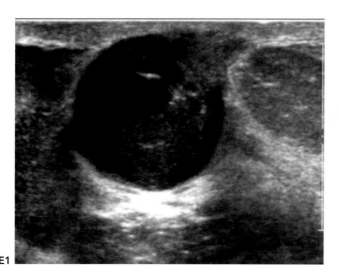

E1

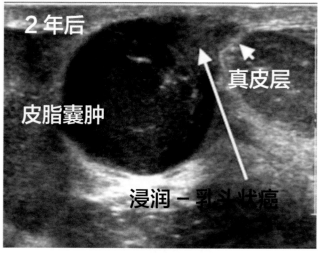

2 年后

皮脂囊肿

真皮层

浸润 - 乳头状癌

E2

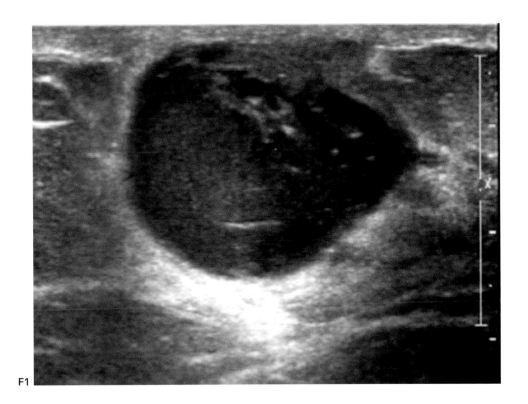

F1

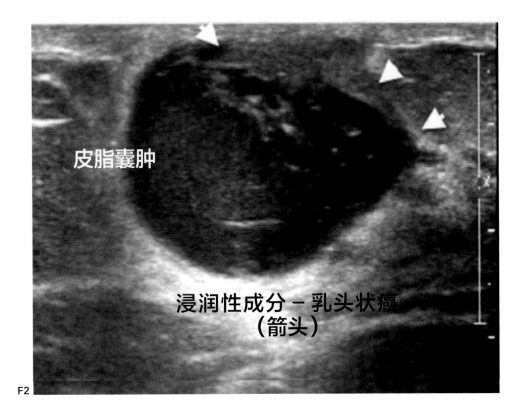

皮脂囊肿

浸润性成分 - 乳头状癌
（箭头）

F2

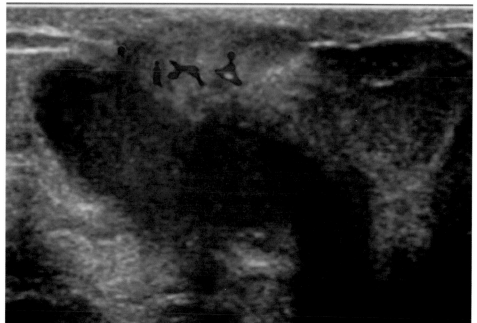

G1

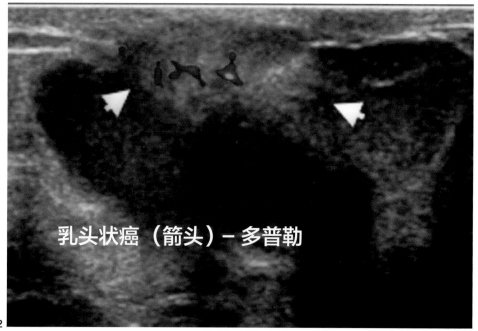

乳头状癌（箭头）– 多普勒

G2

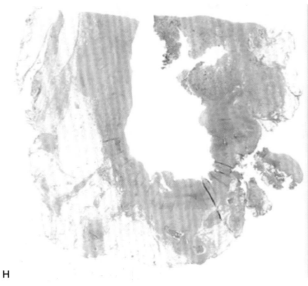

无上皮被覆的
囊腔
浸润性癌在囊
壁右上

底部为导管原
位癌

H

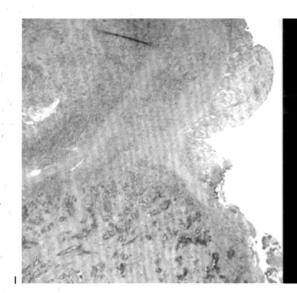

右侧囊壁 – 无被覆
上皮
底部为浸润性癌
左侧顶部为炎症
反应

I

边缘

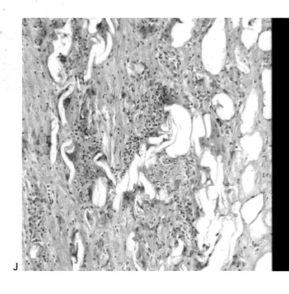

带有类似角蛋白物
质的异物巨细胞反
应

J

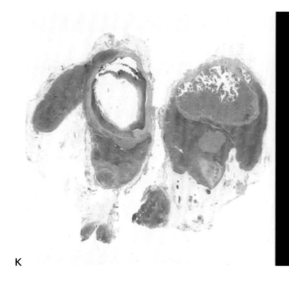

靠左侧淋巴结伴有囊腔（罕见）

靠右侧淋巴结呈乳头状

K

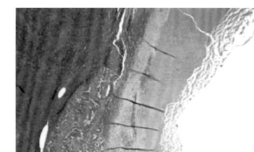

淋巴结伴有囊腔

L

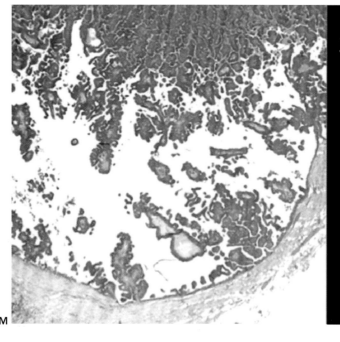

乳头状转移癌

M

　　毛刺的认知与结构扭曲的认知是相似的。毛刺是以放射状或所谓车辐状的形式从一个致密中心发出的多条直线中的一根。体内不存在这种天然的直线，因此，不仅是乳腺 X 线摄影，其他任何一种 X 线检查，发现这种直线时都应该引起关注。

　　浸润性导管癌（IDC）最常见伴随一个致密性肿块，边缘不规则或带有毛刺。相反，浸润性小叶癌（ILC）浸润周围的组织，通常不形成肿块。原因是小叶细胞缺乏膜蛋白：e- 钙黏蛋白。当 e- 钙黏蛋白表达时，譬如在导管细胞，膜蛋白使细胞"粘"在一起，从而形成肿瘤细胞"球"。相反的，浸润性小叶癌常常表现为仅有结构扭曲而没有软组织密度的改变，从而使临床触诊和影像学探测变得困难。

　　神经纤维瘤病与浸润性导管癌：病例 32-9 是一个有趣的神经纤维瘤病病例，伴有界限清楚的皮肤病损和右侧乳腺毛刺状浸润性导管癌。注意神经纤维瘤病位于皮肤、边界清楚。而浸润性导管癌边界模糊，中心非常致密。

　　纤维腺瘤和浸润性导管癌：这是个"张冠李戴"的例子（病例 32-10）。此患者表现为可触及的肿块。乳腺 X 线片表现为圆形肿块，边界模糊，周围组织结构扭曲。注意，超声只关注了部分边缘清楚的圆形肿块（那就是纤维腺瘤），而未留意边缘模糊的低回声乳腺癌（病例 32-10D）。空心针穿刺活检也漏掉了浸润性导管癌。很明显，病理诊断为良性结果，与图像并不一致。患者进行了手术切除。

病理切片中表现为邻近纤维腺瘤旁有浸润性导管癌，与乳腺 X 线摄影、超声图像完全一致。

　　浸润性小叶癌的实体亚型：这个浸润性小叶癌病例（病例 33-1）令人惊奇，表现为伴乳头回缩的毛刺状肿块，这种表现通常出现在浸润性导管癌中。注意，两个良性病灶手术切除的既往史使当前检查的结果难以断定。

　　复发性乳腺癌首要的变化之一是看乳腺肿瘤切除的部位或手术瘢痕处，表现为密度增高。在圆形致密肿块出现之前这个变化会很明显。

　　超声测得的肿块大小比毛刺外缘测得的更小。部分是由于毛刺垂直于超声束使得毛刺更容易观察到。回声晕是通过微小毛刺和多个方向的毛刺反射的超声束互相影响形成的。

　　低级别化生性梭形细胞癌（病例 33-2）在病理形态学以及 X 线片上，都没有这个肿瘤类型的特殊改变，但这仍是恶性肿瘤细胞浸润边界的很好病例，明显表明了癌性肿块的边界不清晰、有毛刺，较高的局部复发率和转移率。

　　纤维瘤病（病例 33-3）是罕见的间质病变，病因不清。X 线片上可能看到浸润胸肌（病例 33-3D）的毛刺状肿块。纤维瘤病在病理角度与低级别化生性梭形细胞癌相似。两者都以梭形束状的方式浸润生长，但是化生性癌在免疫组织化学细胞角蛋白抗体阳性，证实为上皮细胞分化。纤维瘤病角蛋白表现为阴性。纤维瘤病有可能复发，但未见转移的报道。

病例 32-1 A、B

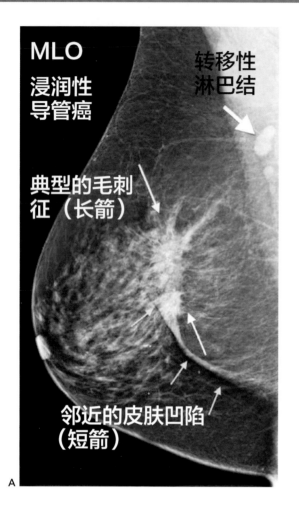

MLO
浸润性
导管癌

转移性
淋巴结

典型的毛刺
征（长箭）

邻近的皮肤凹陷
（短箭）

A

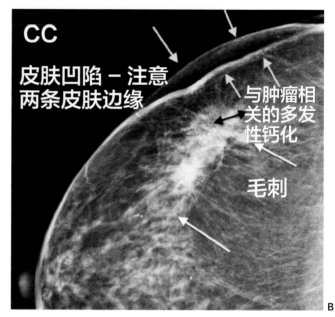

CC
皮肤凹陷 – 注意
两条皮肤边缘

与肿瘤相
关的多发
性钙化

毛刺

B

病例 32-2 A~D

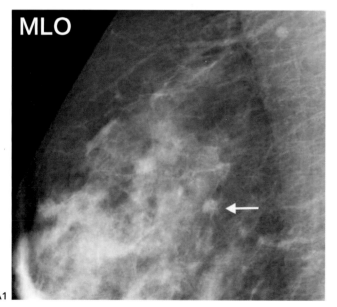

MLO

A1

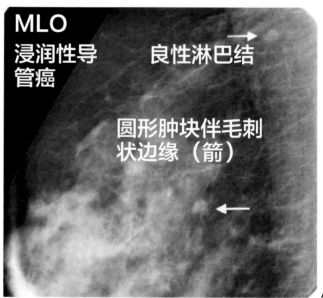

MLO
浸润性导
管癌

良性淋巴结

圆形肿块伴毛刺
状边缘（箭）

A2

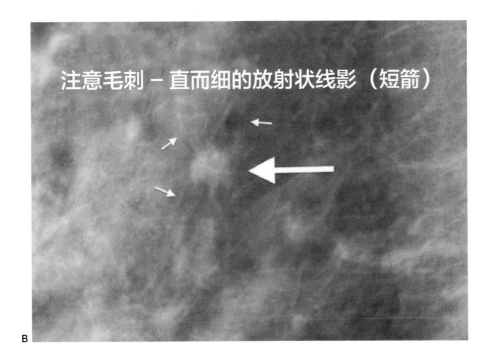

B

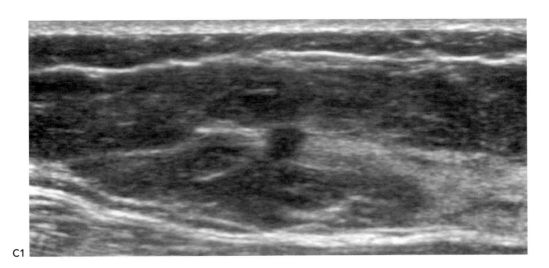

C1

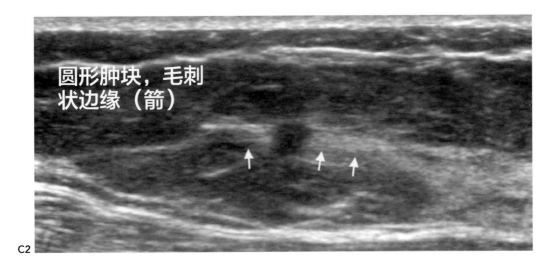

C2

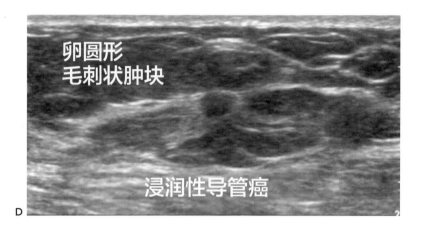

病例 32-3 A~D

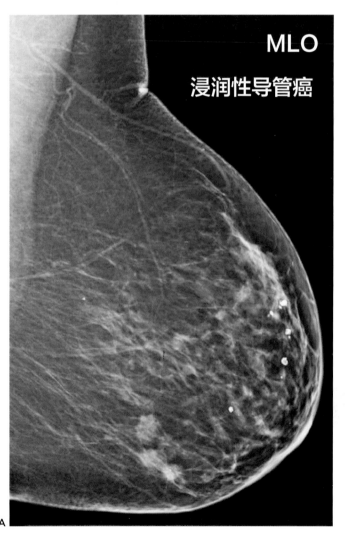

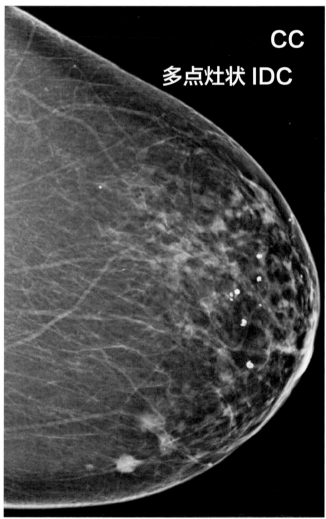

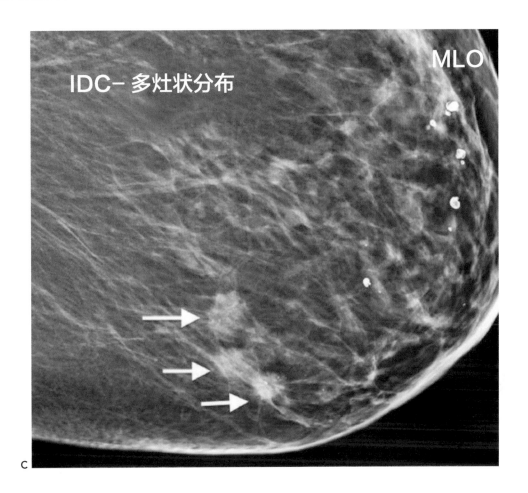

边缘

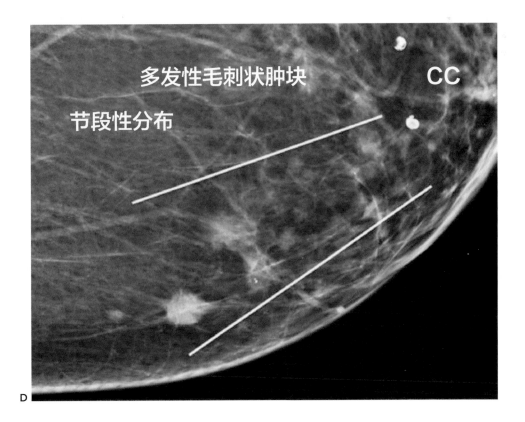

病例 32-4 A、B

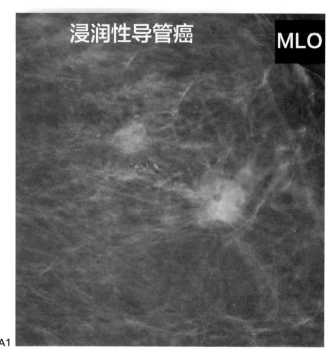

浸润性导管癌　MLO

A1

边缘模糊
（箭头）

注意：
毛刺周边的
多形性钙化

毛刺（箭）

MLO

A2

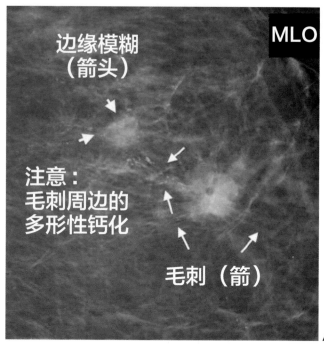

两个浸润性导管癌　CC

B1

边缘模糊

毛刺
注意：
呈直线状（箭）

CC

B2

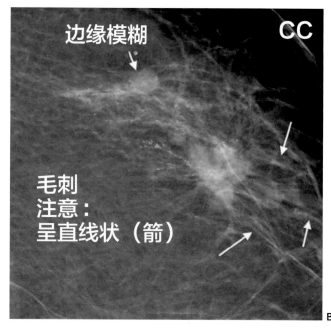

病例 32-5 A~C

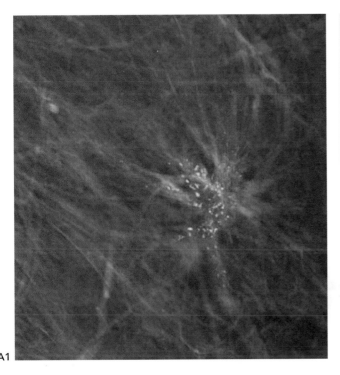

典型的毛刺状肿块
伴有多形性钙化   ML

注意直线性的放射
状模式（毛刺）

A1   A2

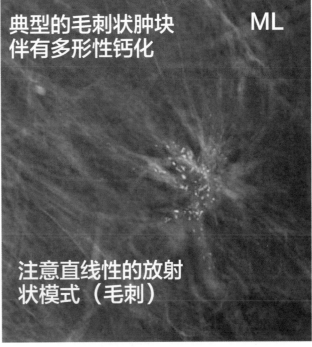

继发于毛刺的回声晕（箭头）
肿块的测量是到回声晕的外缘

浸润性导管癌

B1   B2

浸润性导管癌

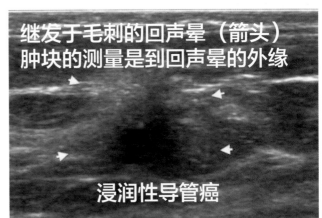

钙化

毛刺（箭）

注意放射状，平行直线

C1   C2

边缘

病例 32-6 A~C

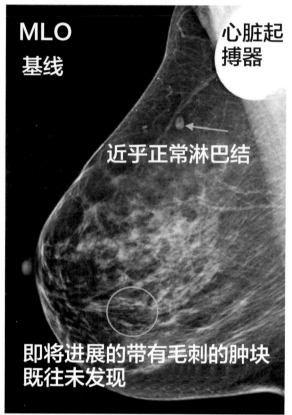

MLO
基线

心脏起搏器

近乎正常淋巴结

即将进展的带有毛刺的肿块
既往未发现

A1

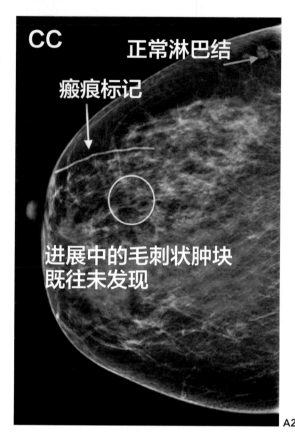

CC

正常淋巴结

瘢痕标记

进展中的毛刺状肿块
既往未发现

A2

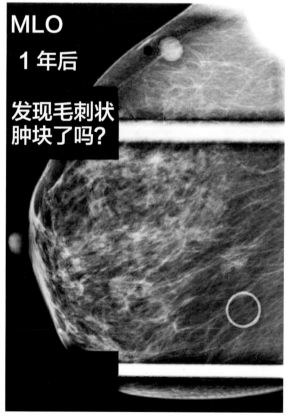

MLO

1 年后

发现毛刺状
肿块了吗？

B1

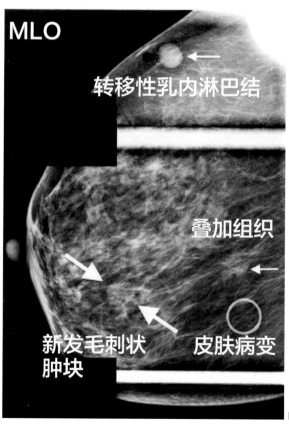

MLO

转移性乳内淋巴结

叠加组织

新发毛刺状
肿块

皮肤病变

B2

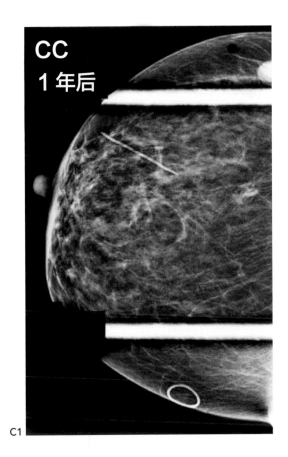

CC
1 年后

C1

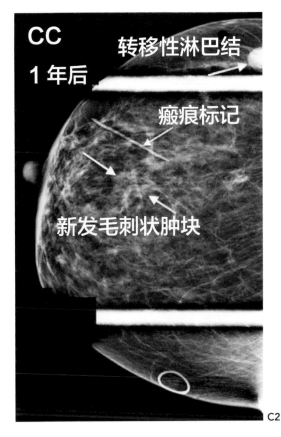

CC
1 年后

转移性淋巴结

瘢痕标记

新发毛刺状肿块

C2

病例 32-7 A~C

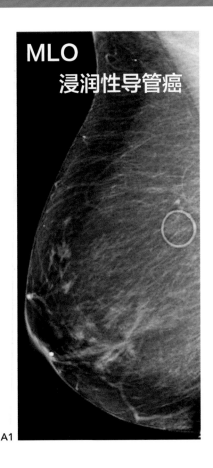

MLO
浸润性导管癌

A1

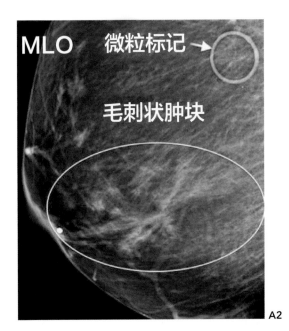

MLO　微粒标记 →

毛刺状肿块

A2

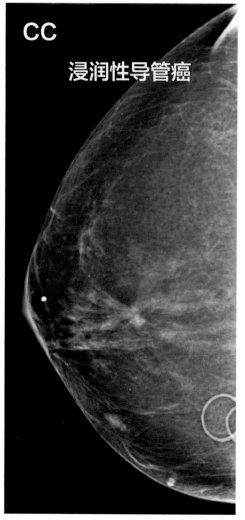

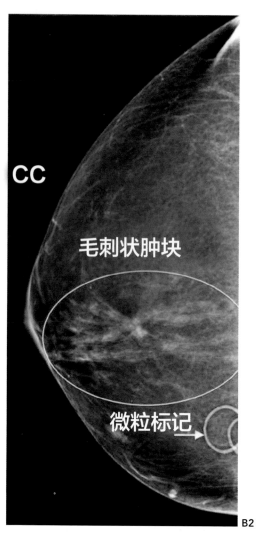

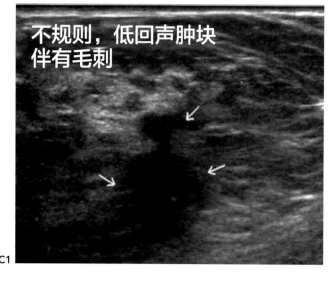

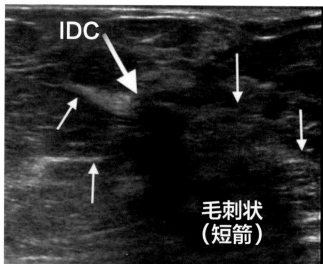

病例 32-8 A、B

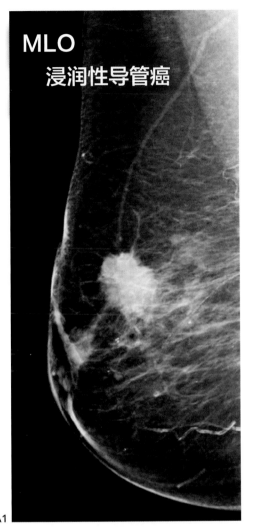

MLO
浸润性导管癌

A1

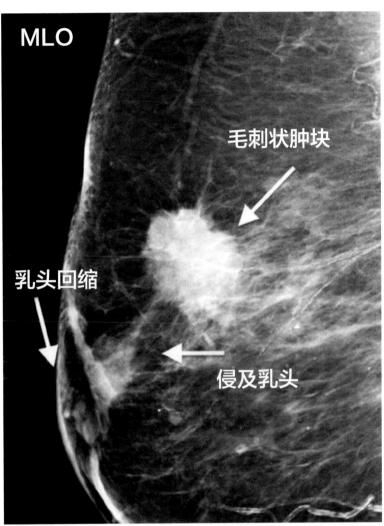

MLO
毛刺状肿块
乳头回缩
侵及乳头

A2

边缘

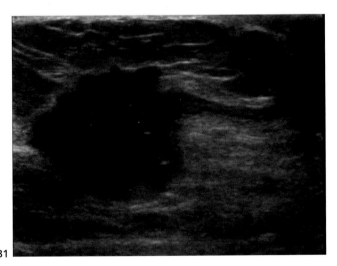

B1

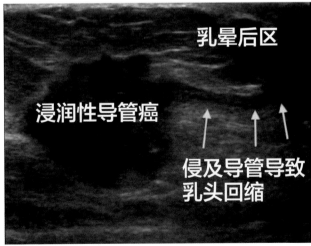

乳晕后区
浸润性导管癌
侵及导管导致
乳头回缩

B2

病例 32-9 A~D

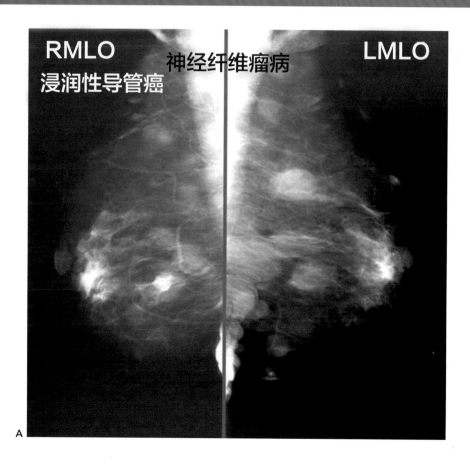

A

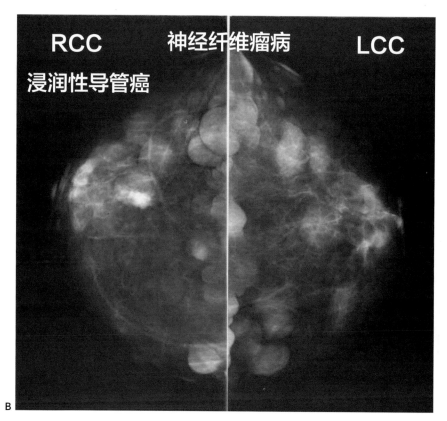

B

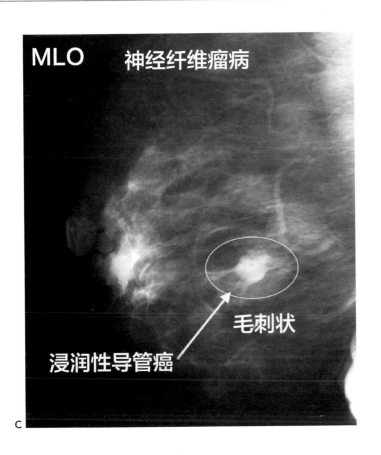

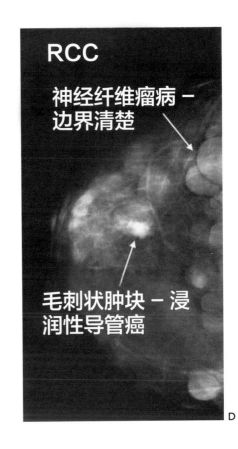

病例 32–10 A~I

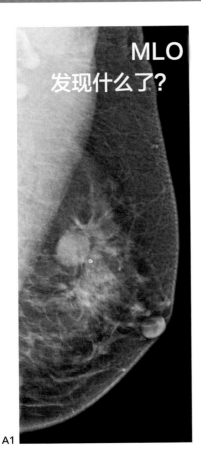

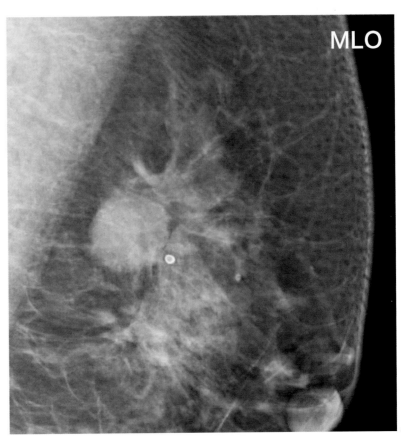

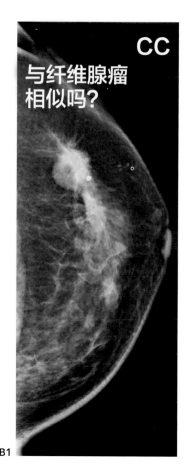

CC

与纤维腺瘤
相似吗？

B1

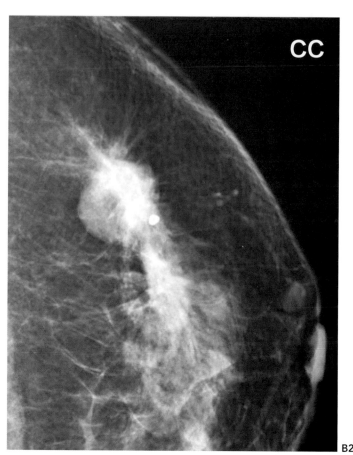

CC

B2

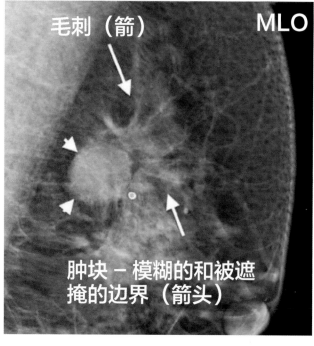

毛刺（箭）

MLO

肿块－模糊的和被遮
掩的边界（箭头）

C1

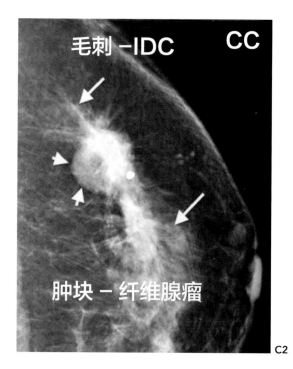

毛刺－IDC

CC

肿块－纤维腺瘤

C2

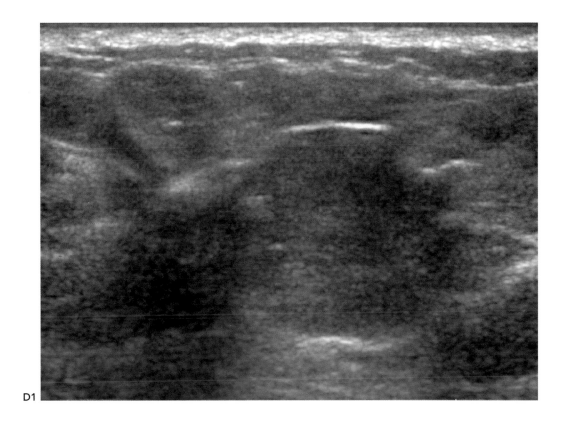

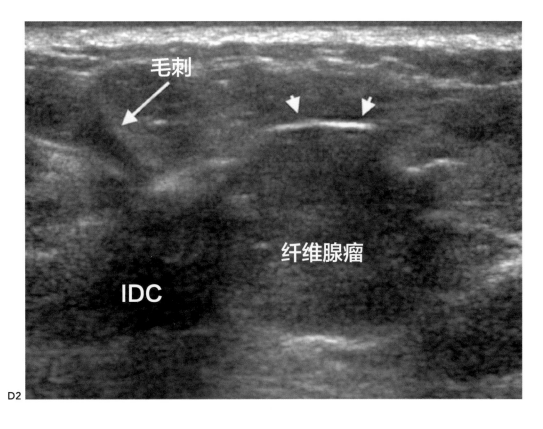

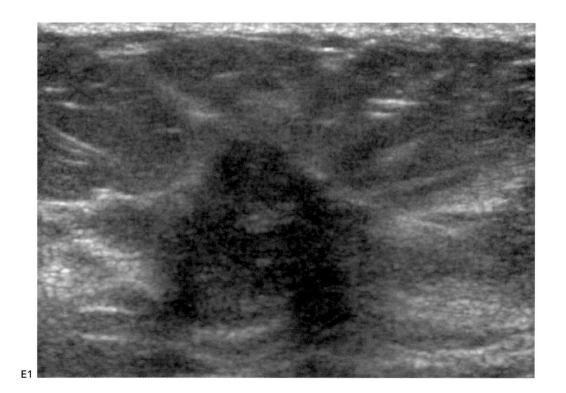

E1

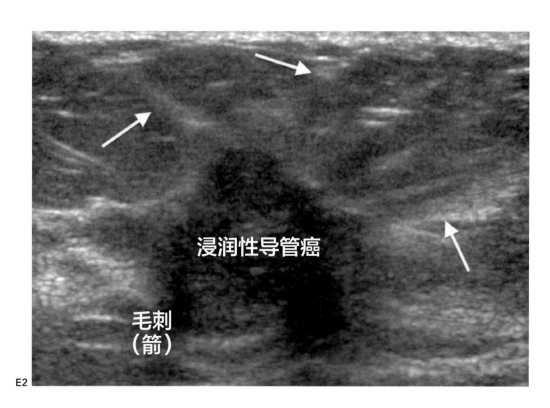

E2

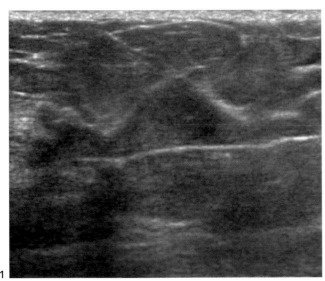

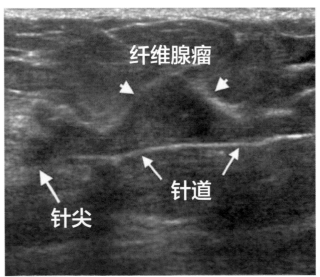

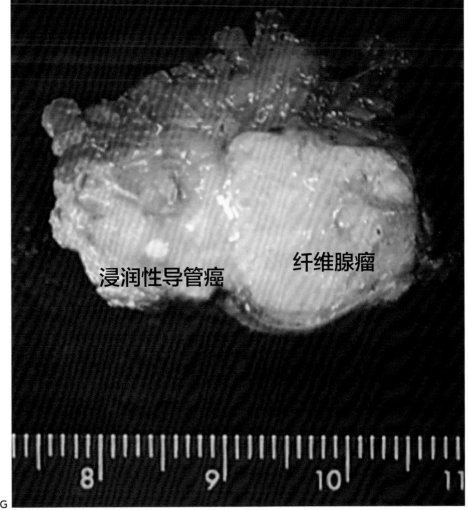

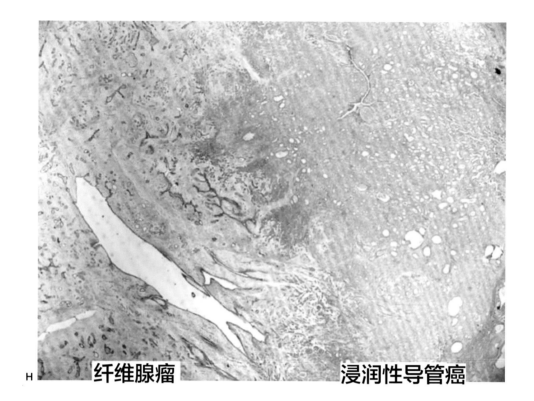

H   纤维腺瘤   浸润性导管癌

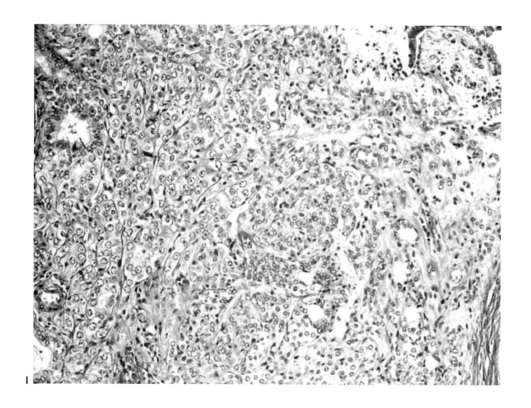

I

病例 32-11 A~C

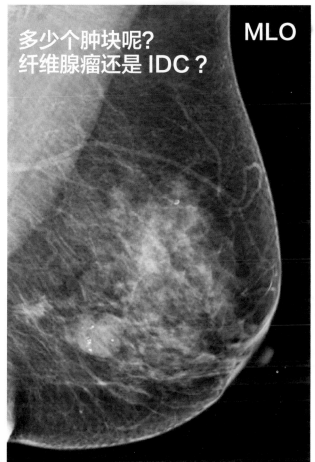

多少个肿块呢？
纤维腺瘤还是 IDC？

MLO

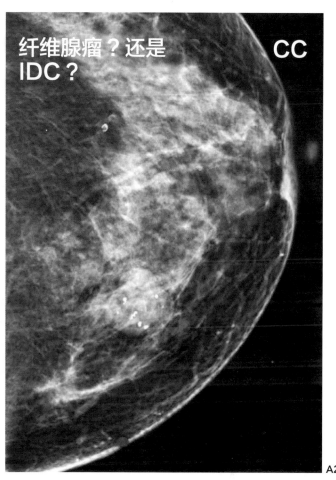

纤维腺瘤？还是
IDC？

CC

A1

A2

边缘

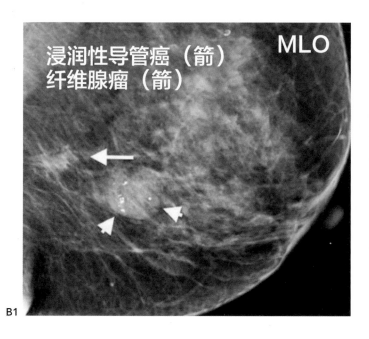

浸润性导管癌（箭）
纤维腺瘤（箭）

MLO

B1

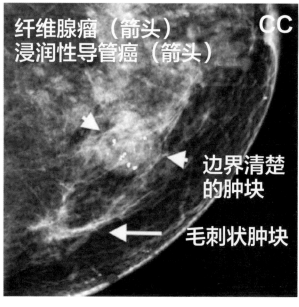

纤维腺瘤（箭头）
浸润性导管癌（箭头）

CC

边界清楚
的肿块

毛刺状肿块

B2

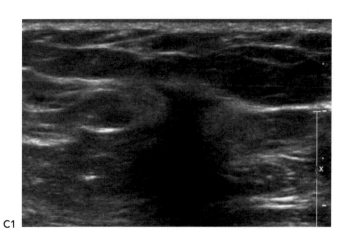

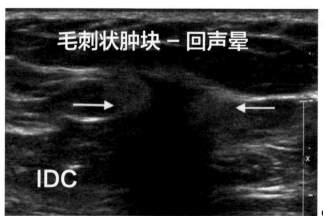

毛刺状肿块 – 回声晕

IDC

C1

C2

病例 33-1 A~E

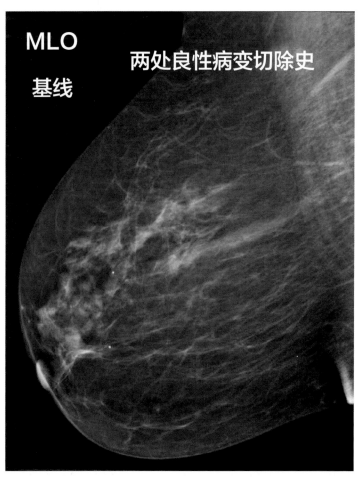

MLO

基线

两处良性病变切除史

A1

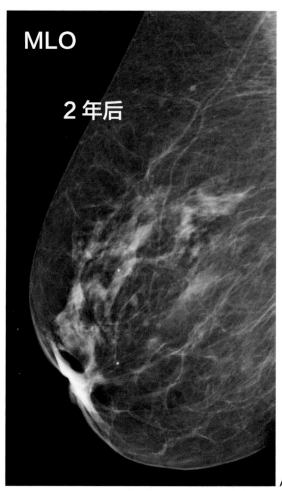

MLO

2 年后

A2

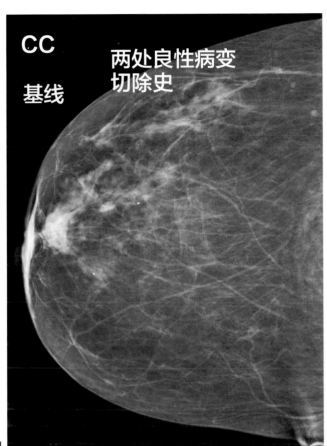

CC

基线

两处良性病变切除史

B1

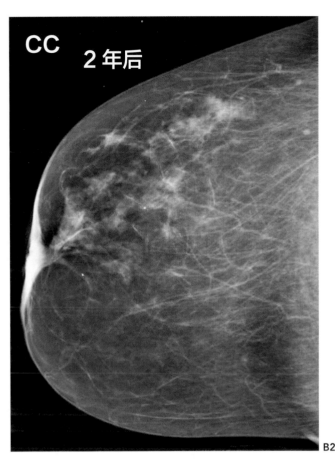

CC

2 年后

B2

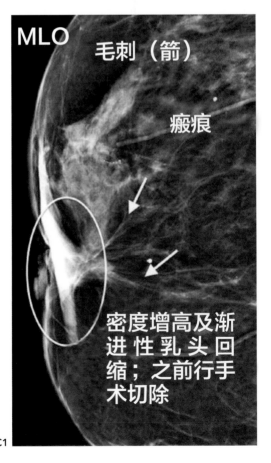

MLO

毛刺（箭）

瘢痕

密度增高及渐进性乳头回缩；之前行手术切除

C1

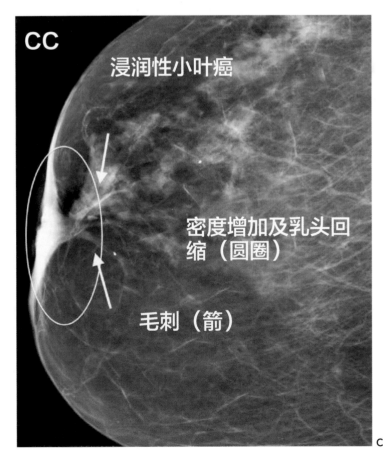

CC

浸润性小叶癌

密度增加及乳头回缩（圆圈）

毛刺（箭）

C2

边缘

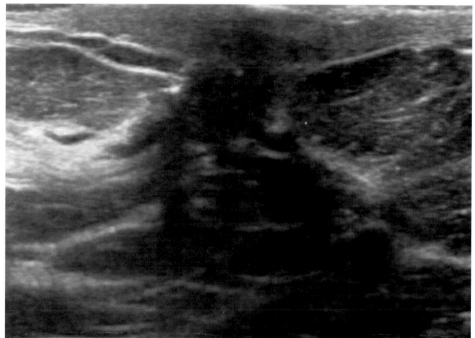

D1

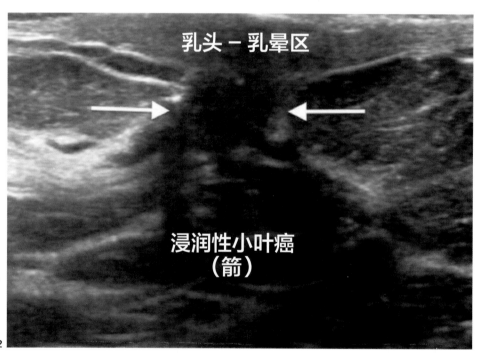

D2

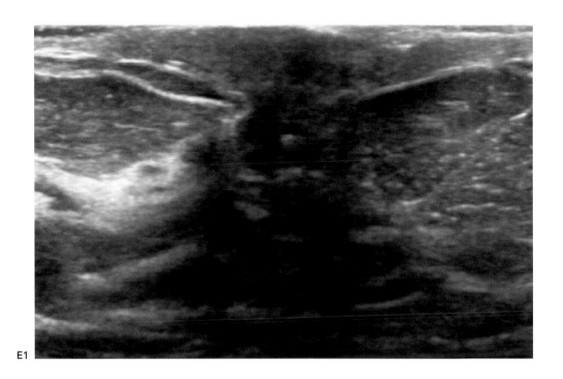

E1

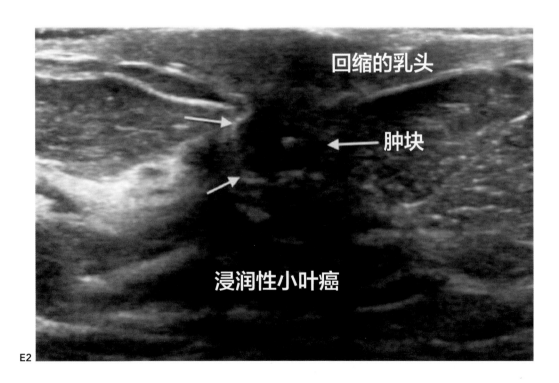

E2

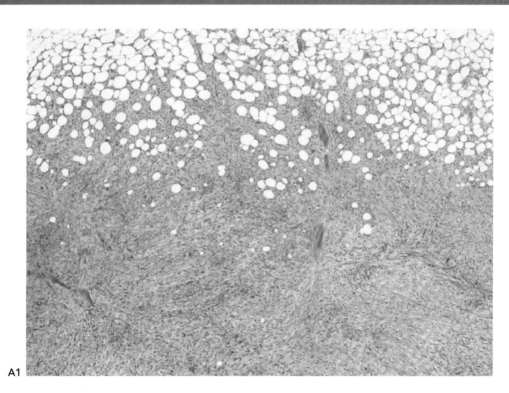

A1

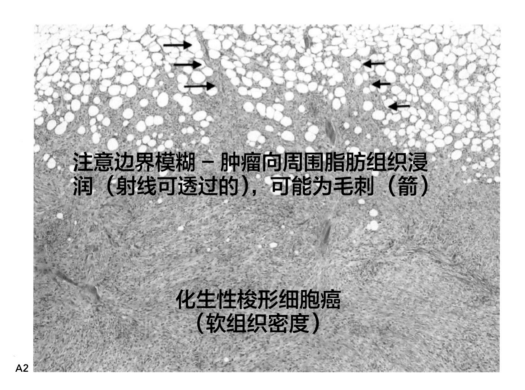

注意边界模糊－肿瘤向周围脂肪组织浸润（射线可透过的），可能为毛刺（箭）

化生性梭形细胞癌
（软组织密度）

A2

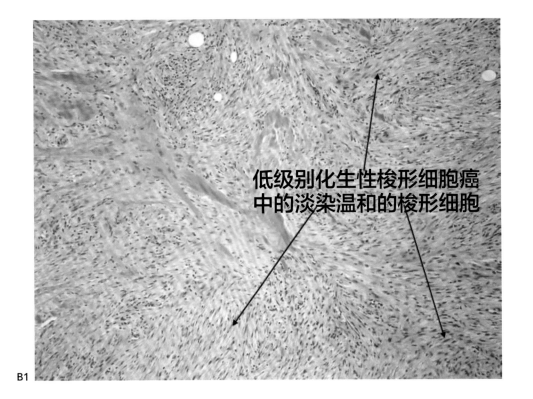

低级别化生性梭形细胞癌
中的淡染温和的梭形细胞

B1

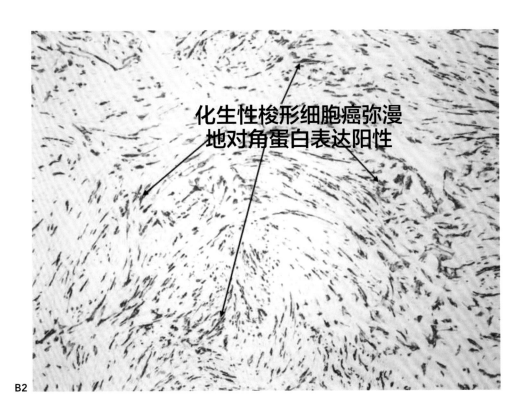

化生性梭形细胞癌弥漫
地对角蛋白表达阳性

B2

边缘

病例 33-3 A~E

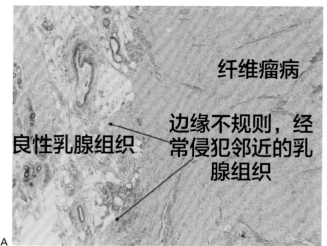

纤维瘤病

良性乳腺组织

边缘不规则，经常侵犯邻近的乳腺组织

A

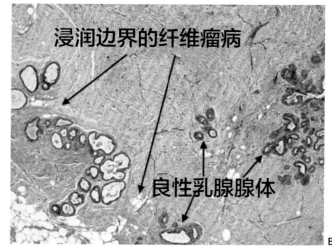

浸润边界的纤维瘤病

良性乳腺腺体

B

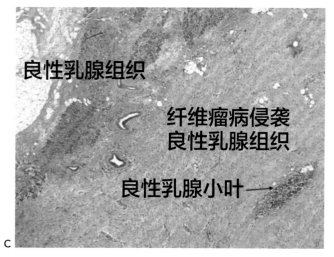

良性乳腺组织

纤维瘤病侵袭良性乳腺组织

良性乳腺小叶→

C

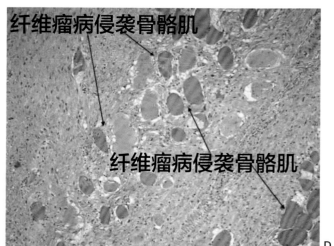

纤维瘤病侵袭骨骼肌

纤维瘤病侵袭骨骼肌

D

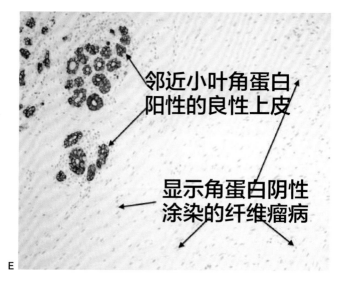

邻近小叶角蛋白阳性的良性上皮

显示角蛋白阴性涂染的纤维瘤病

E

微分叶状

微分叶状边缘是恶性预兆，应考虑活检诊断。

病例 34-1C 是单纯性囊肿，这是个例外。囊肿可能是良性的或就是良性的，良性与否取决于囊壁的厚度、涉及的组织及患者表现。正是因为微分叶状表明肿瘤的浸润过程，因此，微分叶状实体型肿块推荐活检。引起注意的是这部分涉及的是恶性为优先考虑的病变。病例 36-1D 是黏液癌的病理图像，肿块可能为微分叶状和 / 或边界模糊。

第 35 章：浸润性导管癌

浸润性导管癌（病例 35-1）

此病例很令人印象深刻，整个乳腺在 4 年多发生了很大变化。主要显示超声检查图像上的微分叶状边界。X 线特征是在 4 个象限内伴模糊边界的圆形肿块和弥漫性分布的多形性钙化，突出的节段性分布在内下象限。节段性分布是显著特征，有些钙化区域呈线性分布的，表示导管区域的钙化。钙化扩展到乳头，伴有乳头回缩。

多数病例中，弥漫性分布的钙化表示良性的生理过程。但这个病例中，钙化的形态比分布更有意义，更重要的是钙化的线样分布遵循导管的分布。

浸润性导管癌（病例 35-5）

这个例子的意义在于观察微分叶的边界在 X 线片和超声的表现。值得注意的是，肿块在超声两个平面上的表现是不同的。如病例 35-5D 中所见，尽管肿块是卵圆形的，有假包膜包绕的清楚边界，但病例 35-5C 图像中微分叶的边界的表现使肿块疑为恶性，建议组织活检诊断。

病例 34-1 A~D

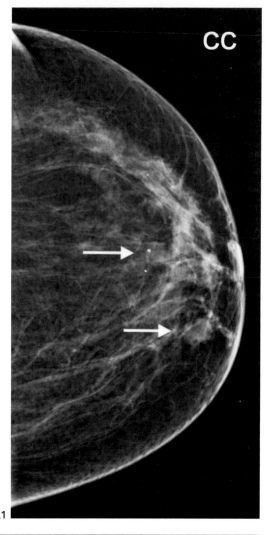

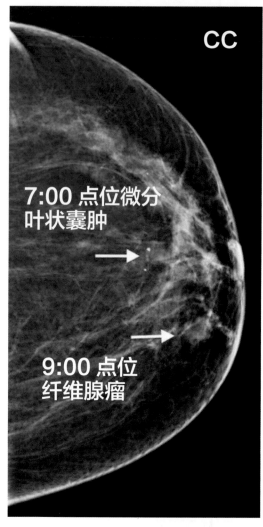

7:00 点位微分
叶状囊肿

9:00 点位
纤维腺瘤

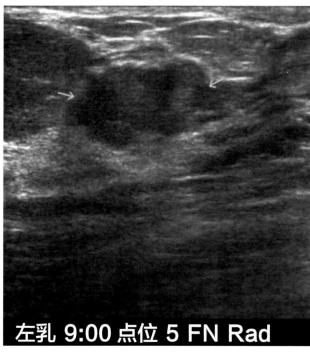

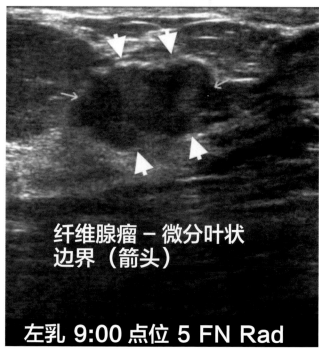

纤维腺瘤 – 微分叶状
边界（箭头）

左乳 9:00 点位 5 FN Rad

左乳 9:00 点位 5 FN Rad

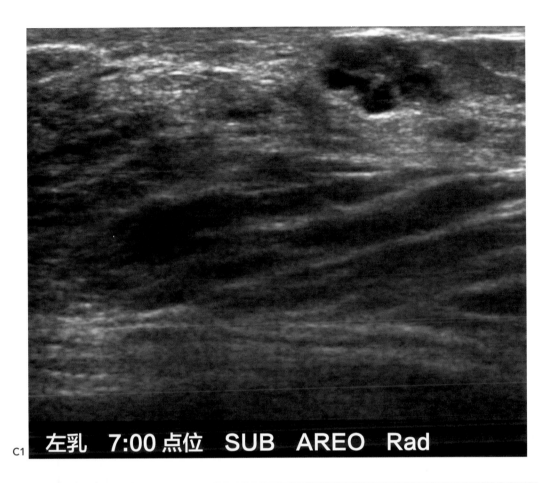

左乳　7:00 点位　SUB　AREO　Rad

C1

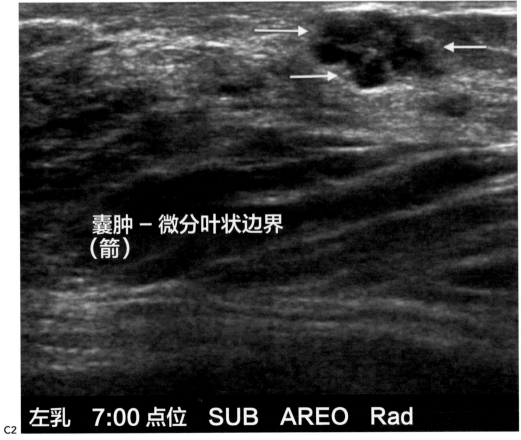

囊肿－微分叶状边界
（箭）

左乳　7:00 点位　SUB　AREO　Rad

C2

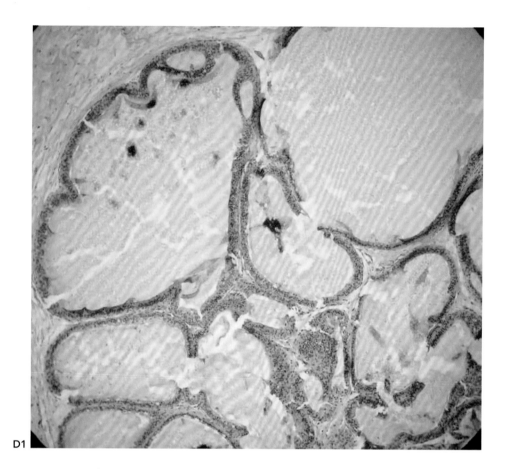

D1

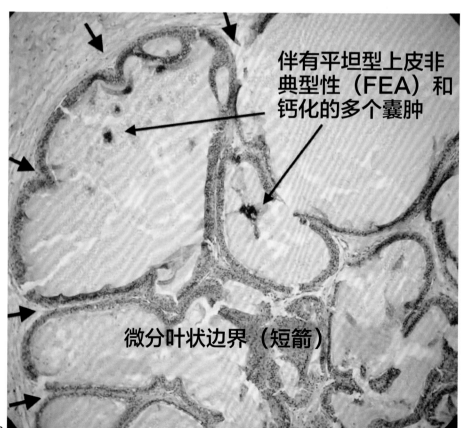

D2

伴有平坦型上皮非
典型性（FEA）和
钙化的多个囊肿

微分叶状边界（短箭）

病例 35-1 A~D

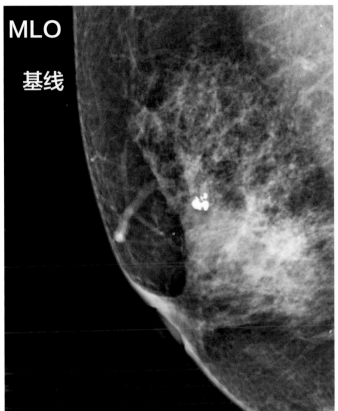

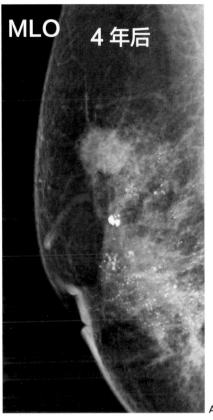

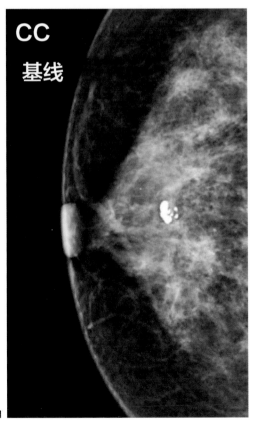

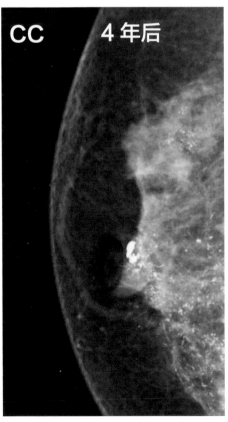

病例 35-1 A~D

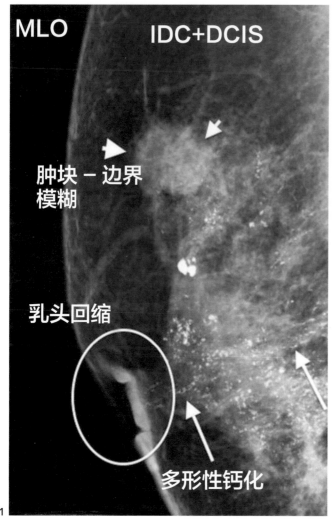

MLO　IDC+DCIS

肿块－边界模糊

乳头回缩

多形性钙化

C1

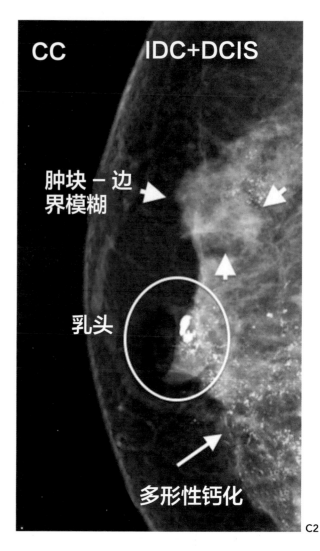

CC　IDC+DCIS

肿块－边界模糊

乳头

多形性钙化

C2

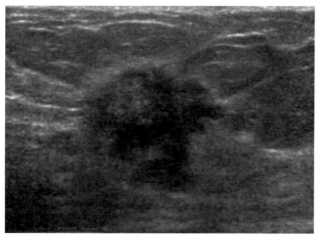

D1

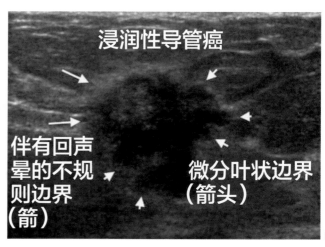

浸润性导管癌

伴有回声晕的不规则边界（箭）

微分叶状边界（箭头）

D2

病例 35-2 A、B

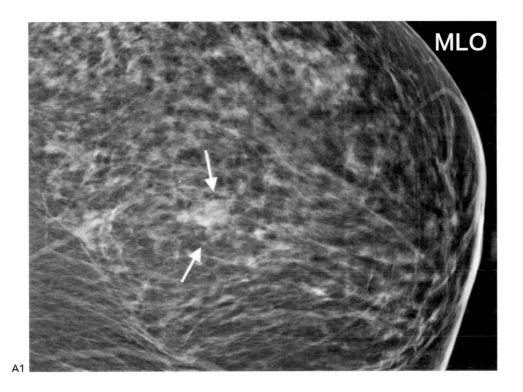

MLO

A1

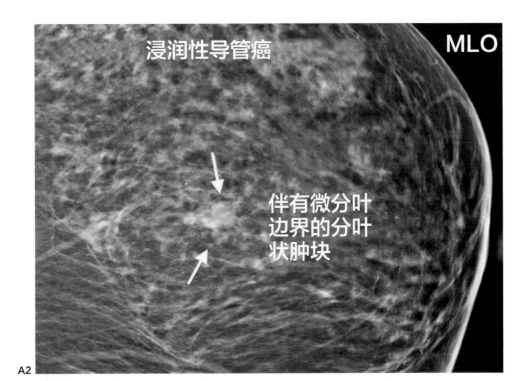

浸润性导管癌

MLO

伴有微分叶
边界的分叶
状肿块

A2

边缘

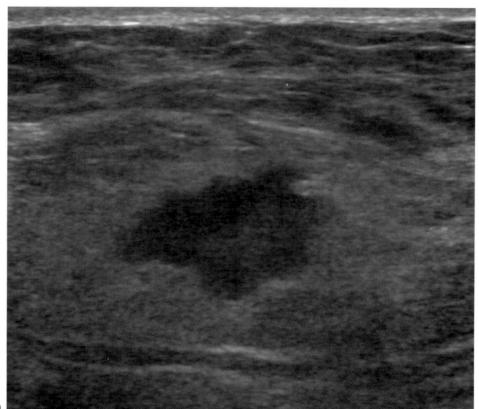

B1

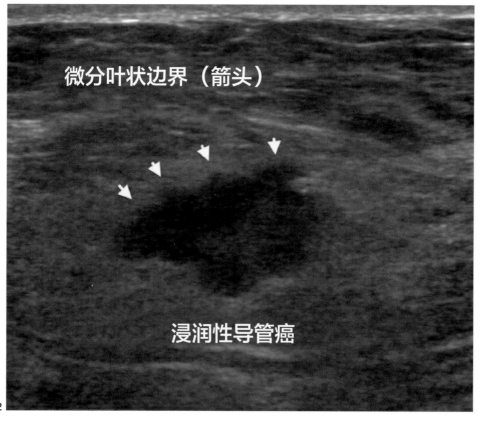

微分叶状边界（箭头）

浸润性导管癌

B2

病例 35-3 A~D

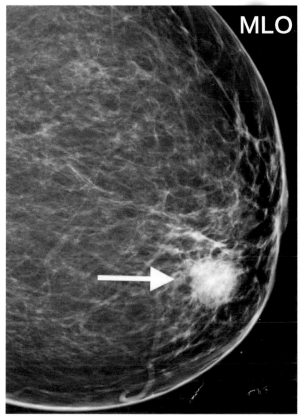

A1

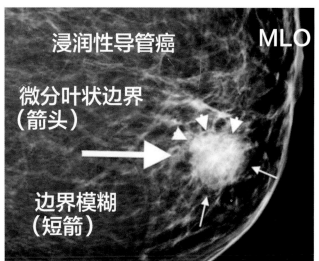

浸润性导管癌

微分叶状边界
（箭头）

边界模糊
（短箭）

MLO

A2

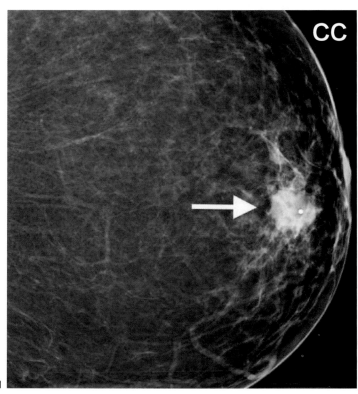

B1

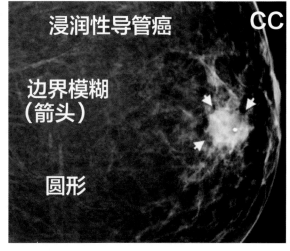

浸润性导管癌

边界模糊
（箭头）

圆形

CC

B2

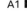

边缘

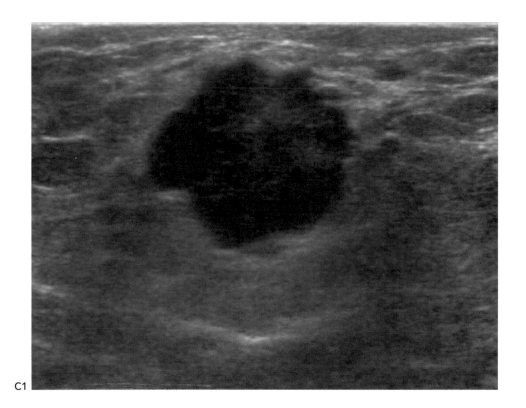

C1

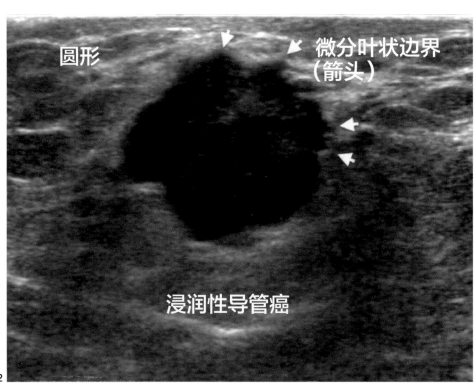

C2

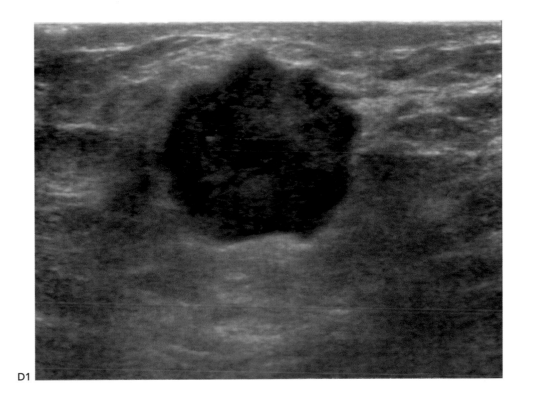

D1

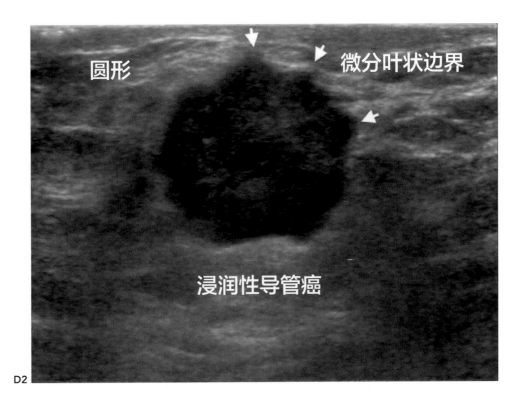

D2

病例 35-4 A~D

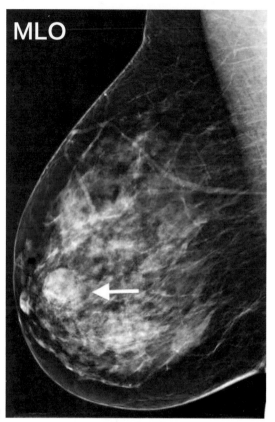

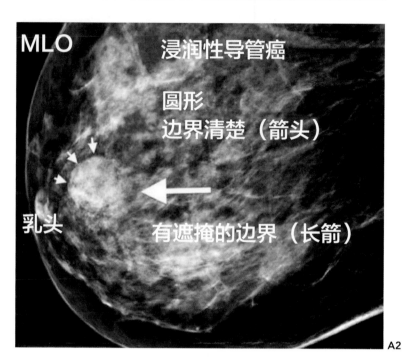

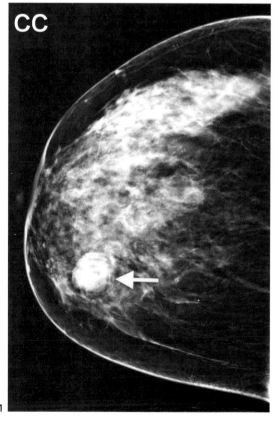

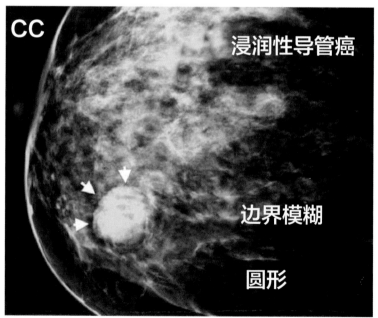

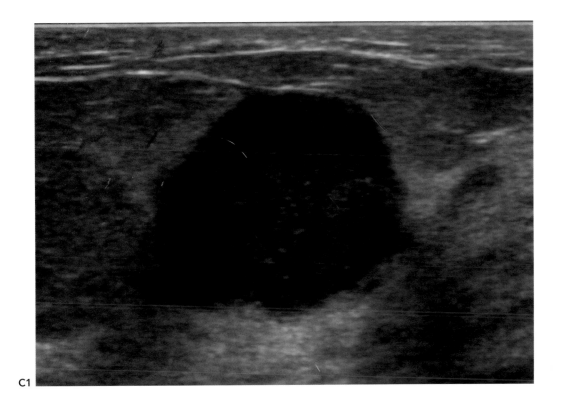

C1

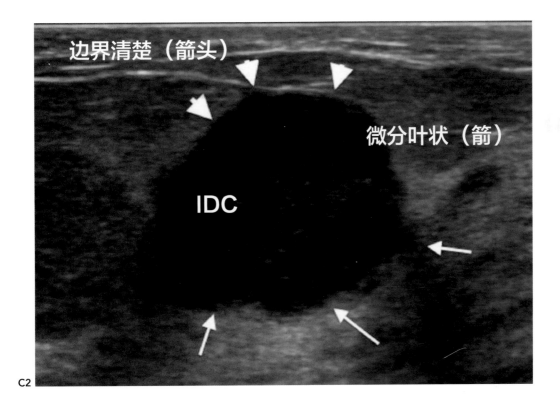

边界清楚（箭头）

微分叶状（箭）

IDC

C2

边缘

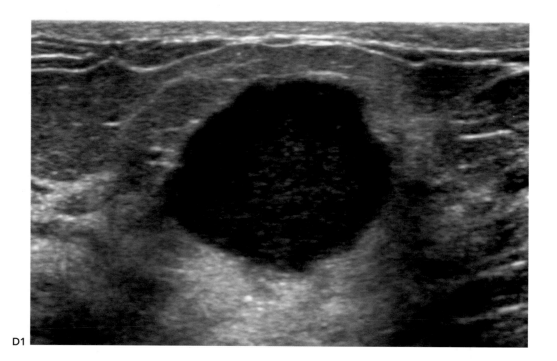

D1

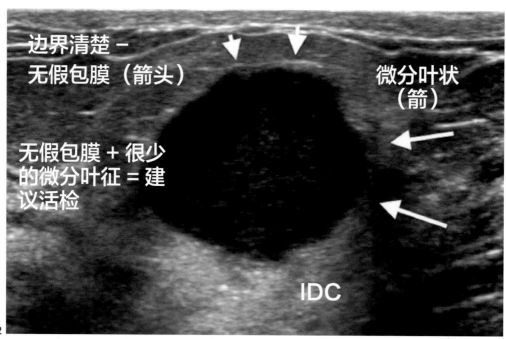

边界清楚 –
无假包膜（箭头）

微分叶状
（箭）

无假包膜 + 很少
的微分叶征 = 建
议活检

IDC

D2

病例 35-5 A~D

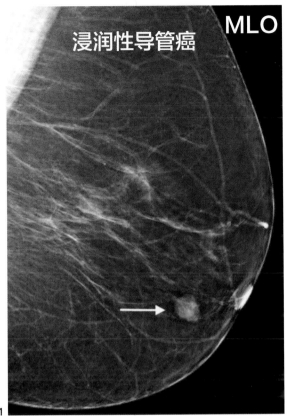

浸润性导管癌

MLO

A1

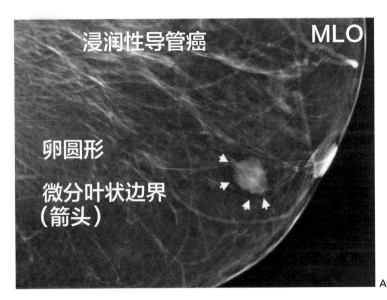

浸润性导管癌

MLO

卵圆形

微分叶状边界
（箭头）

A2

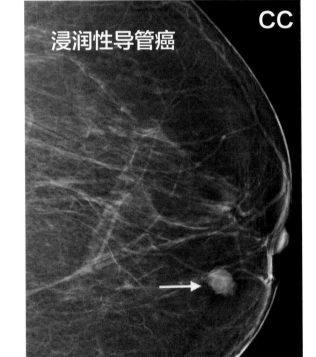

浸润性导管癌

CC

B1

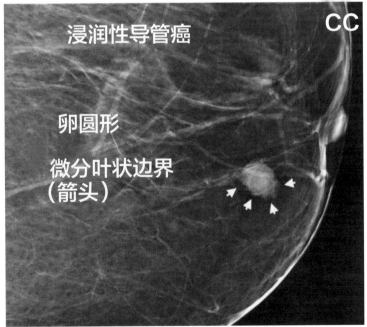

浸润性导管癌

CC

卵圆形

微分叶状边界
（箭头）

B2

边缘

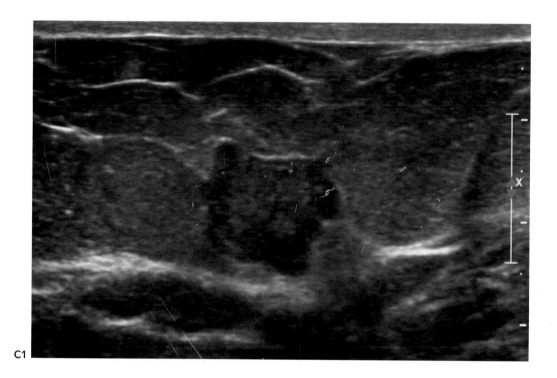

C1

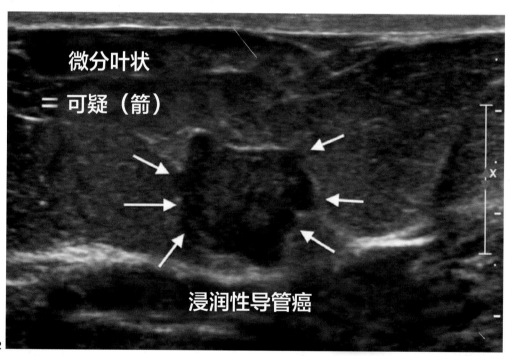

微分叶状
＝ 可疑（箭）

浸润性导管癌

C2

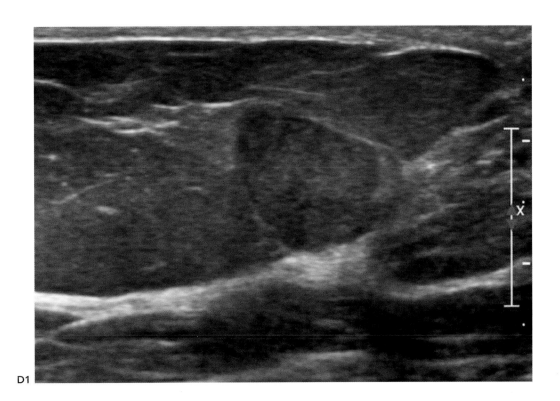

D1

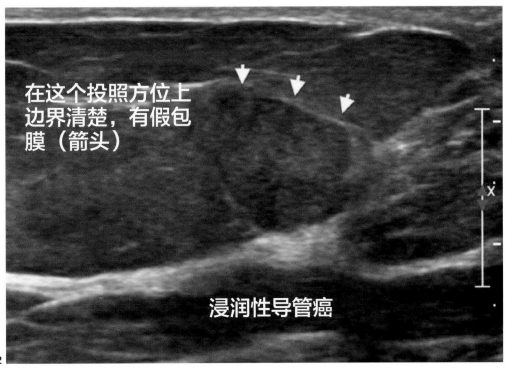

在这个投照方位上
边界清楚，有假包
膜（箭头）

浸润性导管癌

D2

边缘

病例 36–1 A~D

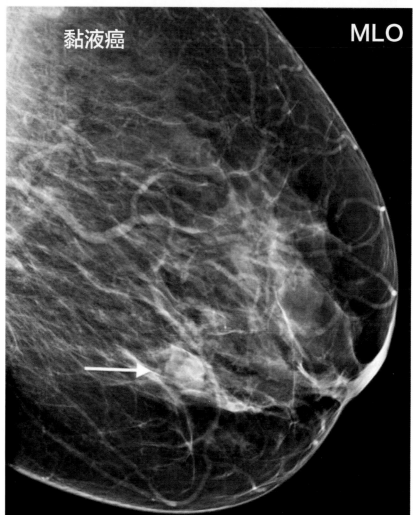

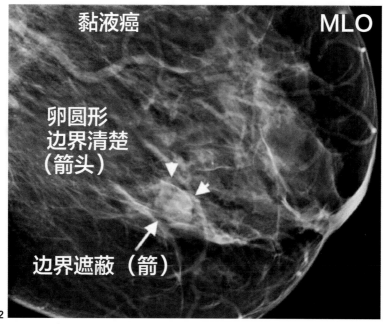

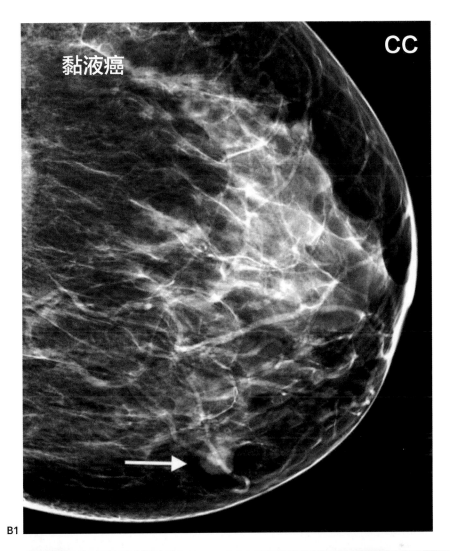

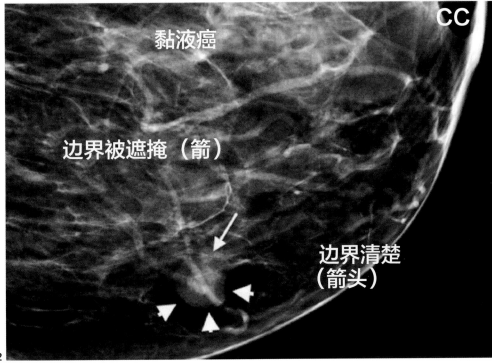

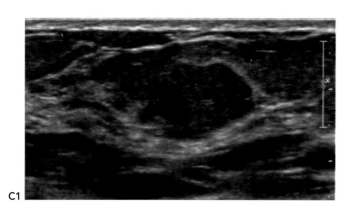

C1

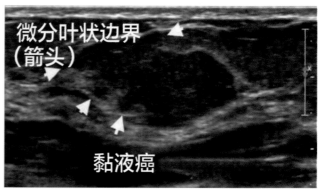

微分叶状边界
（箭头）

黏液癌

C2

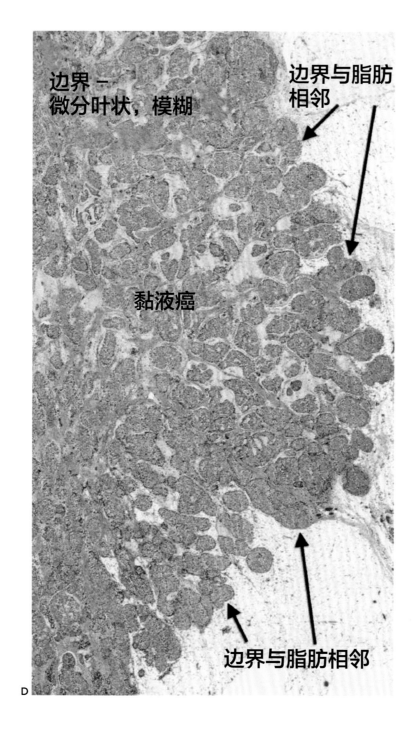

D

D

边界模糊与遮掩

本部分展示边界被遮掩或边界模糊的肿块。因为这两个征象有时很难区分，所以把它们罗列在一起。

被遮掩的边界通常出现在一个可被清楚勾画边界的肿块条件下，清楚的边界仅仅部分能见到。当密度都为软组织的纤维腺体组织和肿块彼此相邻时，换句话说，就是彼此相贴时，因遮掩而模糊的边界就产生了，即大家熟知的轮廓模糊征（Silhouette sign）。为此，在肿块边缘和乳腺组织毗邻区不存在 X 线密度差异，可想而知，该处的边界就会看不到了。这一概念频繁地被用来分析确定乳腺 X 线图像中的肿块位置。

叠加组织伪影与轮廓模糊征不是一码事，前者是将软组织密度的三维物体（如乳腺）叠加到二维图像上。叠加组织效应（Effect of summation tissues）可出现可能的肿块或可能的结构扭曲，在乳腺筛查时提示应增加其他角度摄影进行诊断。

边界模糊与边界被遮掩这两个概念是不同的，边界模糊是指边界可见但"模模糊糊"的情况，是由肿瘤细胞向周围组织中的不断浸润造成的，这一点会在第 38 章和第 39 章中提到。

第 37 章：单纯性囊肿、纤维腺瘤、乳头状瘤与男性乳腺发育（症）

单纯性囊肿（病例 37-1）：这个病例是非常好的边界被遮掩的例子。图 A 显示下缘被遮掩而模糊。箭头所指为纤维腺体组织光滑的边缘而并不是肿块的边缘。通过观察所得，纤维腺体组织分别在其肿块的前后部延伸。图 B 和 C 显示头尾位视图中（CC 和向内侧滚动 CC）的不同投影，对比而言，前者边界被遮掩而模糊，后者边界清楚。这个肿块就是单纯性囊肿。

纤维腺瘤（病例 37-2）：这个病例显示如何分析来自肿块边缘的叠加组织。病例 37-2B 显示肿块是圆形。但从更深入的分析来看，内侧"边缘"并不是肿块的边缘，而是由 Cooper 韧带的相邻重合造成的。令人疑惑的是，在 CC 位上内侧的边缘是一条白线，脂肪密度与软组织密度

邻近，就像是韧带，在其内侧和外侧产生一条线。换句话说，这个肿块充满脂肪。但在 MLO 位中，肿块的密度是软组织密度，而在这个有白线的物体中没有边缘。有一点确定无疑，即在 CC 位上内侧边缘被遮掩而模糊，而白线也是因叠加组织而产生。

男性乳腺发育（症）（病例 37-4）：男性乳腺发育（症）与女性乳腺组织不同之处在于，前者间质内含有更多的细胞和纤维组织；而青春期前的女性中不含小叶结构，只是导管周围水肿，并且其导管具有男性乳腺发育样的特征，与微乳头状导管原位癌易于混淆。注意图像右外上象限的边界（箭头），提示圆形和清楚的边界。

第 38 章：浸润性导管癌

浸润性导管癌（病例 38-4）：图像表明叠加组织是重合的血管而不是被遮掩的边界。血管的两边均可见。因此，脂肪一定与血管上下相邻，无论边界清楚与否。如果血管在肿块的上缘与其相贴，则血管的下缘看不到。

第 39 章：淋巴瘤、腺肌上皮瘤与毛细胞白血病

腺肌上皮瘤（病例 39-3）：腺肌上皮瘤是由腺上皮细胞和肌上皮细胞组成的边界清楚的混合物，有许多种表现形式。这个病例显示为纺锤样改变，主要是肌上皮细胞。免疫组化染色显示肌上皮标志物（如 P59），提示肌上皮的增殖能力，腺肌上皮瘤能够在局部复发。恶性肿瘤来自这些病变的上皮和肌上皮组织。

毛细胞白血病（病例 39-4）：这是一个极其罕见的病例。没有特异的放射学标记提示这一诊断，而且图像特征高度恶性，建议进一步行病理检查。特征：明显肿块、放射学密度（固体、不可压缩、保持球形）、边界模糊。

我们注意到，头尾位（CC）投射的边界不清，内外斜位（MLO）投射的边界清，这两个边界在超声图像上都可以看到。

病理图像显示，单一的小淋巴细胞弥漫性浸润乳腺组织内，小淋巴细胞核为圆形或肾形。核质浓集，核仁不清，并且胞浆丰富、淡染。

这些细胞均质淡染，细胞间黏附性强，细胞内胞浆丰富，并不像典型淋巴瘤。然而，毛细胞胞浆含量更丰富（呈现煎蛋样外观）。病例 39-4G 呈现的是良性乳腺导管。与上皮样肌纤维母细胞瘤也不一致，因为上皮样肌纤维母细胞瘤形成一个实体性肿块，并不侵袭周围乳腺组织。这些细胞怪异，与浸润性小叶癌相似，而小叶癌的核质淡染。

毛细胞白血病髓外浸润极其罕见，只在文献中发现一例乳腺浸润的病例。

病理图像上呈现浸润性边界的另一个例子就是微腺性腺病（MGA）（病例 39-5，与影像图像不相关）。MGA 是一种良性病变，呈弥漫性浸润生长，类似于浸润性癌（Ⅰ / Ⅲ IDC）。完全切除即可治愈，当范围广泛时可行乳腺癌根治术。MGA 是与乳腺癌相关的前驱病变，一旦癌变，尽管是低级别，通常 ER 和 PR 阴性。

乳腺癌恶性叶状肿瘤（病例 39-6）是浸润性边界的另一个例子，边缘模糊，肿瘤浸润到透亮脂肪组织。

病例 37-1 A~D

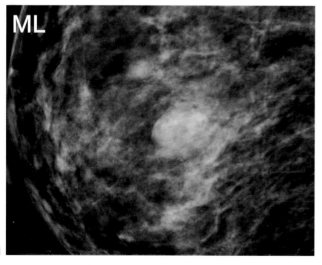

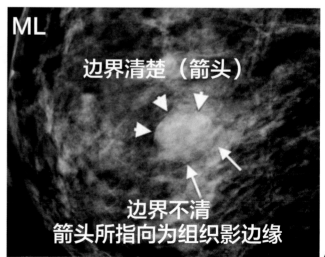

边界清楚（箭头）

边界不清
箭头所指向为组织影边缘

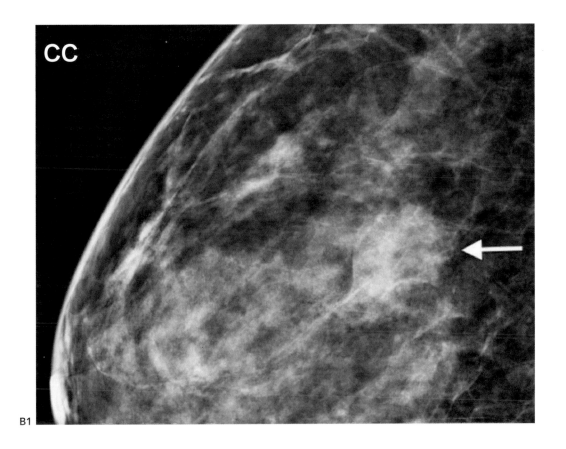

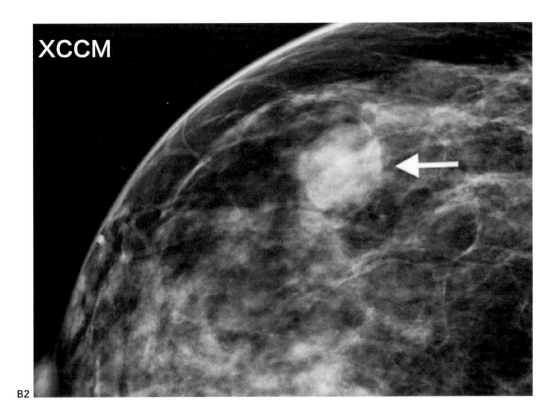

边缘

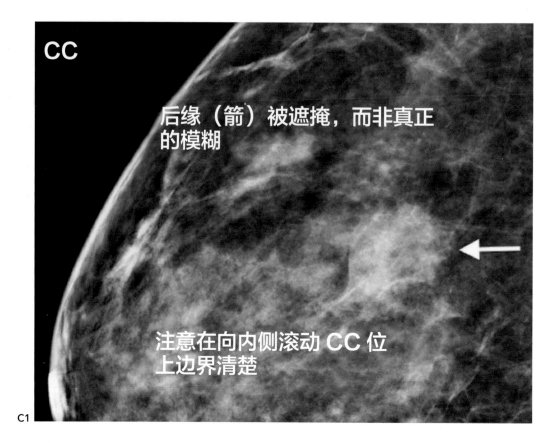

CC

后缘（箭）被遮掩，而非真正的模糊

注意在向内侧滚动 CC 位上边界清楚

C1

XCCM

在向内侧滚动 CC 位 – 后缘边界清楚

C2

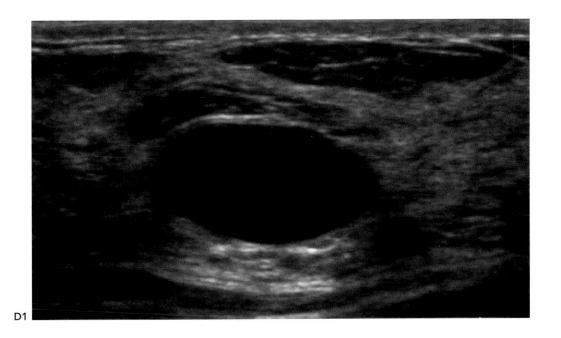

D1

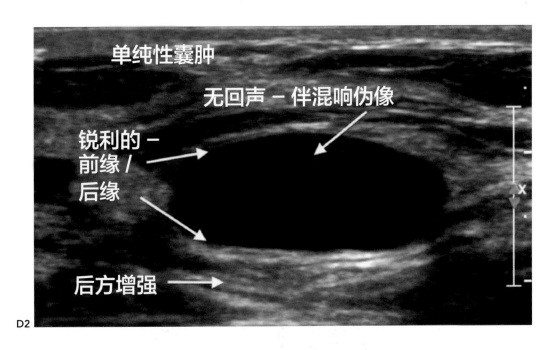

单纯性囊肿

无回声 - 伴混响伪像

锐利的 -
前缘 /
后缘

后方增强

D2

边缘

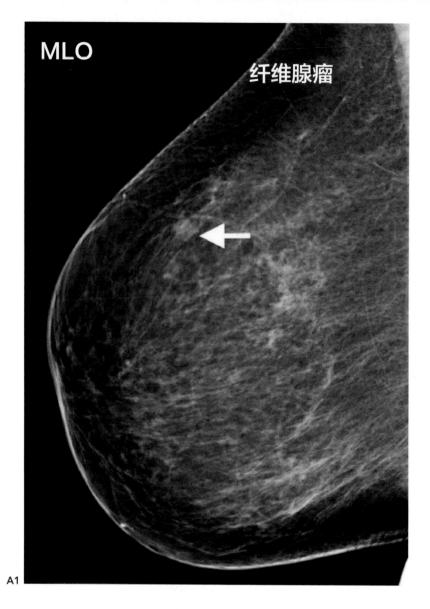

A1

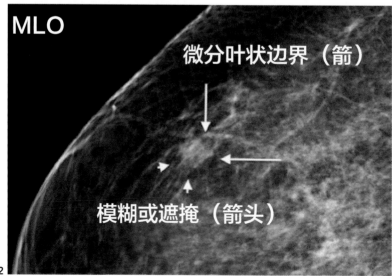

A2

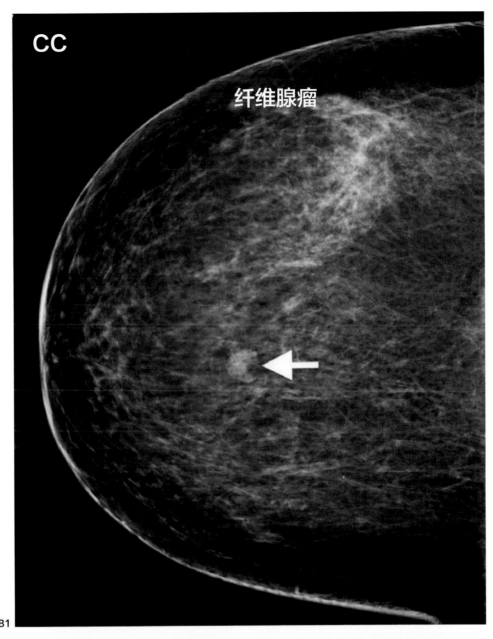

CC

纤维腺瘤

B1

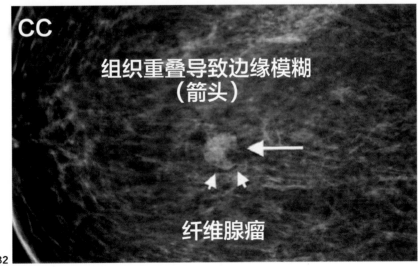

CC

组织重叠导致边缘模糊
（箭头）

纤维腺瘤

B2

边缘

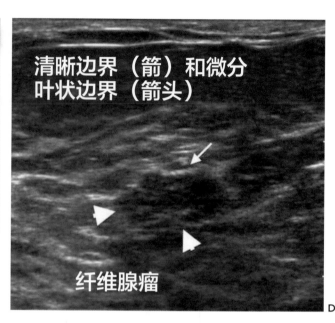

CC 注意："白线"（箭头）不是肿块的边缘，是 Cooper 韧带两侧的脂肪，因组织重叠造成

C

清晰边界（箭）和微分叶状边界（箭头）

纤维腺瘤

D

病例 37-3 A~C

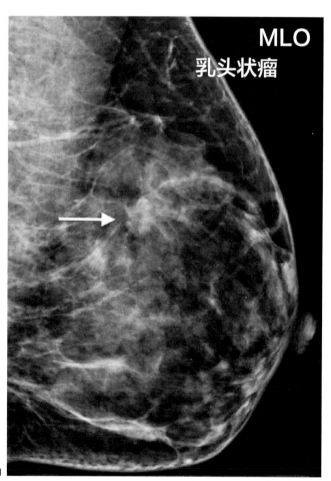

MLO
乳头状瘤

A1

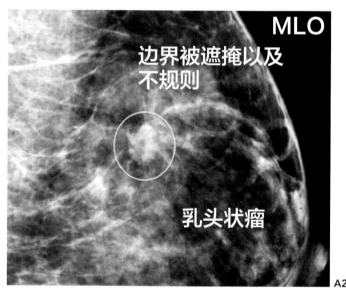

MLO
边界被遮掩以及不规则

乳头状瘤

A2

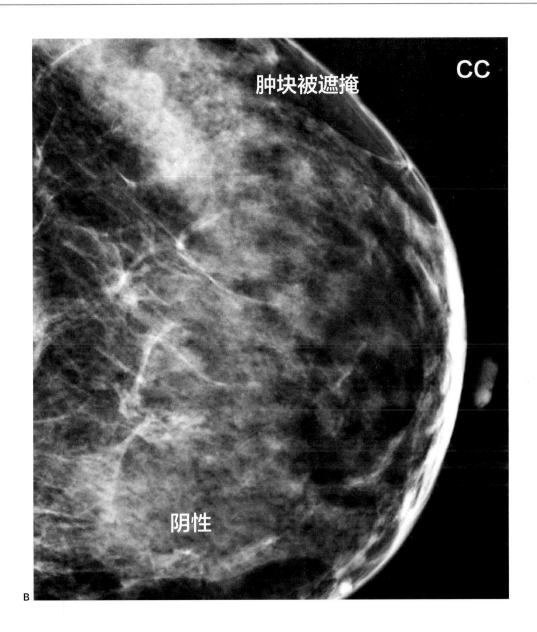

CC

肿块被遮掩

阴性

B

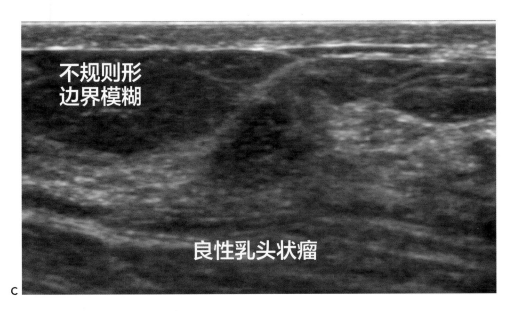

不规则形
边界模糊

良性乳头状瘤

C

病例 37-4 A~E

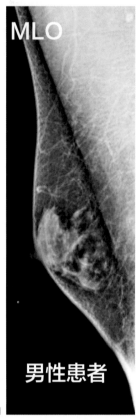

MLO

男性患者

A1

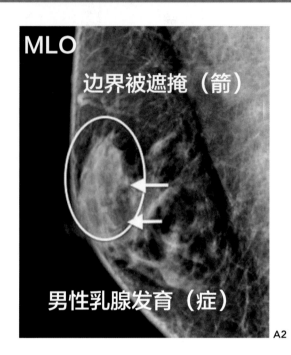

MLO

边界被遮掩（箭）

男性乳腺发育（症）

A2

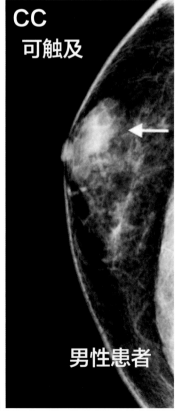

CC
可触及

男性患者

B1

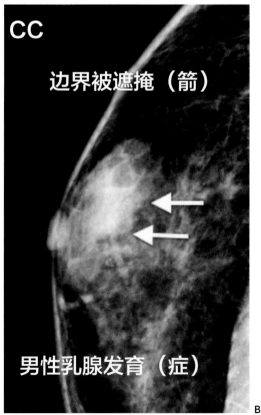

CC

边界被遮掩（箭）

男性乳腺发育（症）

B2

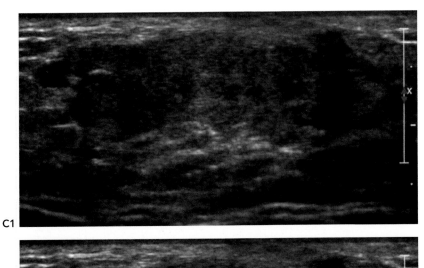

C1

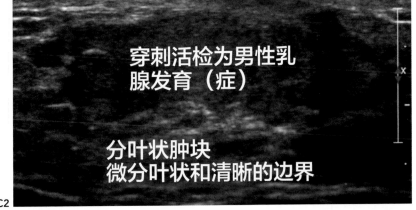

穿刺活检为男性乳
腺发育（症）

分叶状肿块
微分叶状和清晰的边界

C2

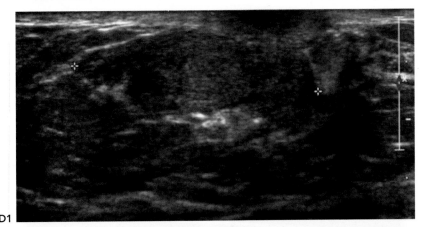

D1

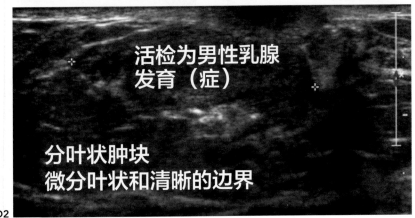

活检为男性乳腺
发育（症）

分叶状肿块
微分叶状和清晰的边界

D2

边
缘

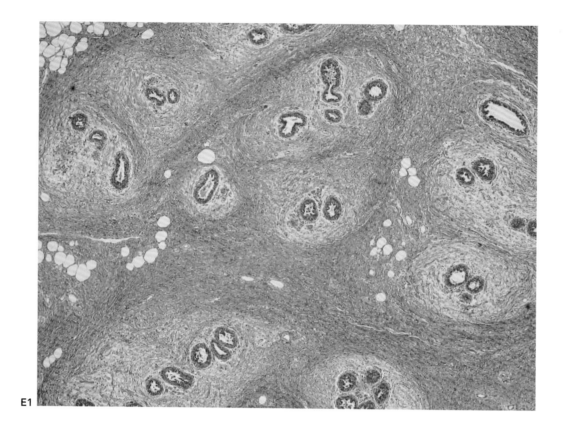

E1

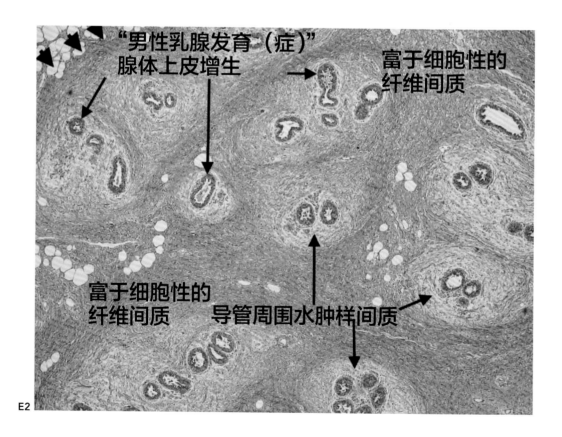

"男性乳腺发育（症）"
腺体上皮增生

富于细胞性的
纤维间质

富于细胞性的
纤维间质

导管周围水肿样间质

E2

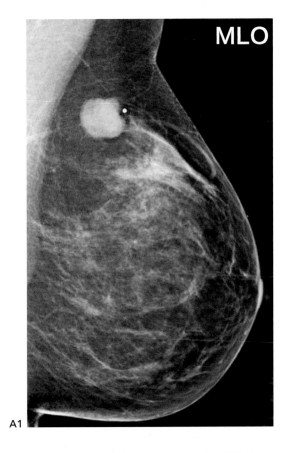

MLO

A1

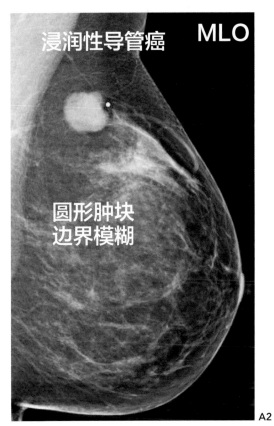

浸润性导管癌　MLO

圆形肿块
边界模糊

A2

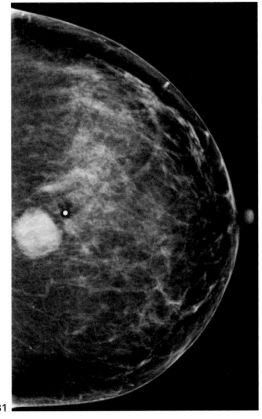

B1

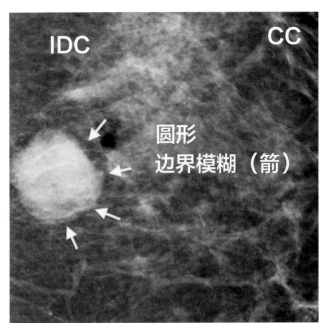

IDC　　CC

圆形
边界模糊（箭）

B2

边缘

病例 38-1 A~C

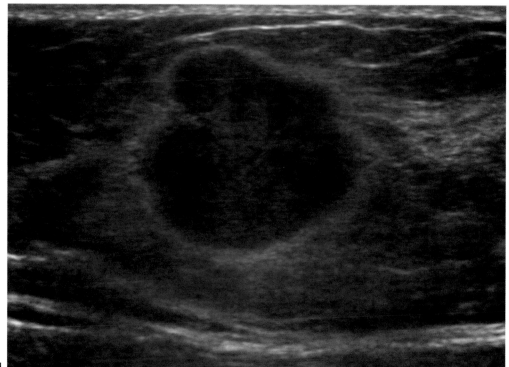

C1

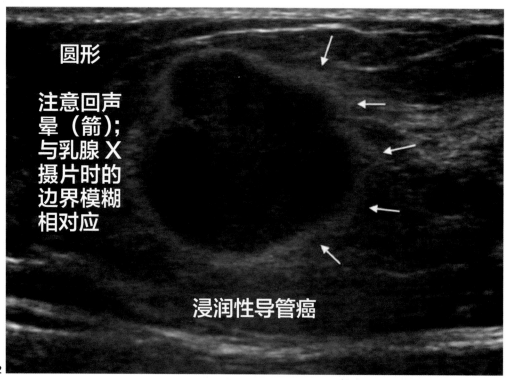

圆形

注意回声
晕（箭）；
与乳腺 X
摄片时的
边界模糊
相对应

浸润性导管癌

C2

病例 38-2 A~D

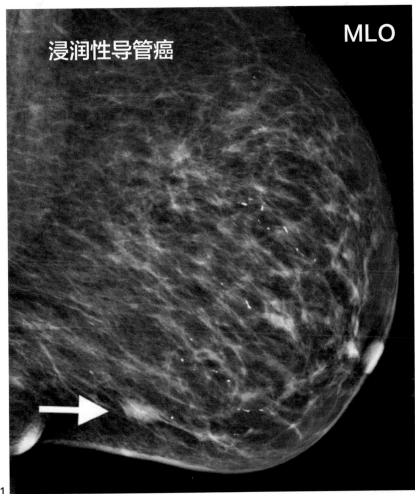

A1

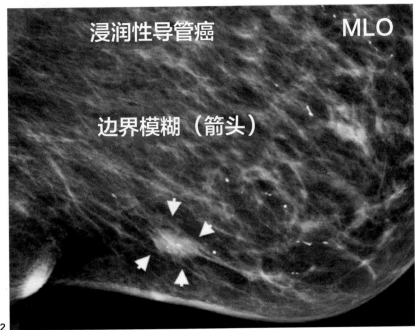

A2

边缘

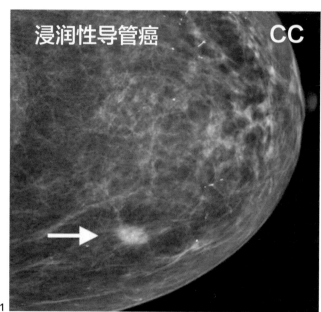

浸润性导管癌　　CC

B1

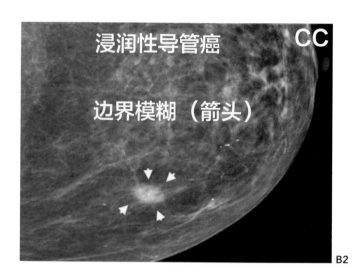

浸润性导管癌　　CC

边界模糊（箭头）

B2

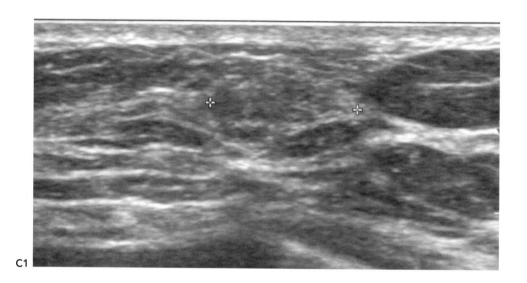

C1

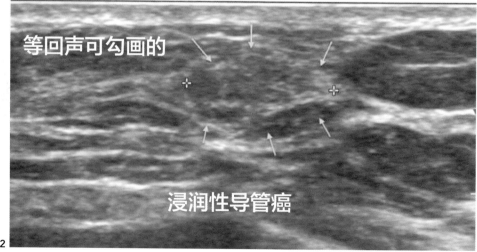

等回声可勾画的

浸润性导管癌

C2

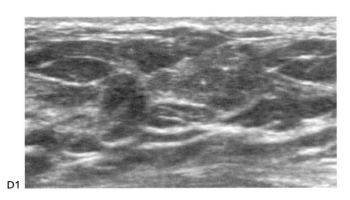

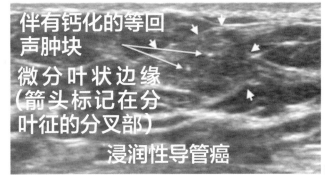

伴有钙化的等回
声肿块

微分叶状边缘
（箭头标记在分
叶征的分叉部）

浸润性导管癌

D1

D2

病例 38-3 A~D

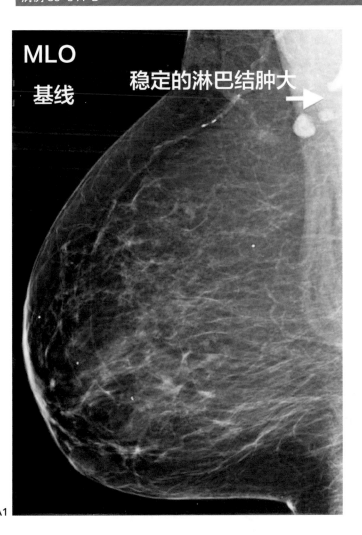

MLO

基线   稳定的淋巴结肿大 →

A1

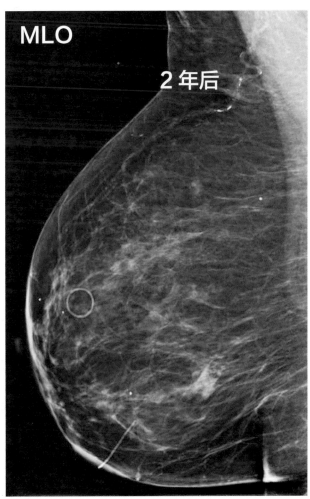

MLO

2 年后

A2

边
缘

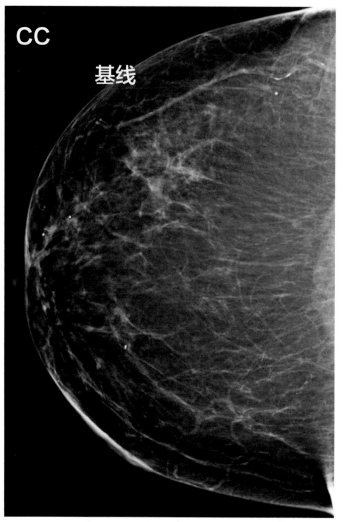

CC
基线

B1

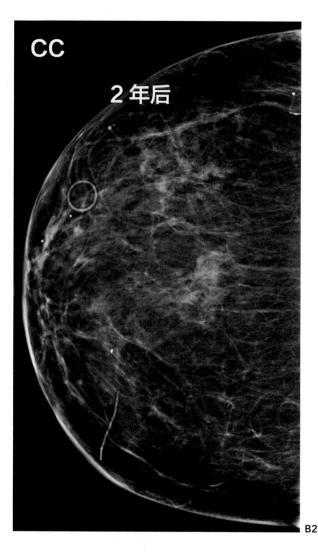

CC
2 年后

B2

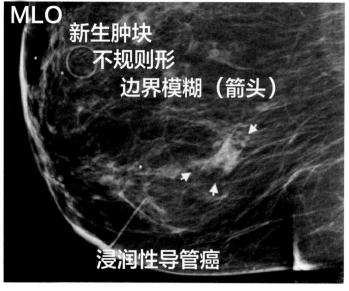

MLO
新生肿块
不规则形
边界模糊（箭头）

浸润性导管癌

C1

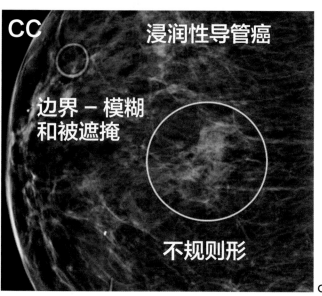

CC
浸润性导管癌

边界 - 模糊
和被遮掩

不规则形

C2

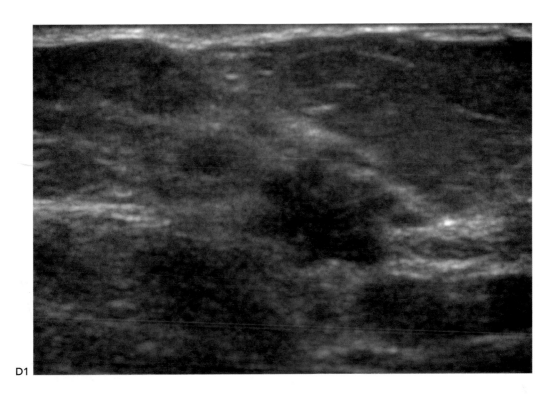

D1

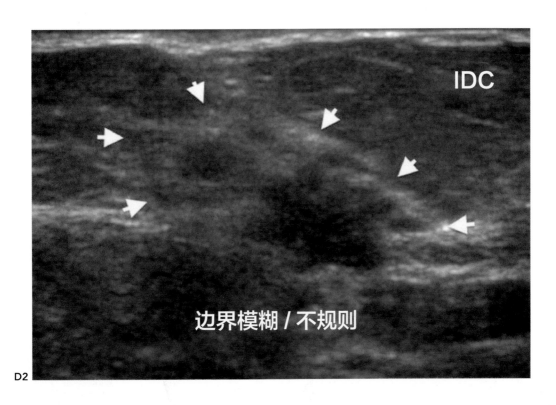

D2

病例 38-4 A、B

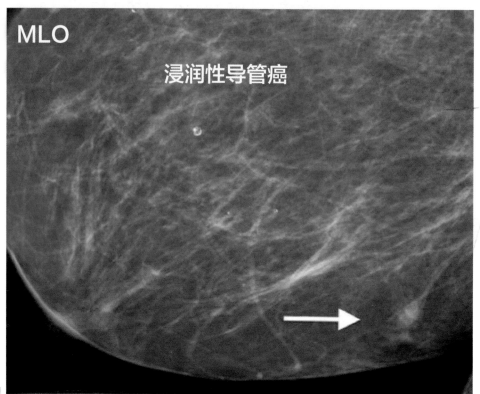

浸润性导管癌

A1

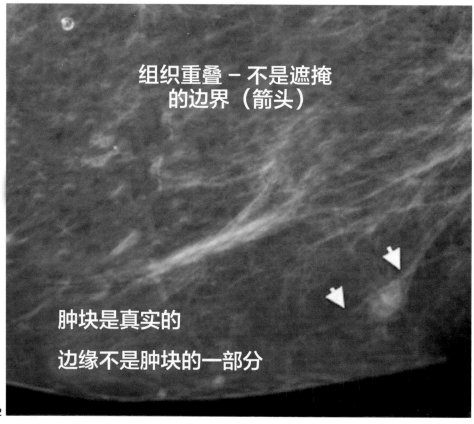

组织重叠 – 不是遮掩
的边界（箭头）

肿块是真实的

边缘不是肿块的一部分

A2

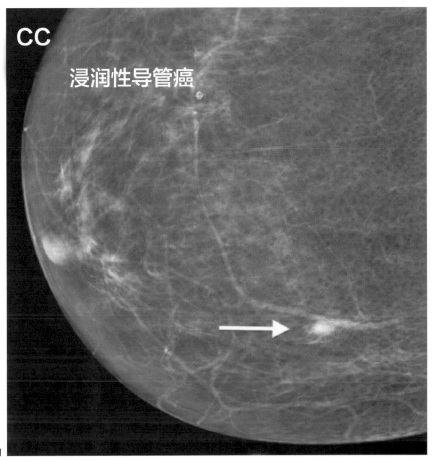

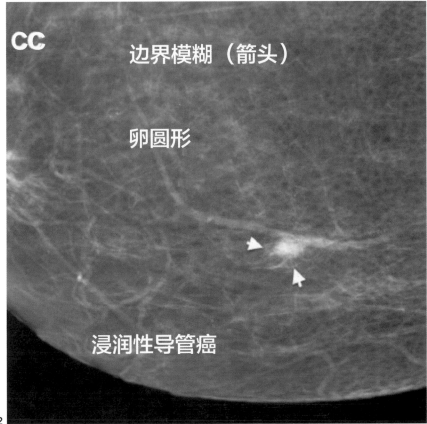

病例 38-5 A

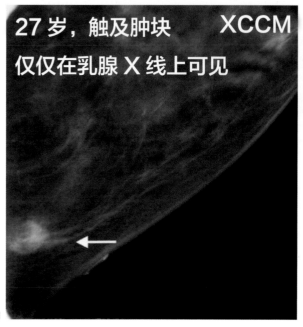

27 岁，触及肿块　　XCCM
仅仅在乳腺 X 线上可见

A1

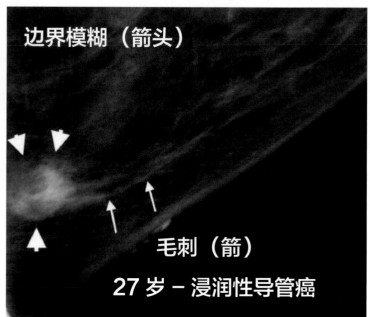

边界模糊（箭头）

毛刺（箭）

27 岁 – 浸润性导管癌

A2

病例 38-6 A~E

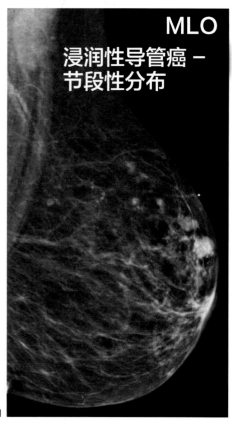

MLO
浸润性导管癌 –
节段性分布

A1

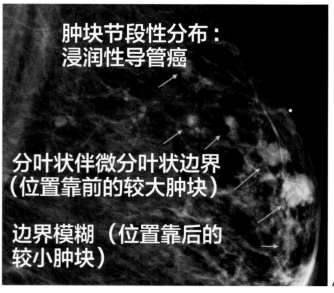

肿块节段性分布：
浸润性导管癌

分叶状伴微分叶状边界
（位置靠前的较大肿块）

边界模糊（位置靠后的
较小肿块）

A2

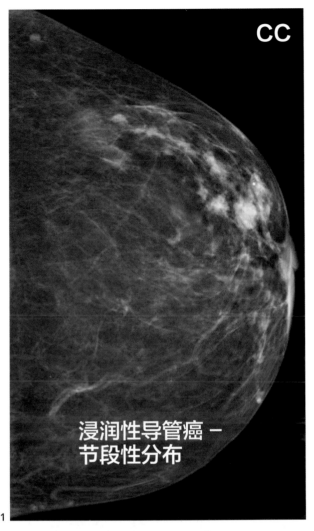

浸润性导管癌 –
节段性分布

CC

B1

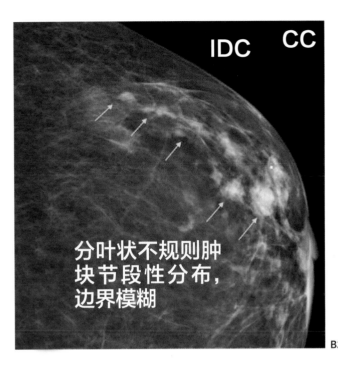

IDC　CC

分叶状不规则肿
块节段性分布，
边界模糊

B2

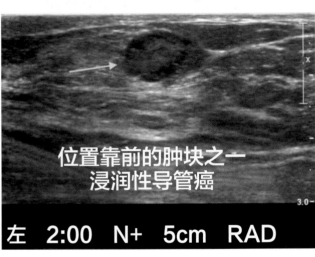

位置靠前的肿块之一
浸润性导管癌

左　2:00　N+　5cm　RAD

C

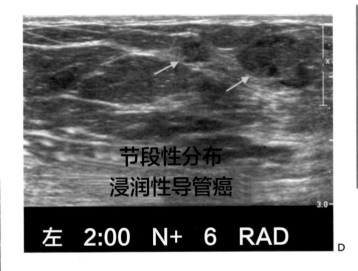

节段性分布
浸润性导管癌

左　2:00　N+　6　RAD

D

边缘

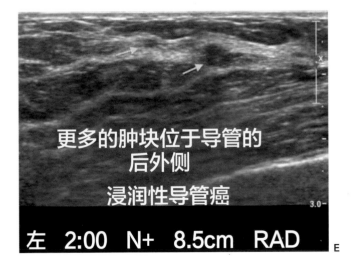

更多的肿块位于导管的
后外侧
浸润性导管癌

左　2:00　N+　8.5cm　RAD

E

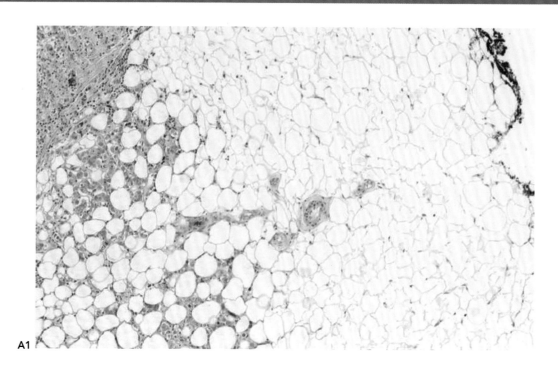

A1

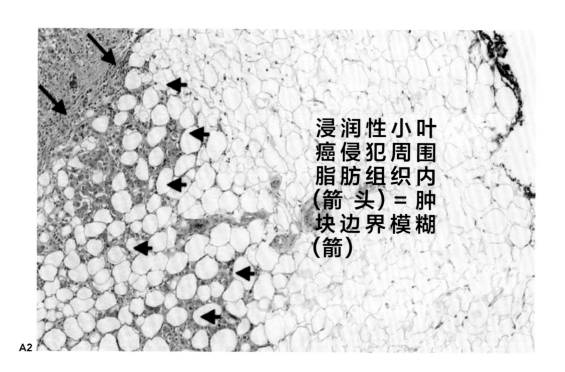

浸润性小叶
癌侵犯周围
脂肪组织内
（箭头）＝肿
块边界模糊
（箭）

A2

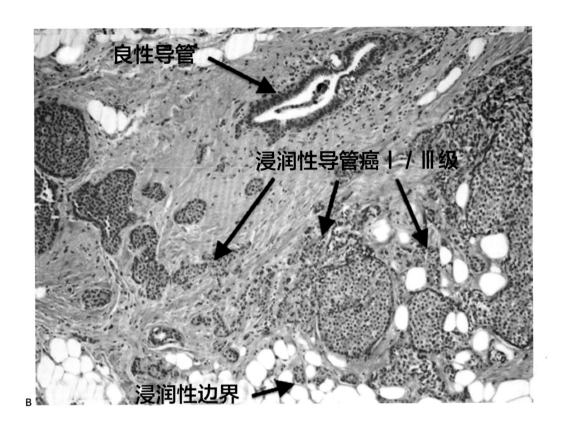

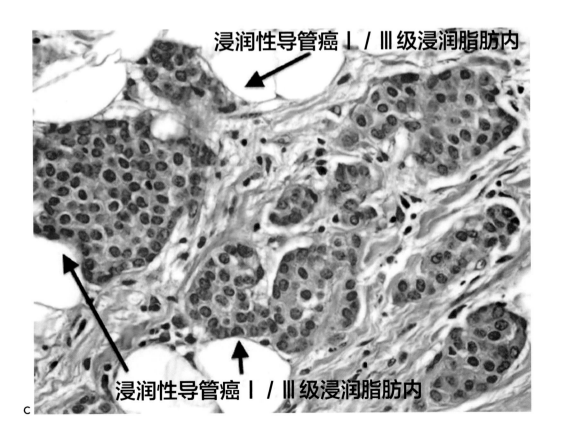

病例 39-1 A~E

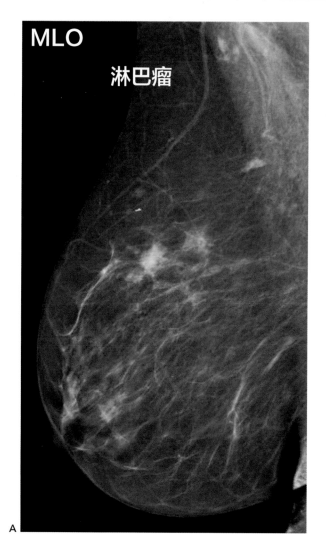

MLO
淋巴瘤

A

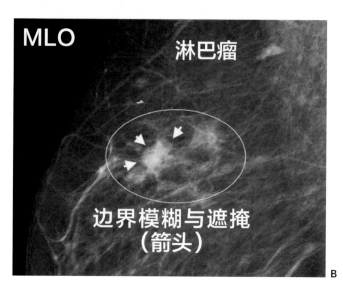

MLO
淋巴瘤
边界模糊与遮掩
（箭头）

B

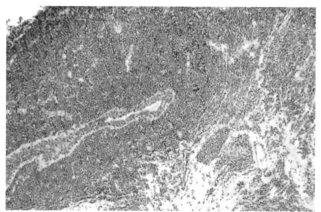

C1

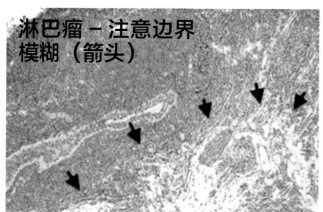

淋巴瘤－注意边界
模糊（箭头）

C2

D 部分 ■ 边界模糊与遮掩

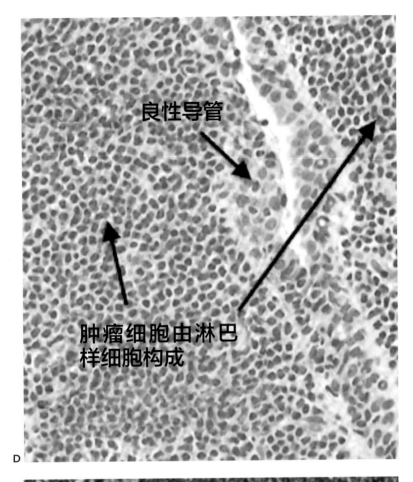

良性导管

肿瘤细胞由淋巴
样细胞构成

D

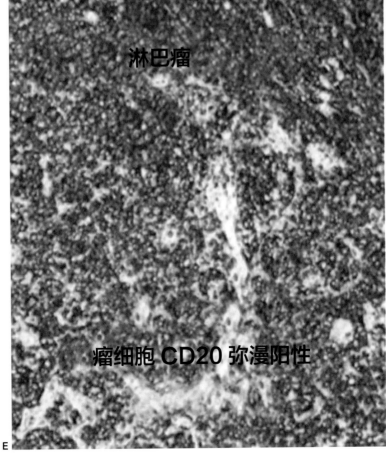

淋巴瘤

瘤细胞 CD20 弥漫阳性

E

边缘

病例 39-2 A~D

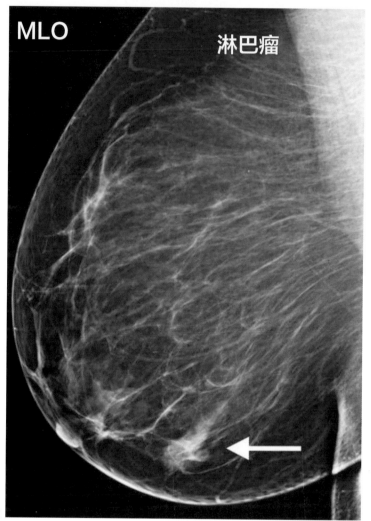

A1

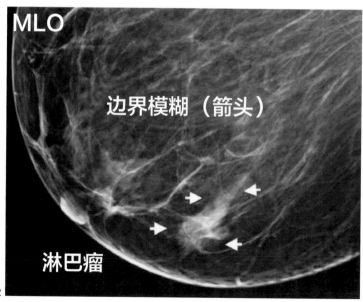

A2

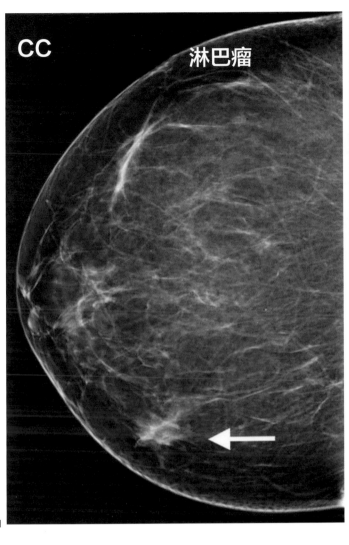

CC
淋巴瘤

B1

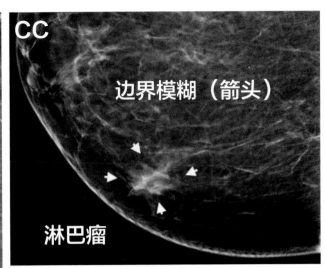

CC
边界模糊（箭头）

淋巴瘤

B2

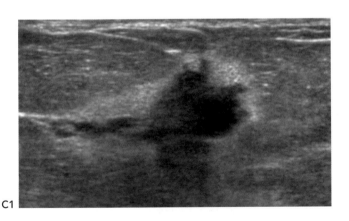

C1

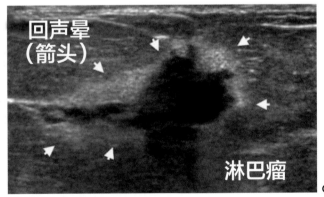

回声晕
（箭头）

淋巴瘤

C2

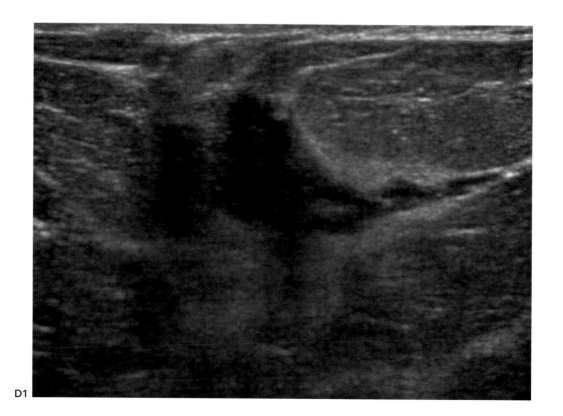

D1

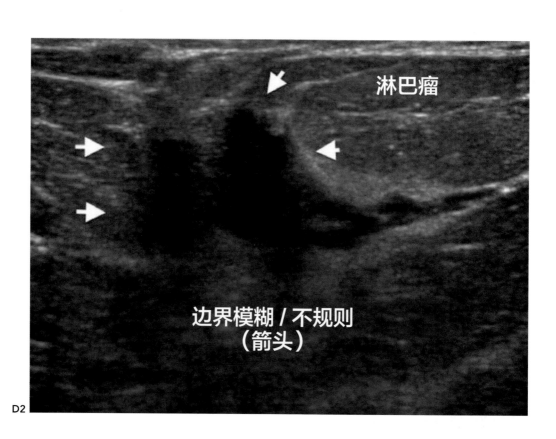

D2

病例 39-3 A~F

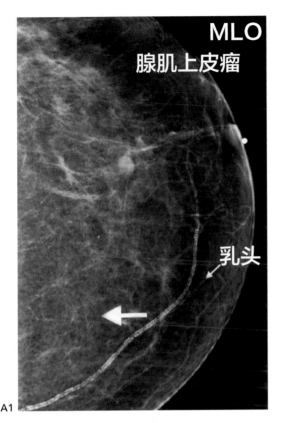

MLO

腺肌上皮瘤

乳头

A1

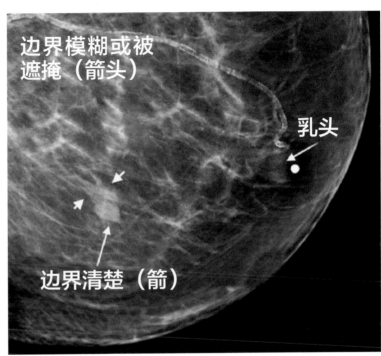

边界模糊或被
遮掩（箭头）

乳头

边界清楚（箭）

A2

CC

腺肌上皮瘤

B1

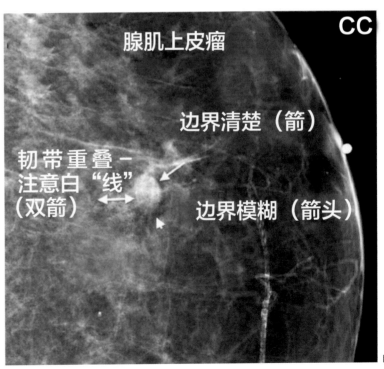

CC

腺肌上皮瘤

边界清楚（箭）

韧带重叠－
注意白"线"
（双箭）

边界模糊（箭头）

B2

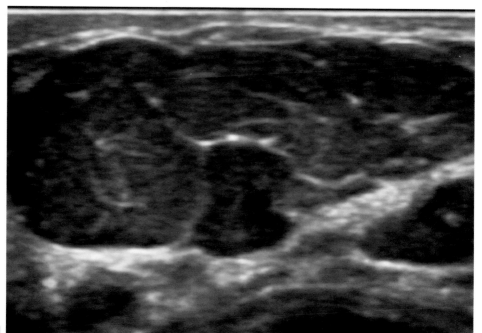

C1

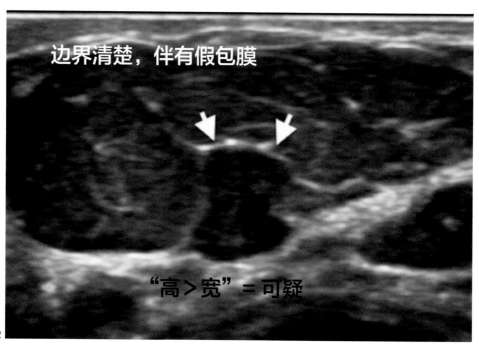

边界清楚，伴有假包膜

"高＞宽"＝可疑

C2

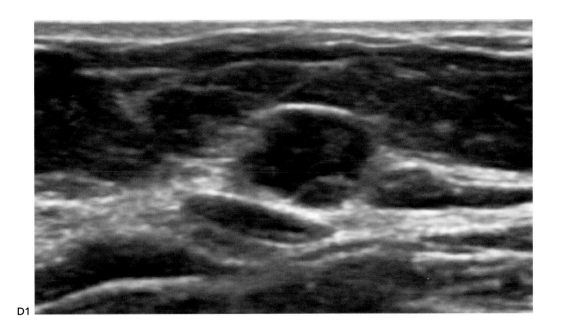

D1

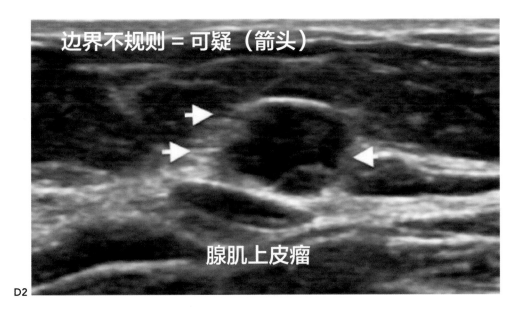

边界不规则 = 可疑（箭头）

腺肌上皮瘤

D2

边
缘

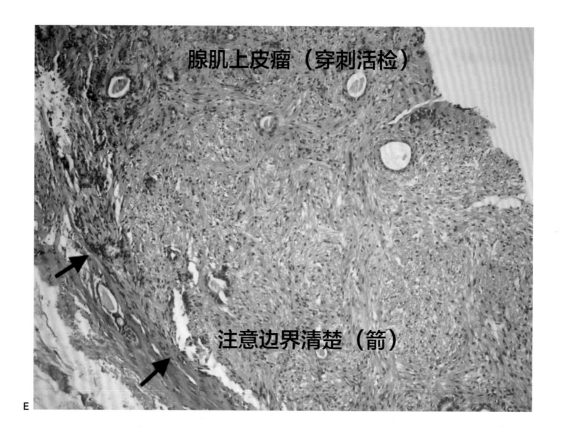

腺肌上皮瘤（穿刺活检）

注意边界清楚（箭）

E

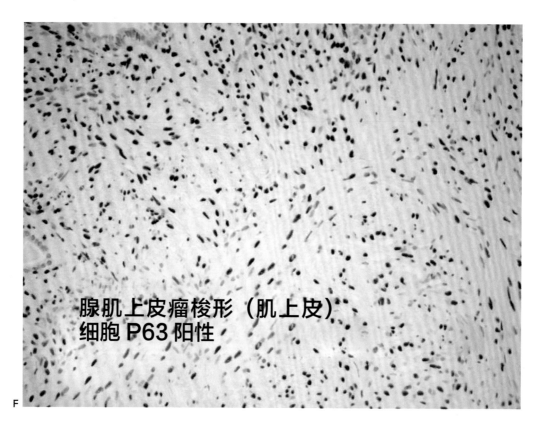

腺肌上皮瘤梭形（肌上皮）
细胞 P63 阳性

F

病例 39-4 A~G

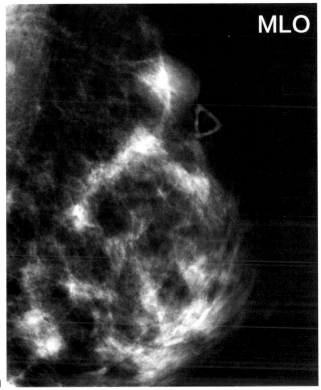

MLO

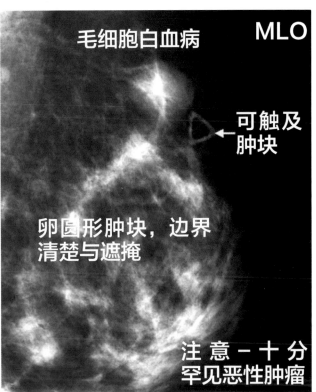

毛细胞白血病　　MLO

可触及
肿块

卵圆形肿块，边界
清楚与遮掩

注意－十分
罕见恶性肿瘤

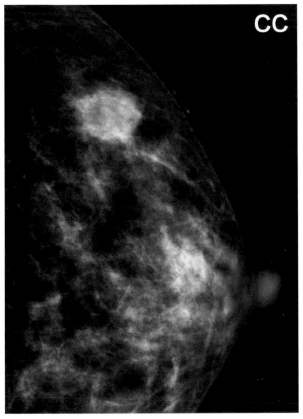

CC

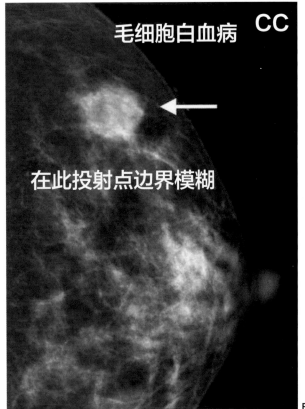

毛细胞白血病　　CC

在此投射点边界模糊

A1

A2

B1

B2

边缘

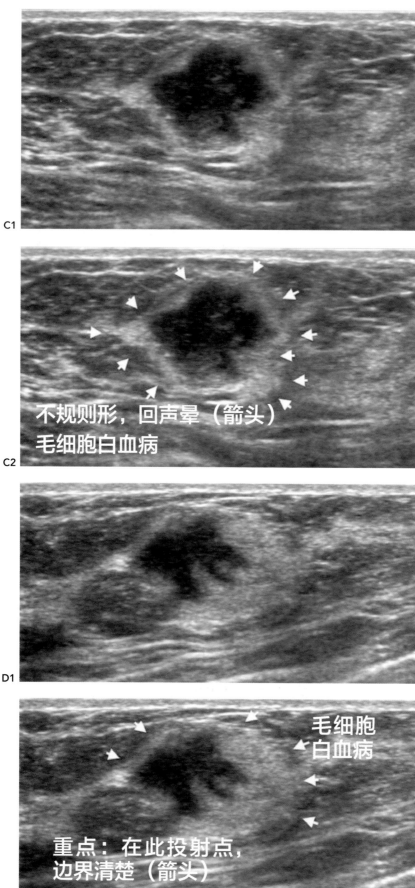

C1

不规则形，回声晕（箭头）
毛细胞白血病

C2

D1

毛细胞
白血病

重点：在此投射点，
边界清楚（箭头）

D2

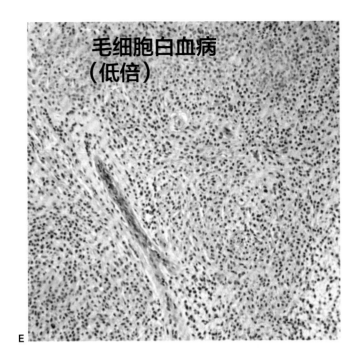

毛细胞白血病
（低倍）

E

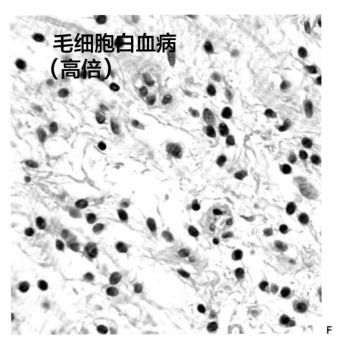

毛细胞白血病
（高倍）

F

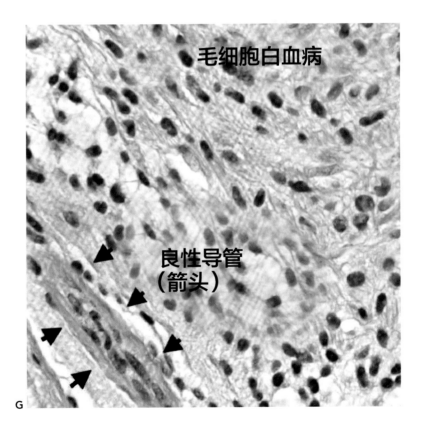

毛细胞白血病

良性导管
（箭头）

G

边
缘

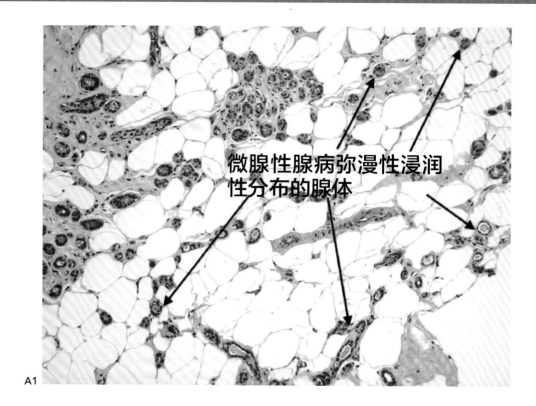

微腺性腺病弥漫性浸润
性分布的腺体

A1

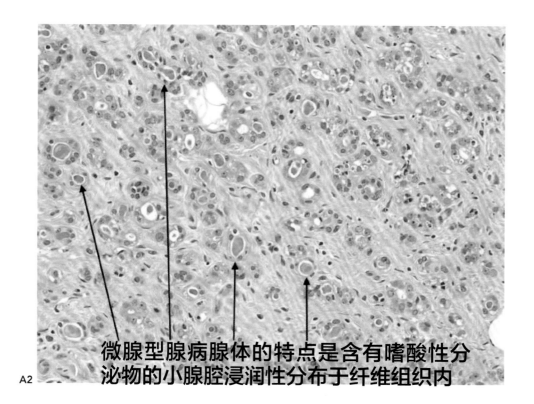

A2   微腺型腺病腺体的特点是含有嗜酸性分
泌物的小腺腔浸润性分布于纤维组织内

病例 39-6 A

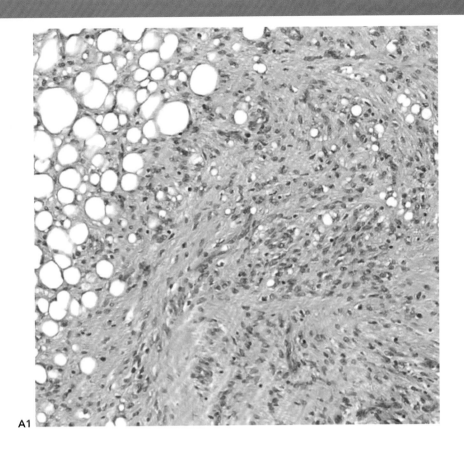

A1

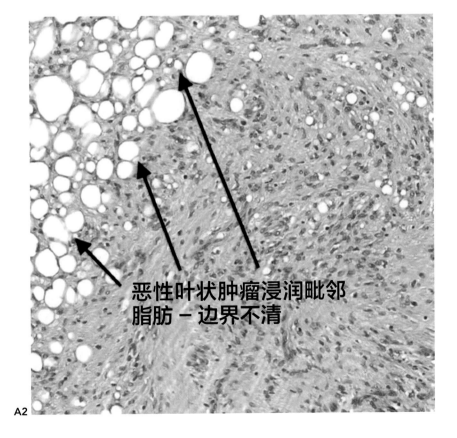

恶性叶状肿瘤浸润毗邻
脂肪－边界不清

A2

钙化

IV

形态

多形性 / 不均质性

评估钙化时，要关注两个重要特征：形态和分布。有一些钙化仅依据其形态便可定性，如乳汁沉积性钙化（茶杯状）。虽然这种钙化是新命名的，但是为良性。同样，分支样、细点样多形性钙化（病例41-9）无论分布如何，均是恶性象征。

有些钙化则是交界性的，如点状钙化和无定形钙化。如果是散在分布，良性可能性大。如果是集群分布或是新出现的，则可能倾向恶性，建议活检。

第40章：骨化生、骨化生性癌与骨外骨肉瘤

本章介绍了发生在乳腺组织内令人困惑的骨骼疾病谱，通常以多形性钙化的形式存在，有时候伴有肿块发生。病例40-3是骨化生，病例40-4是骨化生性癌，病例40-5是骨外骨肉瘤（非转移性）。相对于肉瘤而言，细胞起源在化生性肿瘤中更为重要。这两种病变的实体看起来都像含有骨样成分。化生性肿瘤来源于上皮细胞，而肉瘤与其他身体部位一样，来源于基质或间叶（非上皮细胞），如平滑肌、软骨、骨头。角蛋白的特异性免疫染色可区别上皮与梭形细胞的起源。这两种肿瘤均少见，肉瘤更为罕见。

特别值得注意的是病例40-4，其中的钙化并不粗糙、致密，不应与透明质酸纤维肉瘤的营养不良钙化相混淆。在某些区域中可出现小梁模式的钙化。

第41章：非典型导管增生、导管原位癌与浸润性导管癌

导管原位癌（DCIS）（病例41-2）：该病例展示了线样分布的多形性钙化。因为这些钙化叠加在血管上，所以问题在于它们是否源于血管。这些钙化在外观上不是"电车轨道"样，可根据形态和分布建议进行活检，病理结果为导管原位癌。

浸润性导管癌（IDC）（病例41-10）：该病例展示了弥漫性分布的多形性钙化。相对于散在分布的方式，更应关注钙化的形态，因其形状和大小都不规则。这些钙化不应因其弥漫性分布而与纤维囊性变相混淆。这是多中心浸润性导管癌，还与皮肤增厚相关。

病例 40-1 A~C

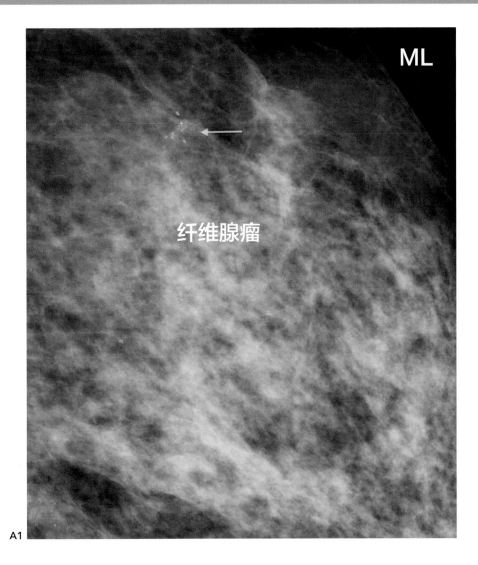

A1

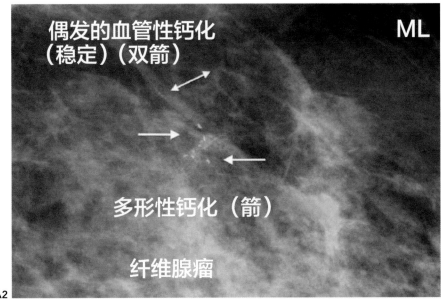

A2

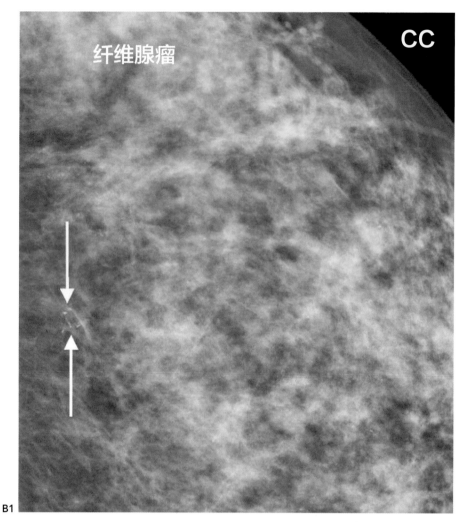

B1

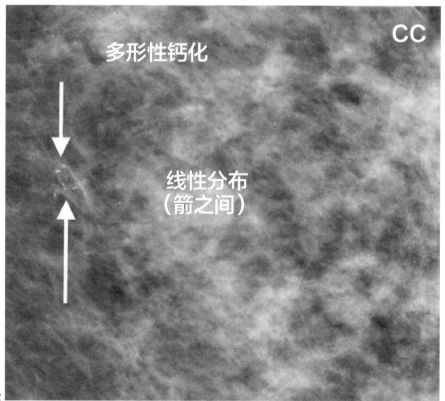

B2

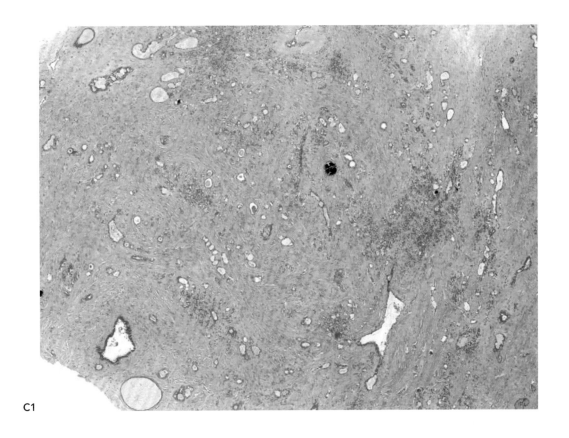

C1

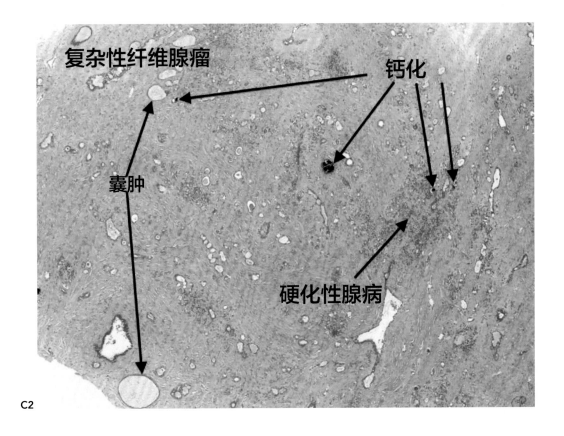

C2

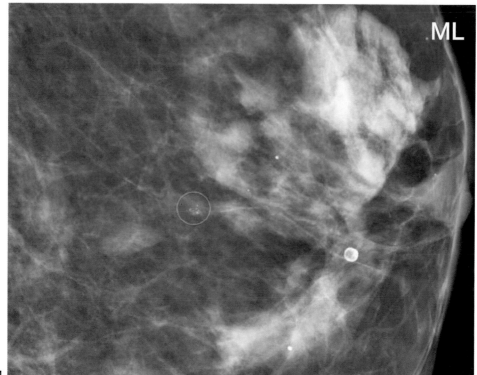

A1

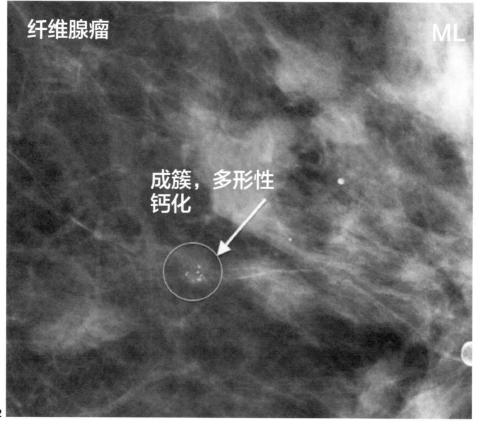

纤维腺瘤

成簇，多形性
钙化

A2

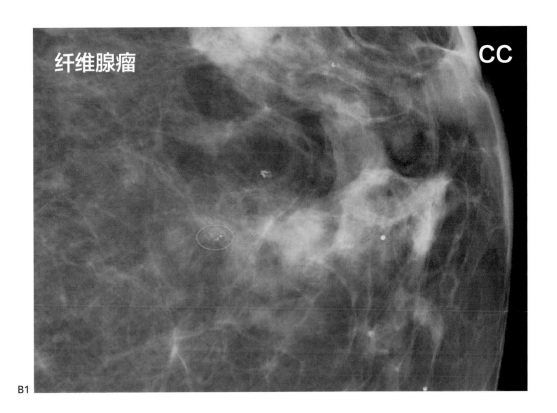

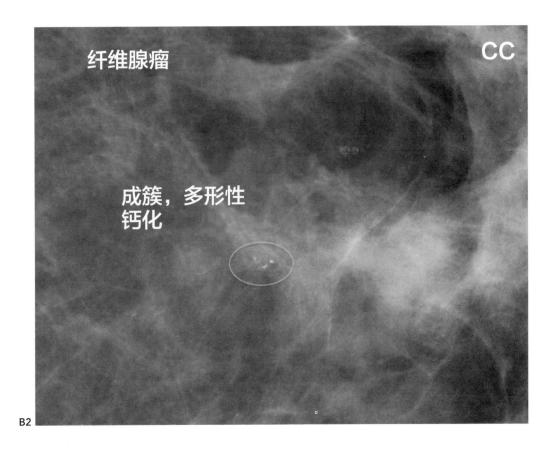

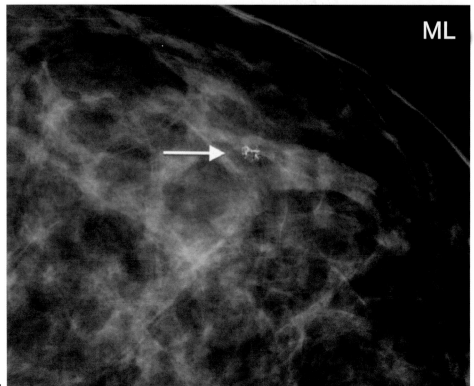

A1

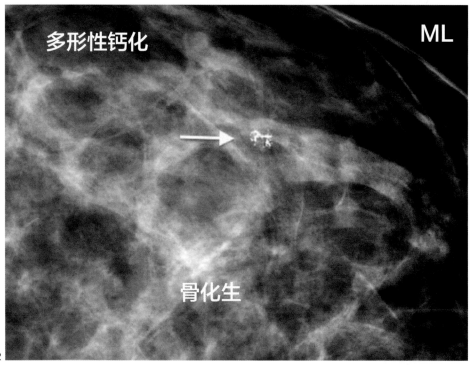

A2

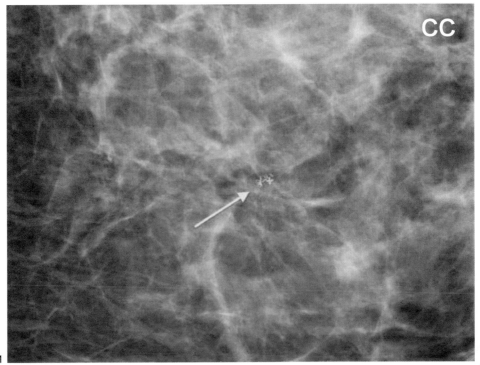

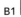

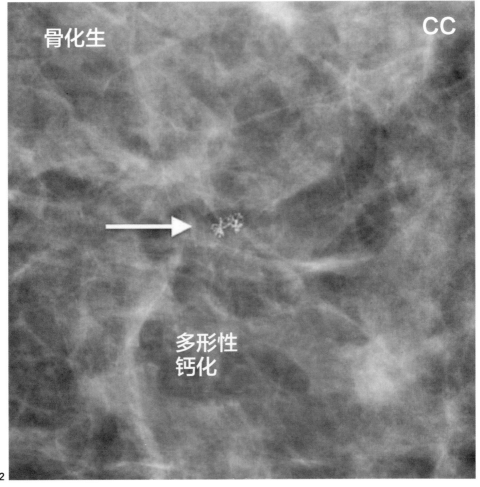

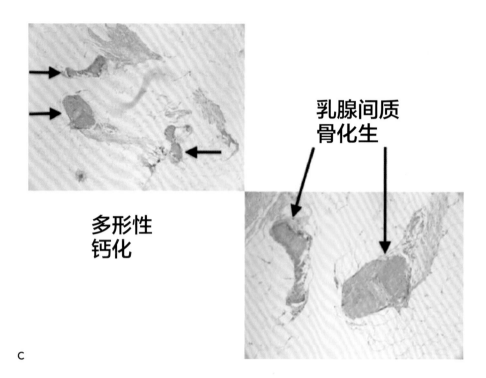

多形性
钙化

乳腺间质
骨化生

C

病例 40-4 A~D

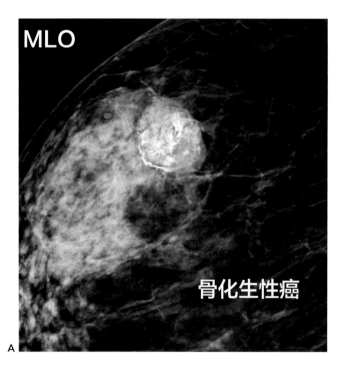

MLO

骨化生性癌

A

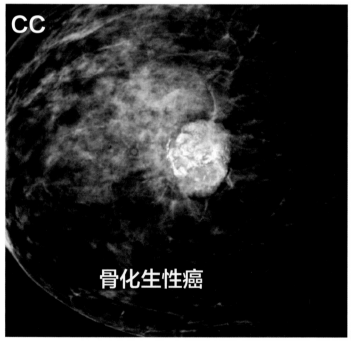

CC

骨化生性癌

B

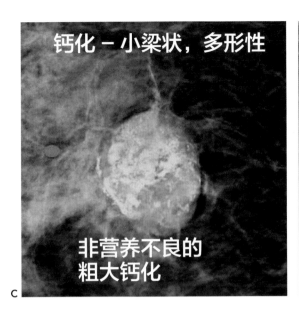

钙化 – 小梁状，多形性

非营养不良的
粗大钙化

C

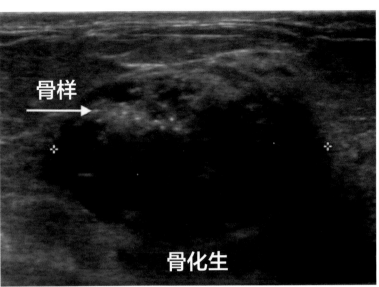

骨样 →

骨化生

D

病例 40–5 A~E

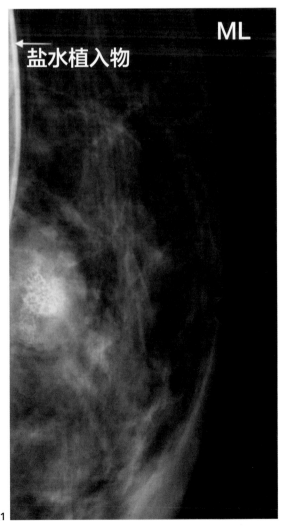

ML

← 盐水植入物

A1

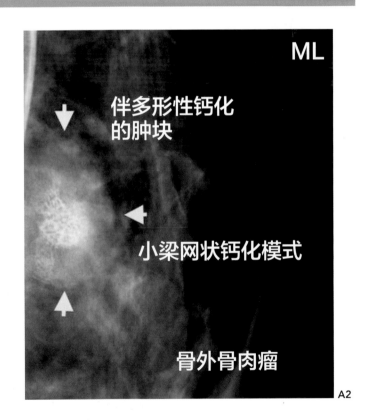

ML

伴多形性钙化
的肿块

小梁网状钙化模式

骨外骨肉瘤

A2

形态

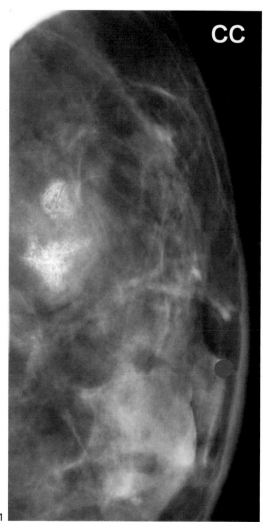

B1

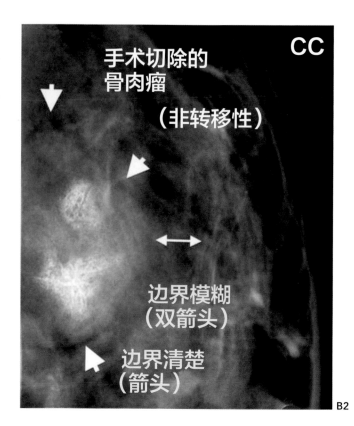

手术切除的
骨肉瘤

（非转移性）

边界模糊
（双箭头）

边界清楚
（箭头）

B2

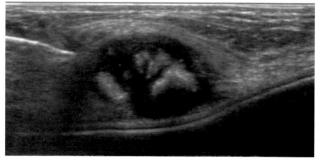

C1

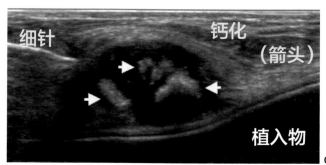

细针　　　　　　钙化
　　　　　　（箭头）

植入物

C2

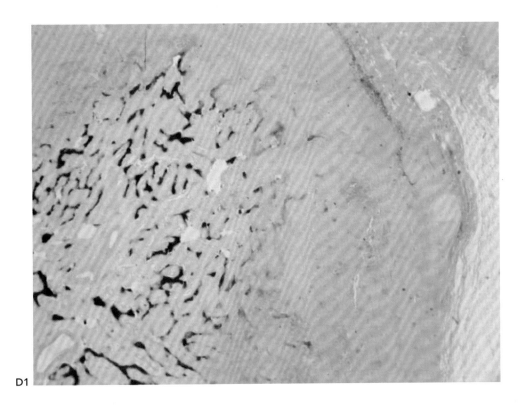

D1

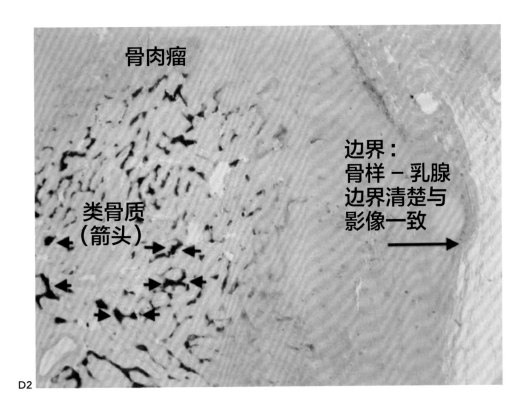

骨肉瘤

类骨质
（箭头）

边界：
骨样－乳腺
边界清楚与
影像一致

D2

形态

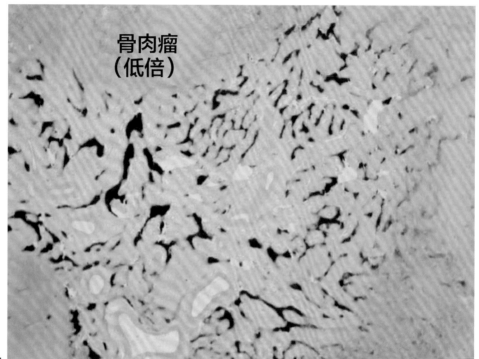

骨肉瘤
（低倍）

E1

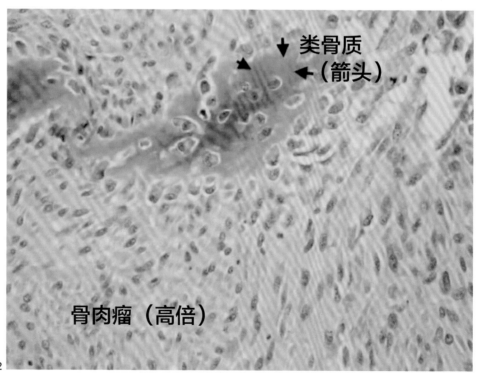

类骨质
（箭头）

骨肉瘤（高倍）

E2

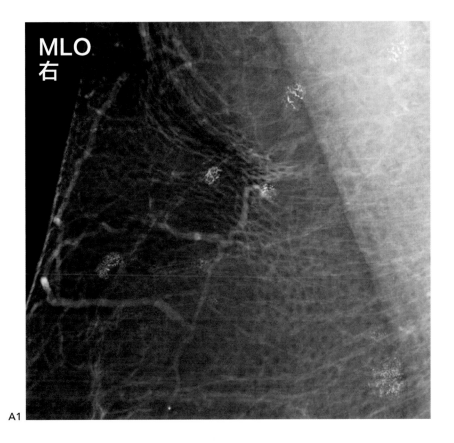

A1

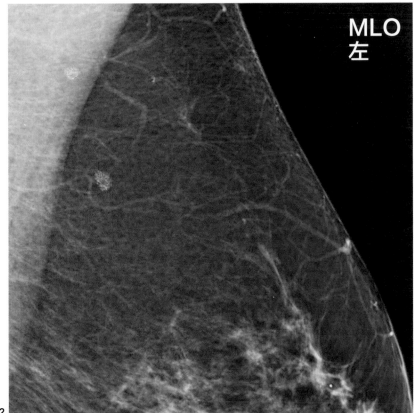

A2

形态

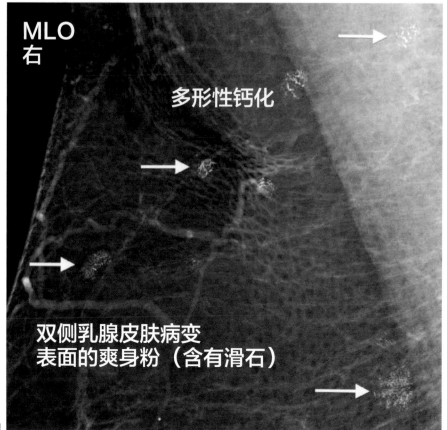

B1

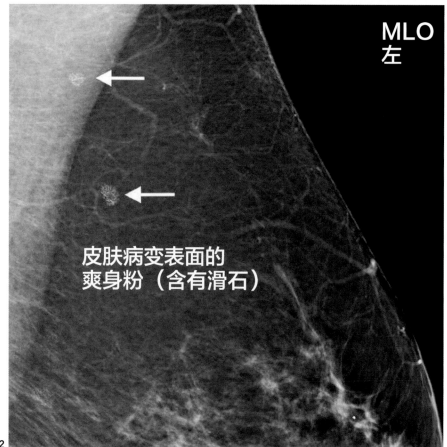

B2

病例 41-1 A、B

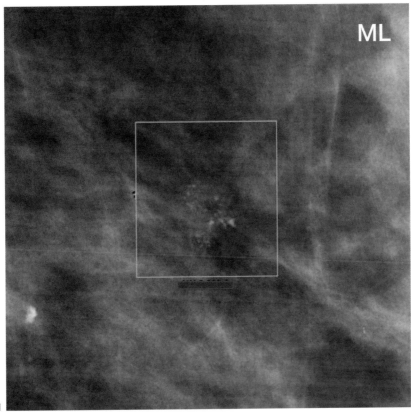

A1

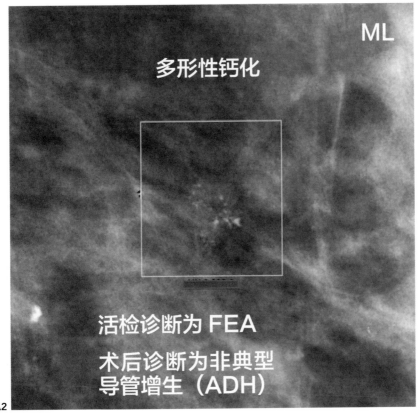

A2

形态

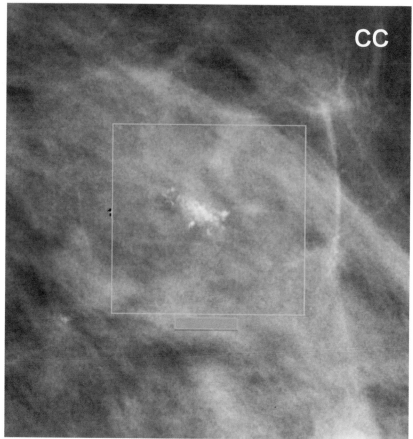

B1

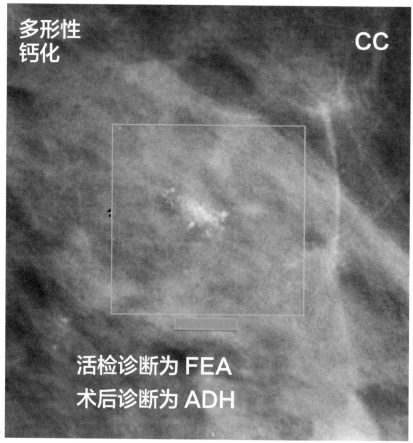

B2

病例 41-2 A、B

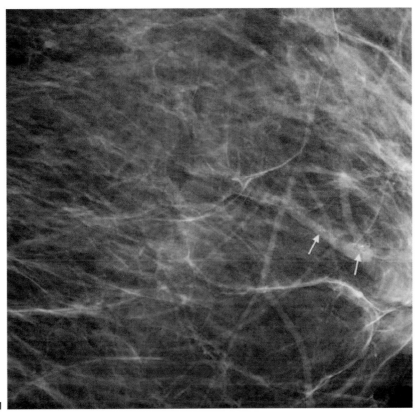

A1

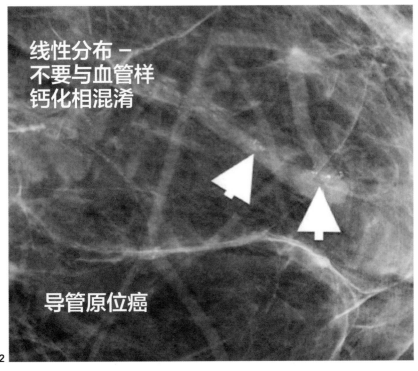

线性分布 –
不要与血管样
钙化相混淆

导管原位癌

A2

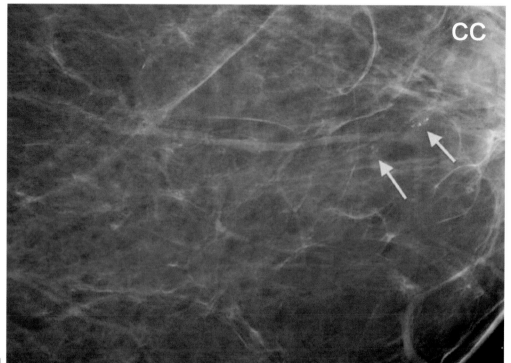

B1

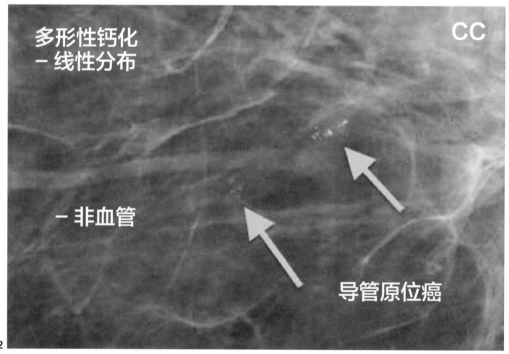

B2

病例 41－3 A、B

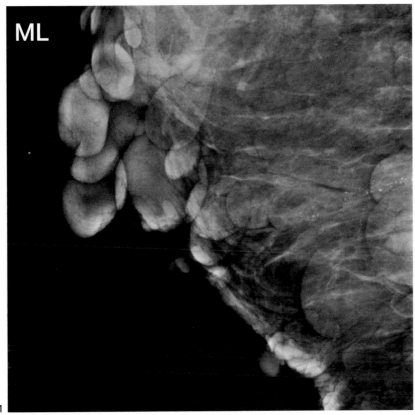

A1

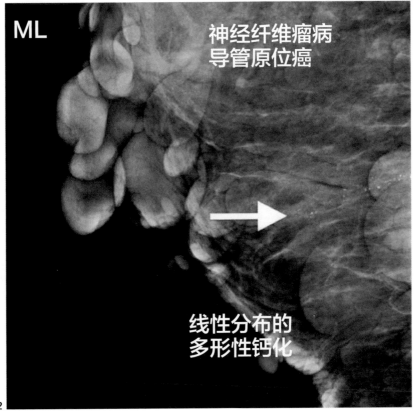

A2

形态

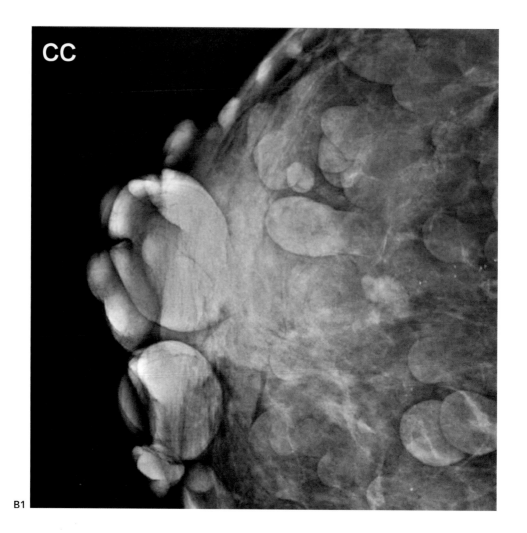

B1

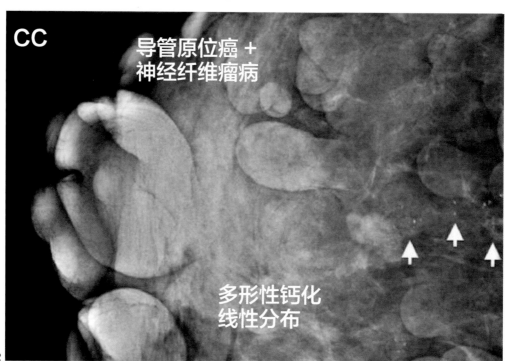

导管原位癌 +
神经纤维瘤病

多形性钙化
线性分布

B2

病例 41-4 A、B

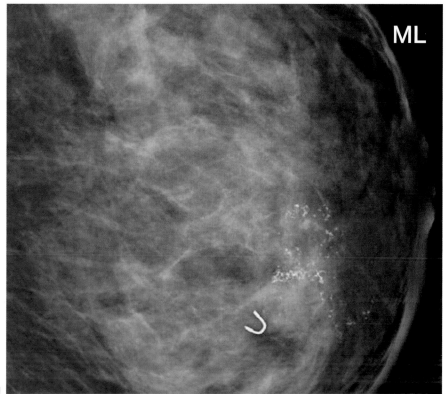

A1

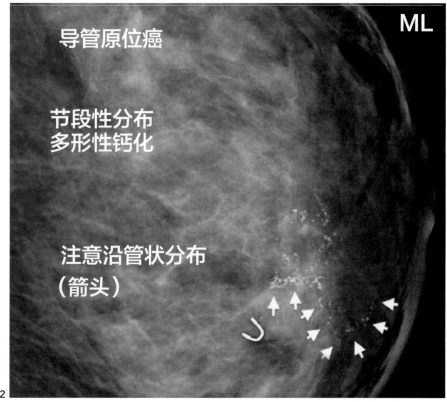

导管原位癌

节段性分布
多形性钙化

注意沿管状分布
（箭头）

A2

形态

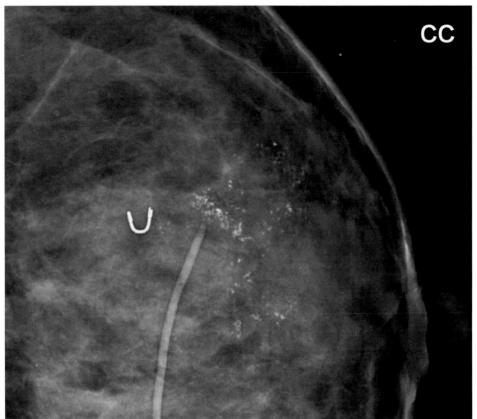

B1

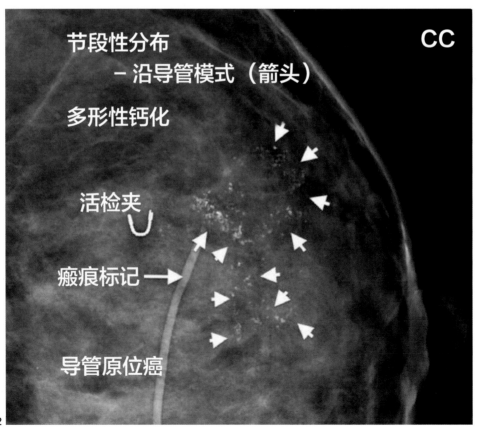

B2

病例 41-5 A、B

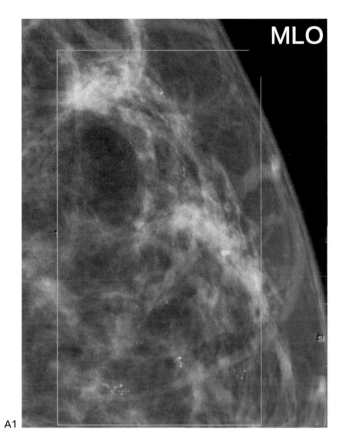

MLO

A1

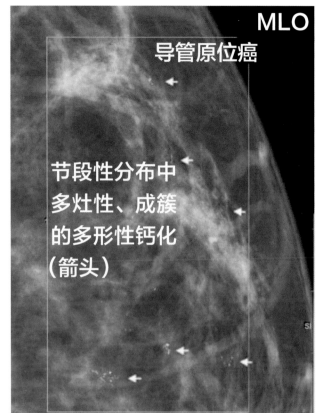

MLO

导管原位癌

节段性分布中
多灶性、成簇
的多形性钙化
（箭头）

A2

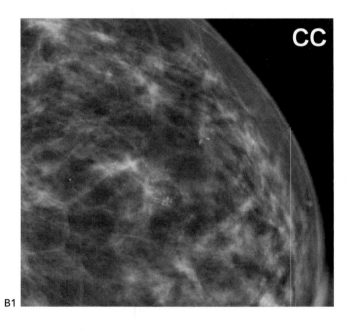

CC

B1

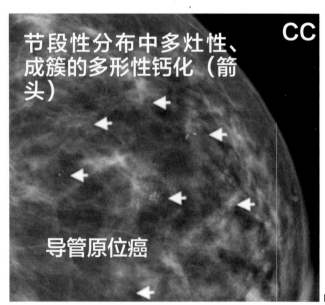

CC

节段性分布中多灶性、
成簇的多形性钙化（箭
头）

导管原位癌

B2

形态

病例 41-6 A、B

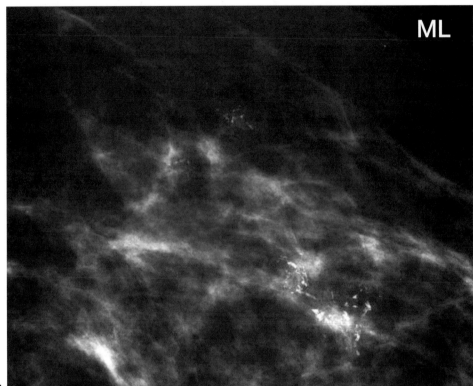

A1

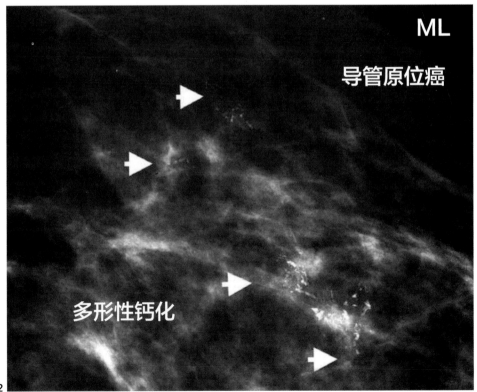

A2

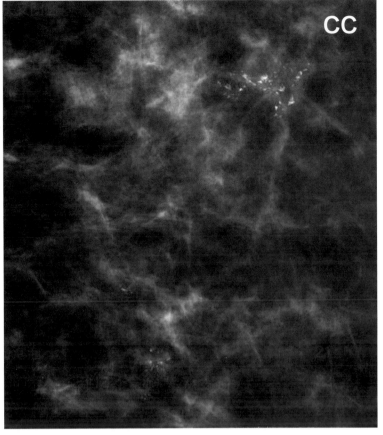

B1

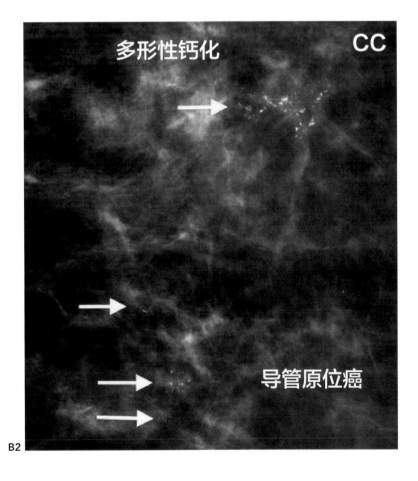

多形性钙化

CC

导管原位癌

B2

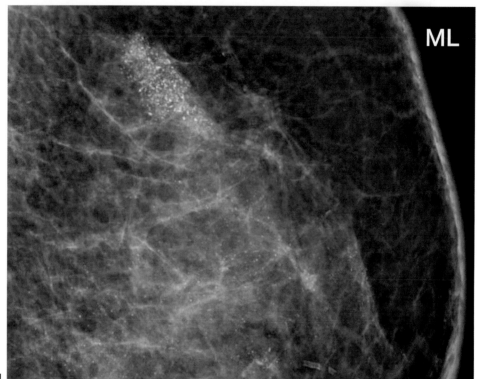

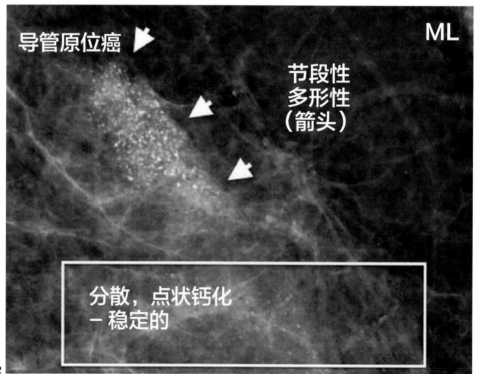

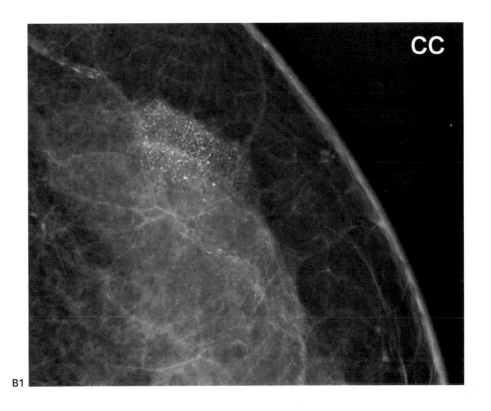

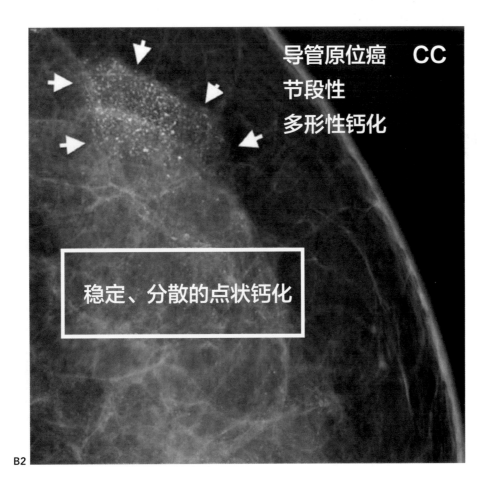

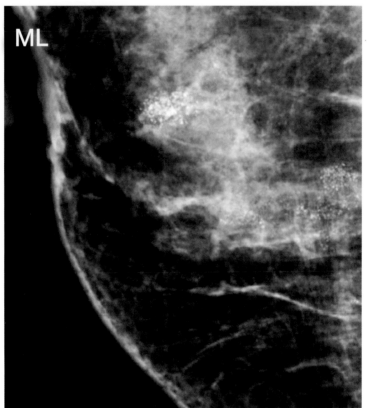

A1

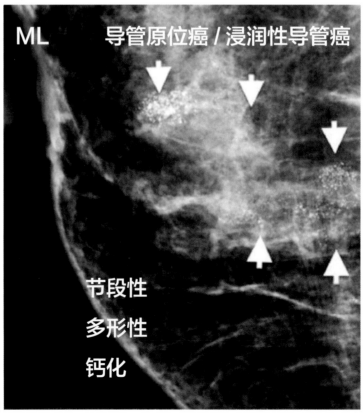

ML　导管原位癌 / 浸润性导管癌

节段性

多形性

钙化

A2

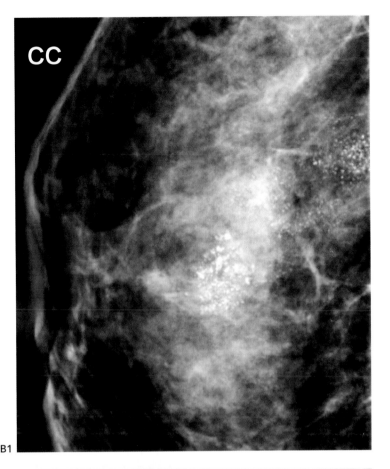

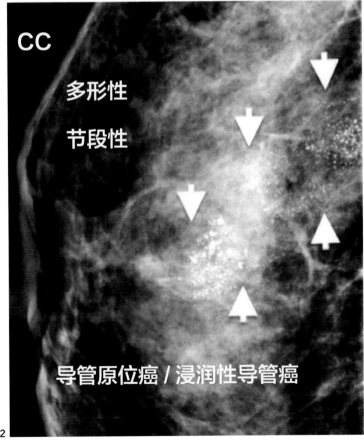

形态

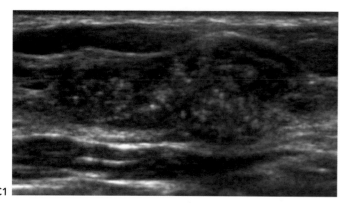

C1

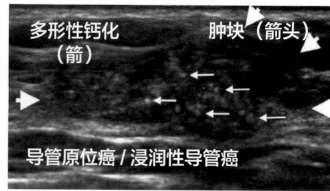

多形性钙化
（箭）

肿块（箭头）

导管原位癌 / 浸润性导管癌

C2

病例 41-9 A、B

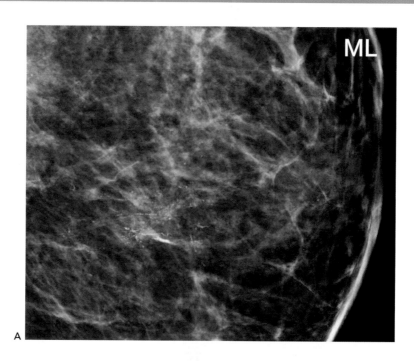

ML

A

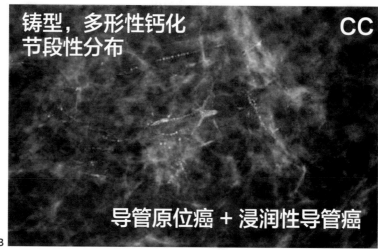

铸型，多形性钙化
节段性分布

CC

导管原位癌 + 浸润性导管癌

B

病例 41-10 A、B

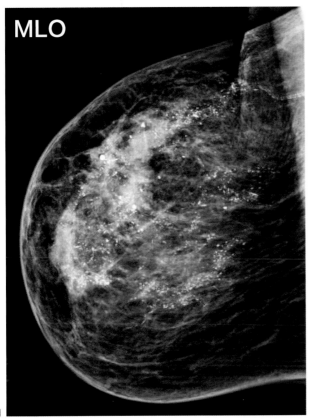

MLO

A1

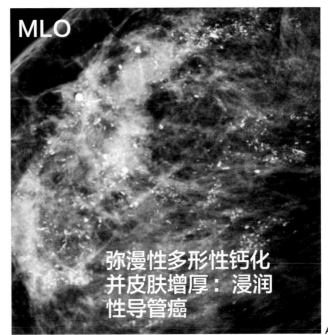

MLO

弥漫性多形性钙化
并皮肤增厚：浸润
性导管癌

A2

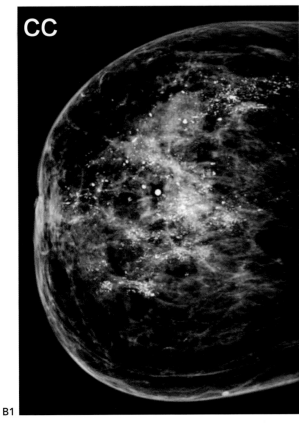

CC

B1

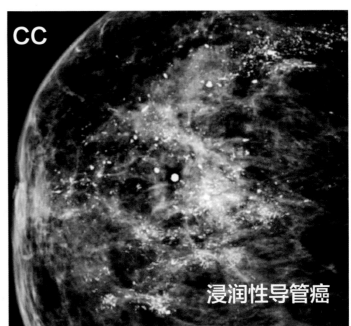

CC

浸润性导管癌

B2

形态

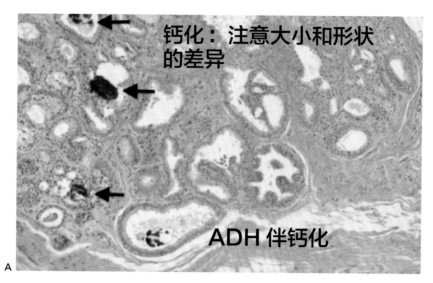

钙化：注意大小和形状的差异

ADH 伴钙化

A

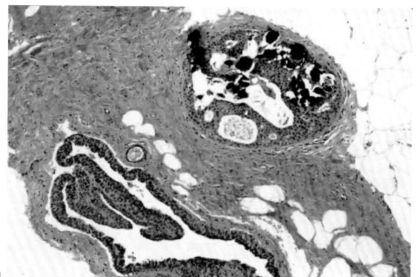

B1

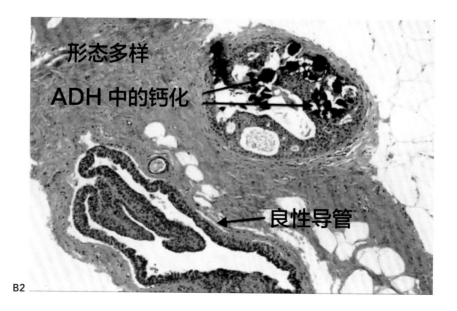

形态多样

ADH 中的钙化

良性导管

B2

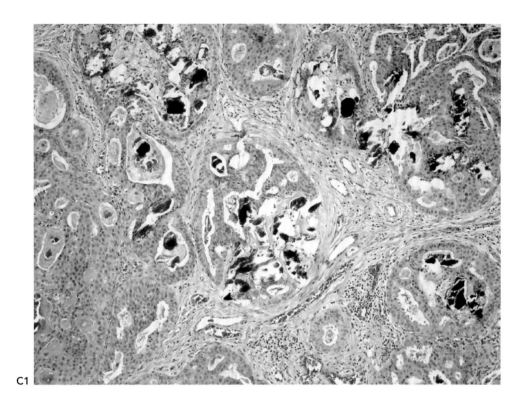

C1

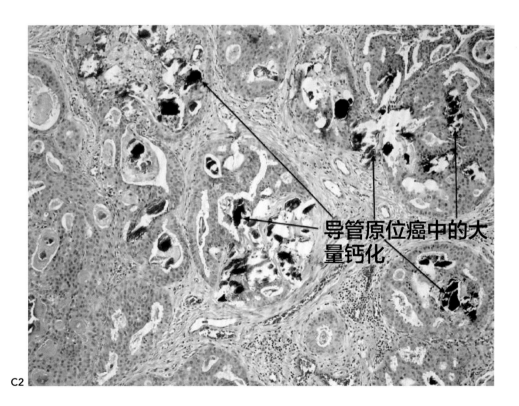

导管原位癌中的大
量钙化

C2

乳汁沉积钙化（茶杯状钙化）

第42章：纤维囊性变

在乳腺成像中很少用到"总是"这个词，但是对于"乳汁沉积钙化或茶杯状钙化"，却总是良性表现。它代表了液体填充囊腔的钙颗粒。这种形态比其分布更重要。换句话说，无论这样的钙化是散在分布还是成簇分布，它们都是良性的。此外，钙化的大小也可以不同。因此，判定是"茶杯"钙化至关重要，因为它通常不需要活检。应确定所有的钙化是"茶杯"，不要假设。

两个投照体位对于评估这种钙化形态至关重要。在这些线上，两个特征是关键：

（1）钙化形状从90°视角[内外位（ML）或外内位（LM）]的新月形或线形外观变化到"从上方"头尾位（CC）视角的圆形外观。

（2）在CC视图中，比"90°"视图中感觉钙化更少或更难看到钙化。原因是在CC投影中钙化衰减的X射线量比在90°位置上更少（更薄）。

病例42-5和病例42-6是乳汁沉积钙化以及其他钙化形式的例子，这些钙化均被活检证实。

病例42-1 A、B

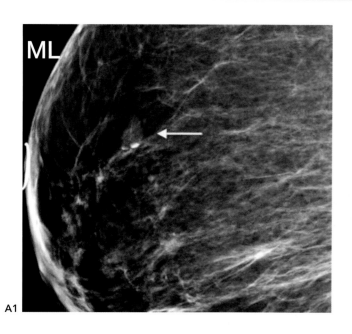

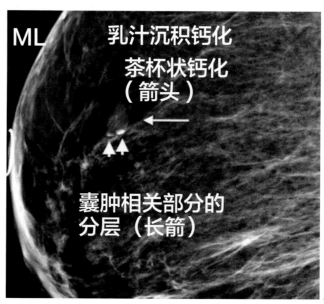

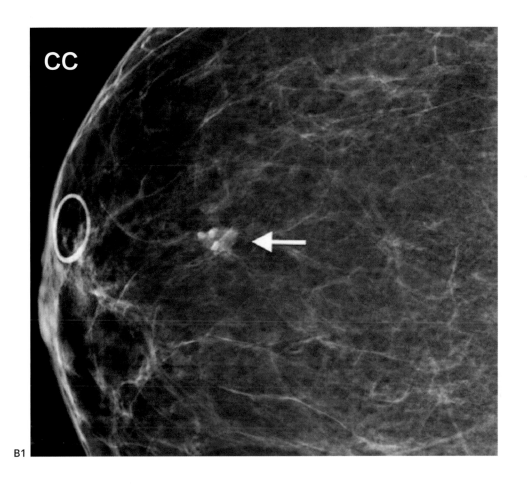

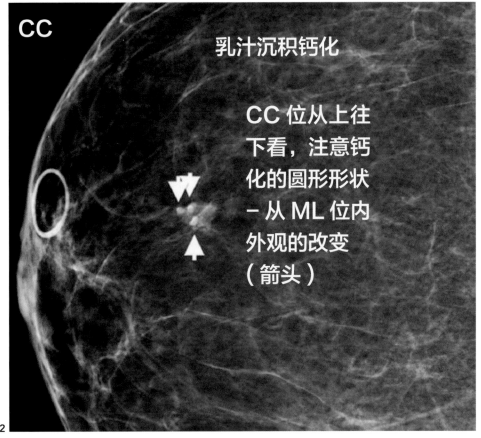

乳汁沉积钙化

CC 位从上往下看，注意钙化的圆形形状 – 从 ML 位内外观的改变（箭头）

形态

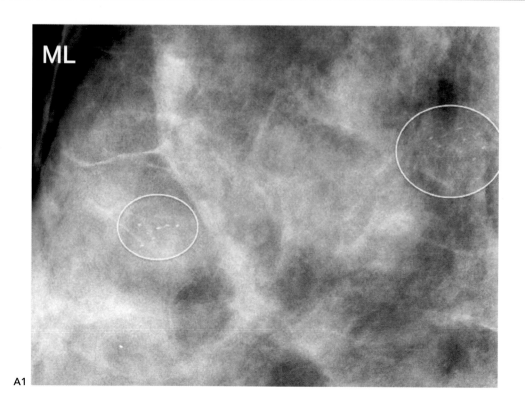

A1

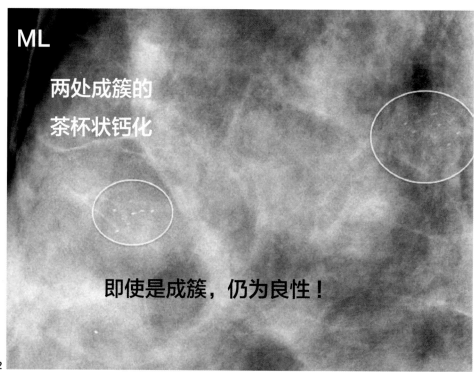

A2

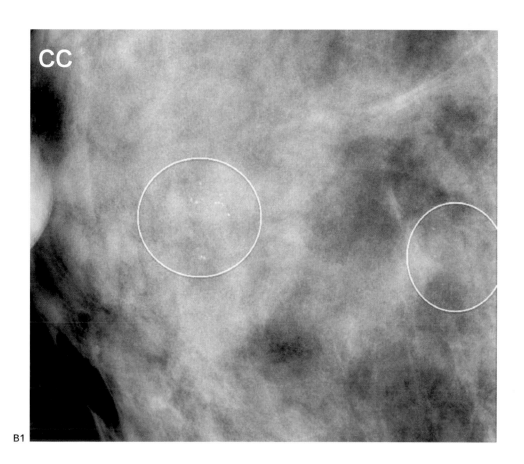

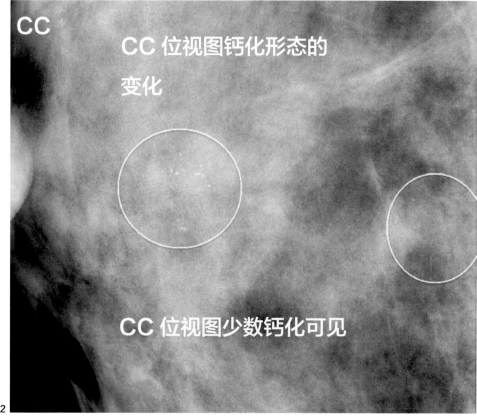

CC 位视图钙化形态的
变化

CC 位视图少数钙化可见

形态

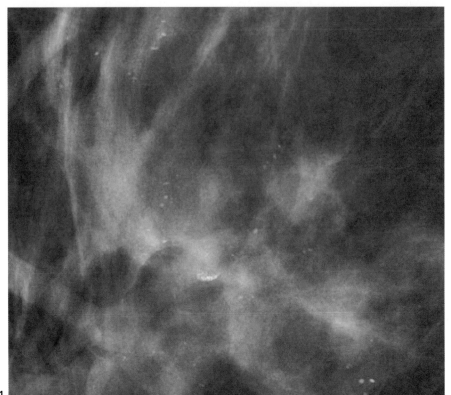

A1

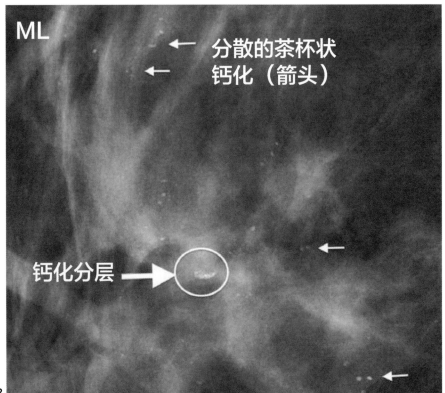

ML

分散的茶杯状
钙化（箭头）

钙化分层

A2

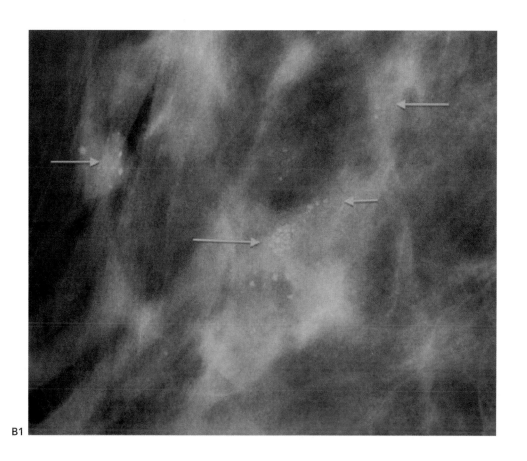

B1

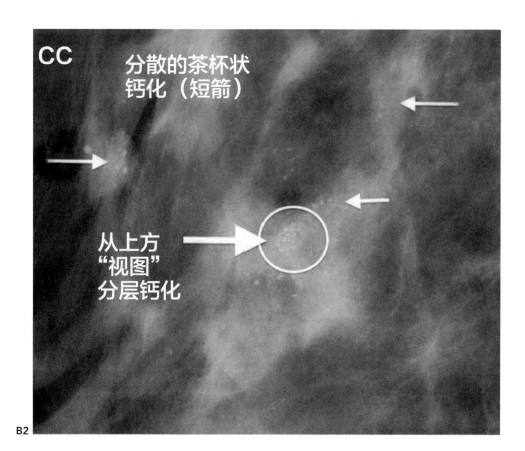

CC

分散的茶杯状
钙化（短箭）

从上方
"视图"
分层钙化

B2

形态

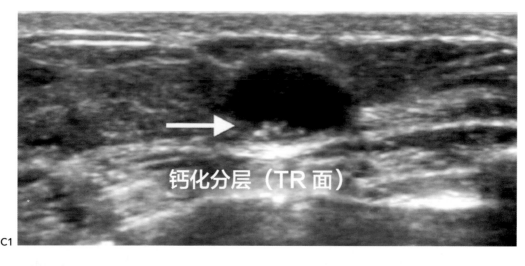

钙化分层（TR 面）

C1

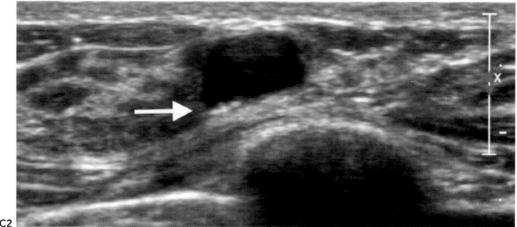

C2

病例 42-4 A、B

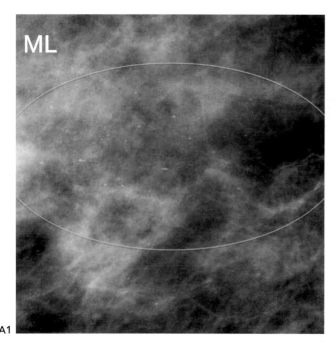

ML

A1

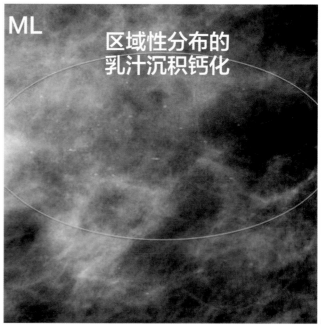

ML   区域性分布的
乳汁沉积钙化

A2

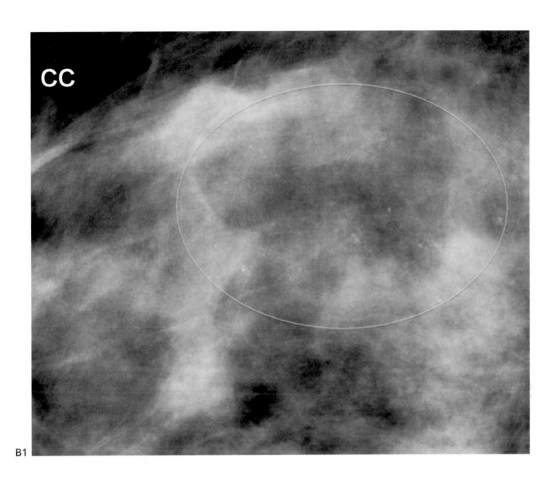

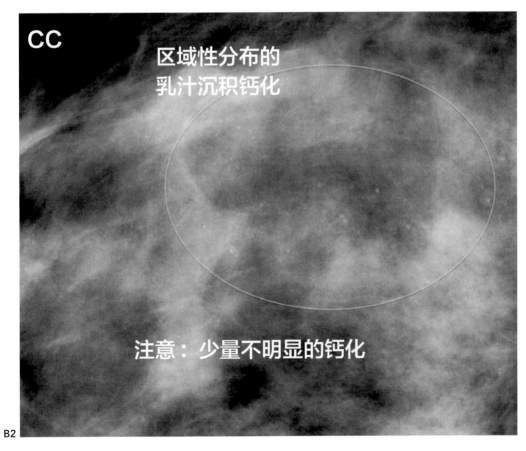

区域性分布的
乳汁沉积钙化

注意：少量不明显的钙化

形态

病例 42-5 A、B

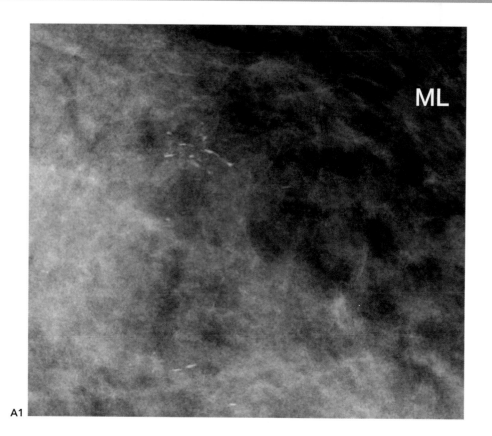

A1

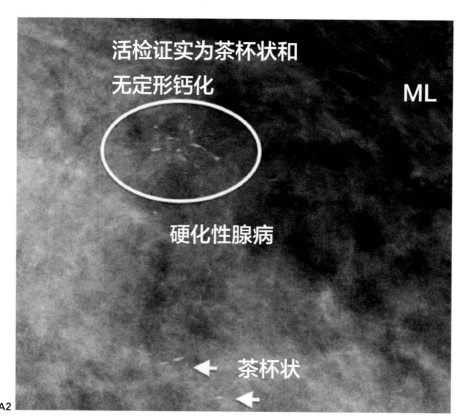

活检证实为茶杯状和
无定形钙化

ML

硬化性腺病

茶杯状

A2

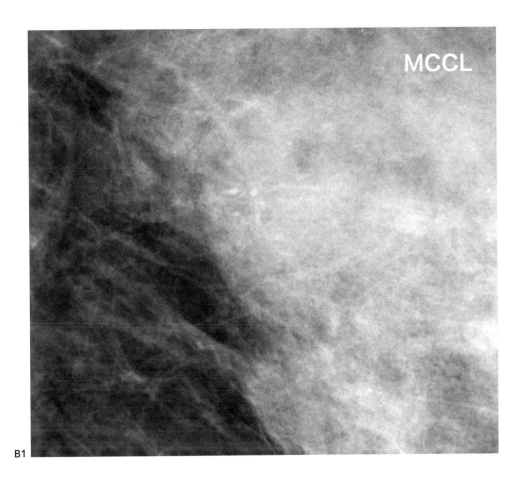

B1

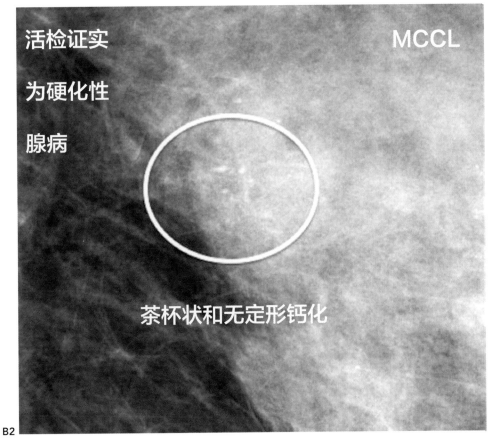

B2

病例 42-6 A~C

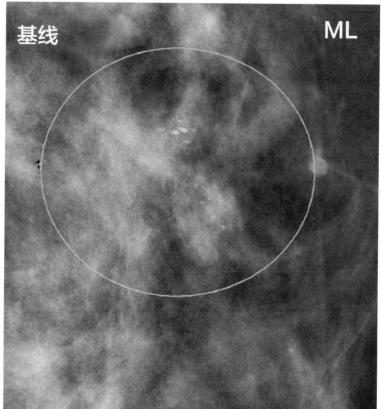

A1

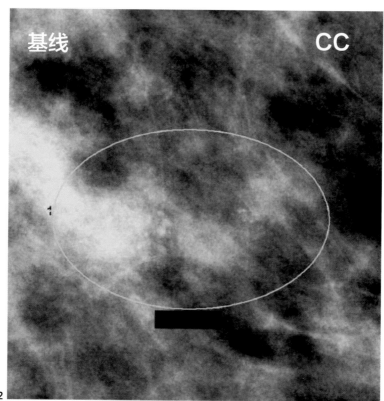

A2

病例 42-6 A~C

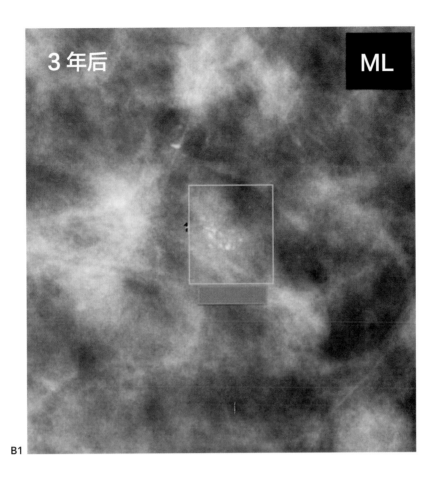

B1

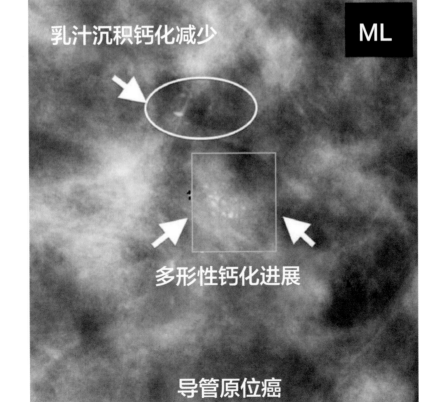

B2

形
态

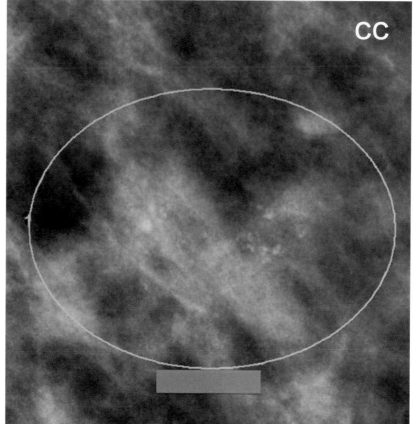

C1

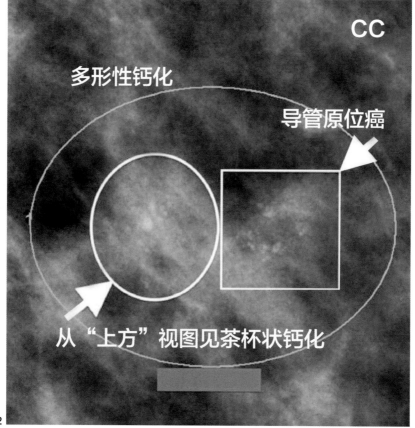

C2

病例 42-7A、B

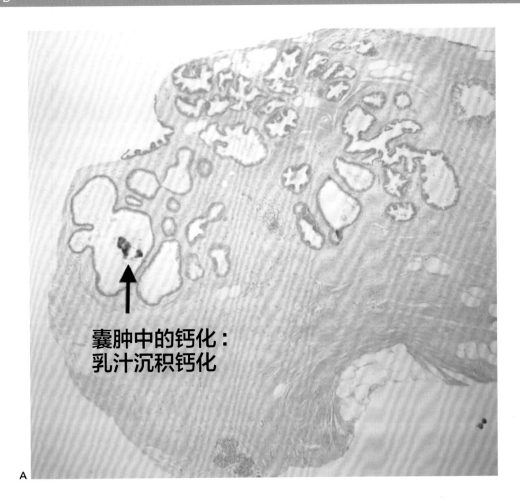

囊肿中的钙化：
乳汁沉积钙化

A

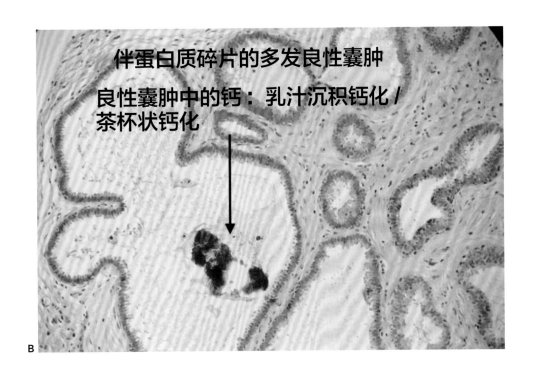

伴蛋白质碎片的多发良性囊肿

良性囊肿中的钙：乳汁沉积钙化 /
茶杯状钙化

B

形态

C

线样的

部分

第43章：良性表现

分泌性钙化（病例43-1）：特征为局限于导管内的厚而平滑的线性钙化。由于导管碎片中包含浆细胞，因此也被称为浆细胞乳腺炎。钙化在两个投照体位中必须是线样的。这些钙化可发生在单侧或双侧乳腺，并且弥漫性分布或局限性分布皆为良性。有时局限性分布的钙化可能难以与导管原位癌区分，需要做活检。

血管样钙化（病例43-2）：B中的血管钙化较A中的更细。值得注意的是钙化的"电车轨道"样（双线）外观。钙化通常位于血管壁–中膜。注意，血管壁有3部分：内膜、中膜和外膜。乳腺中的血管钙化被称为动脉中层血管硬化。相比之下，冠状动脉疾病的钙化常位于血管内膜。

丝虫病（病例43-3）：丝虫病的乳腺钙化呈匍行性排列。寄生虫位于淋巴管内，钙化来自死亡虫体的坏死组织。该种钙化形态特异，表现为一个小的圆形"头"，然后是"尾巴"。流行地区为南美洲、中美洲、非洲、东南亚、中国以及加勒比海。

金属沉积（病例43-5）：该病例展示了成簇分布的线形和分支样钙化。这类患者通常都有治疗类风湿关节炎的金属注射史，在双侧腋窝淋巴结中可发现金属沉积。成簇钙化的中心被称为"黑色物质"，与淋巴结中金属沉积是一样的物质。

第44章：导管原位癌

一些伴随线形和曲线形钙化的良性实体病变在先前章节中已有提及。本章主要介绍导管原位癌（DCIS）。不可否认，有些病例被错误地诊断是血管源性钙化，而实际上是导管原位癌（病例44-1，病例44-5）。因此，应重视血管样钙化的"轨道"征。

第二个病例（病例44-2）显示DCIS的线形、分支样、碎片状的钙化与厚的、光滑的、棒状、分支样的良性分泌性钙化之间的形态差异。这种特殊病例可行立体定位核心活检来确诊分泌性钙化，以排除多中心DCIS，以便临床制订局部切除术还是乳腺癌根治术的手术方案。

346

病例 43-1 A、B

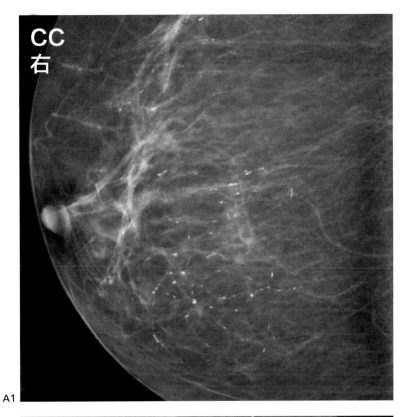

A1

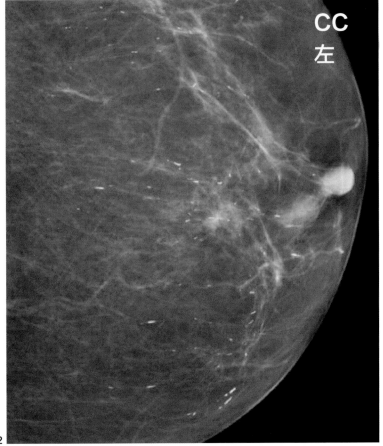

A2

病例 43-1 A、B

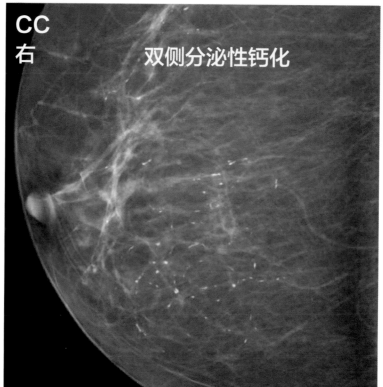

B1

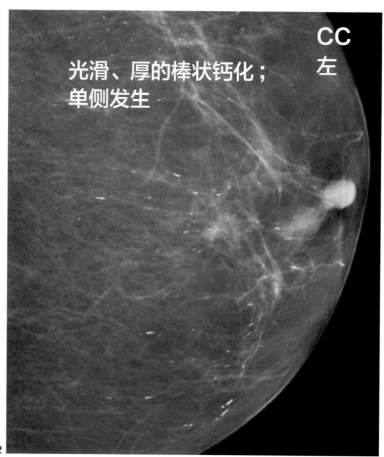

B2

病例 43-2 A、B

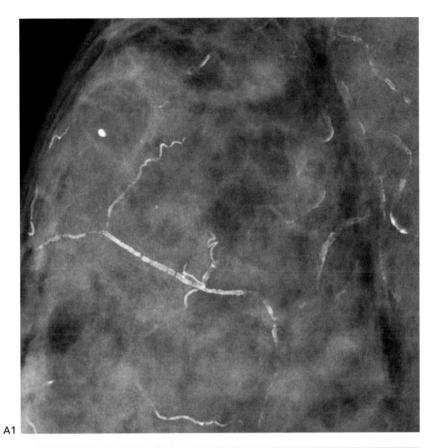

A1

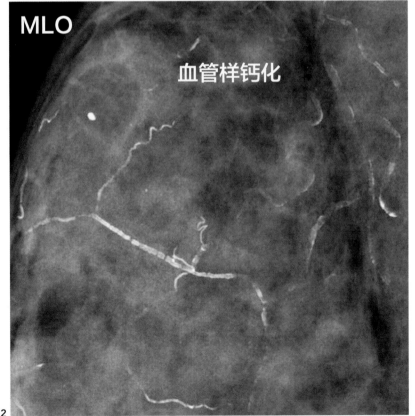

A2

病例 43-2 A、B

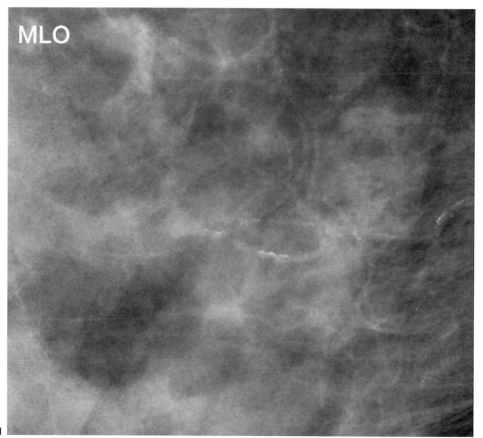

B1

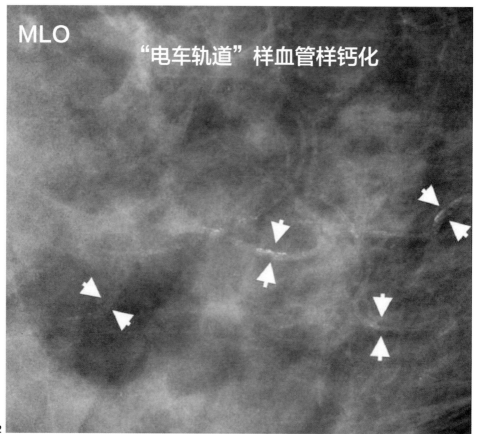

B2

病例 43-3 A、B

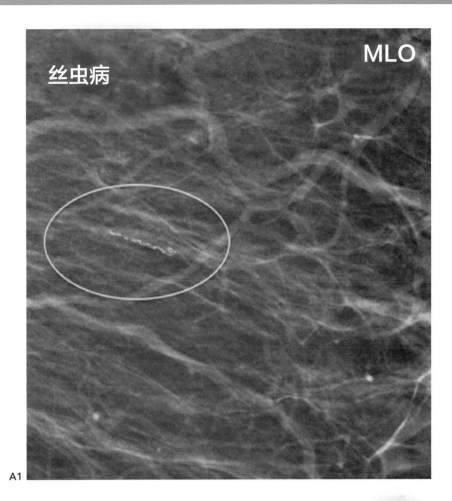

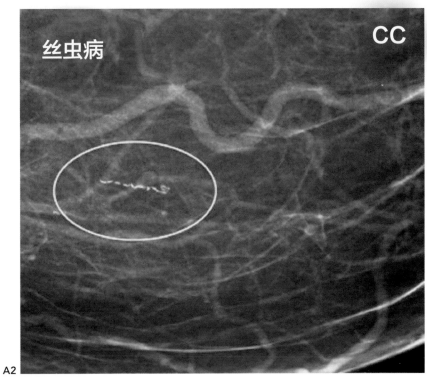

病例 43-3 A、B

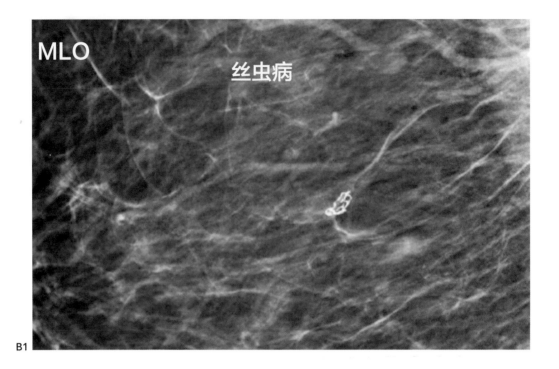

B1

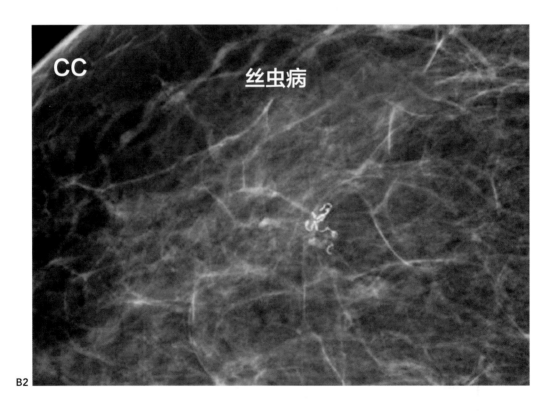

B2

病例 43-4 A

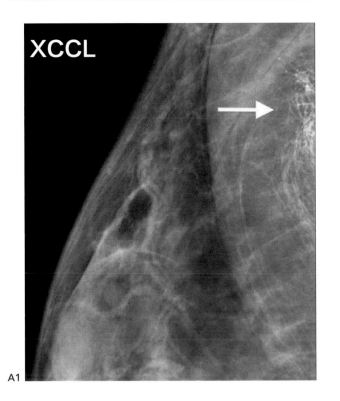

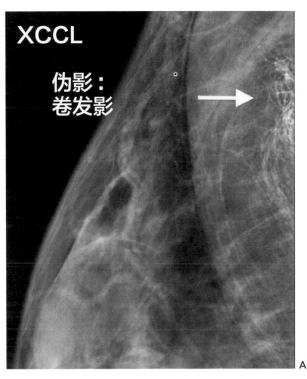

A1

A2

病例 43-5 A、B

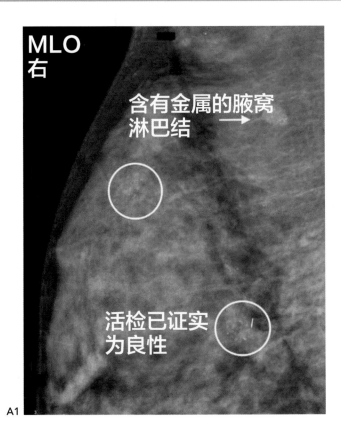

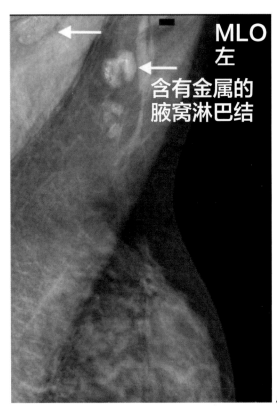

A1

A2

形态

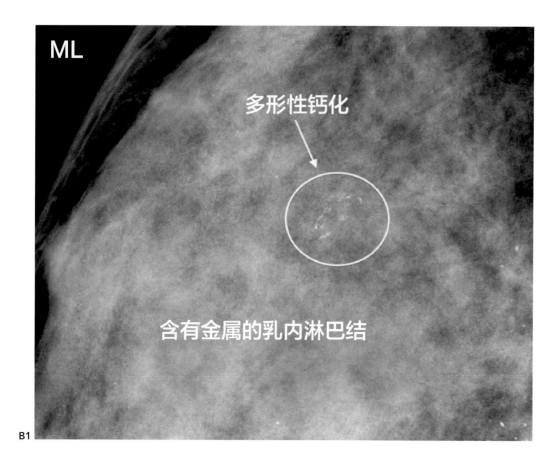

病例 44-1 A~C

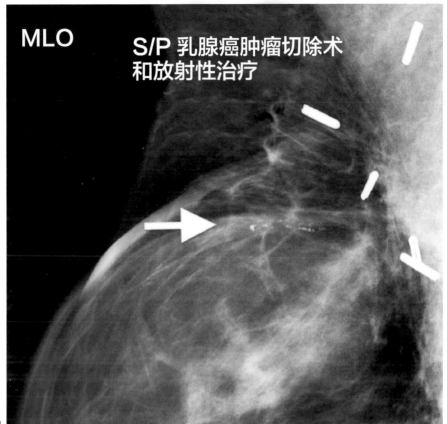

S/P 乳腺癌肿瘤切除术
和放射性治疗

A1

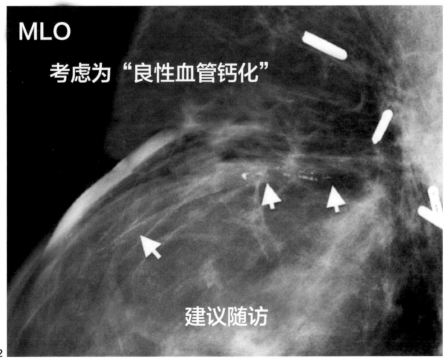

考虑为"良性血管钙化"

建议随访

A2

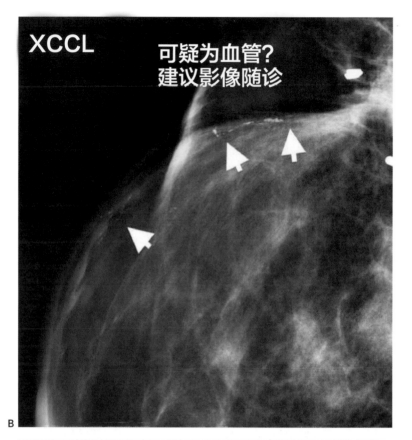

病例 44-2 A、B

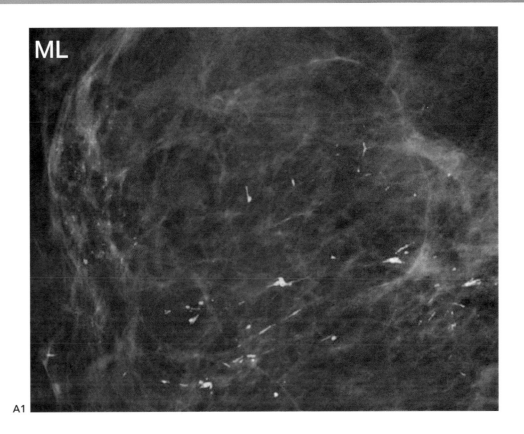

A1

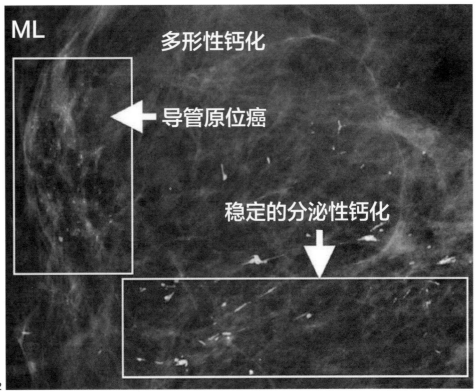

多形性钙化

导管原位癌

稳定的分泌性钙化

A2

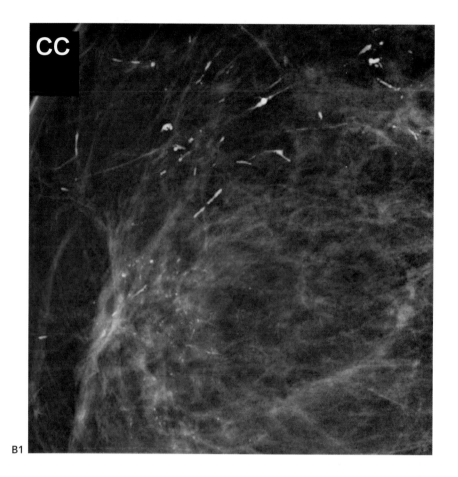

B1

B2

病例 44-3 A、B

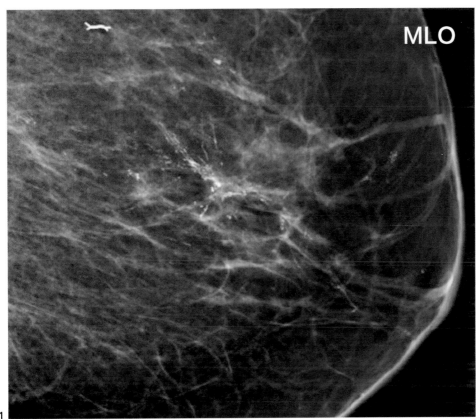

MLO

A1

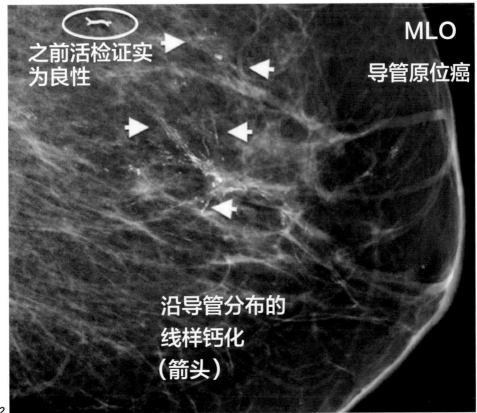

之前活检证实
为良性

MLO

导管原位癌

沿导管分布的
线样钙化
（箭头）

A2

形态

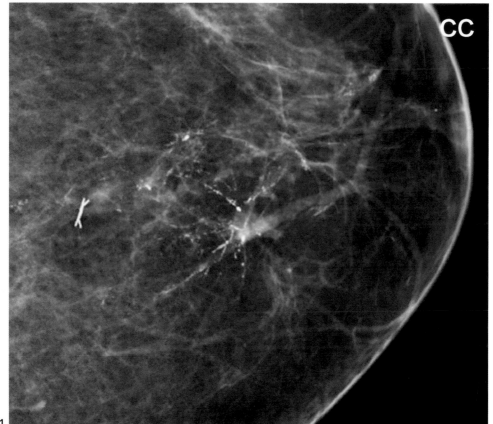

B1

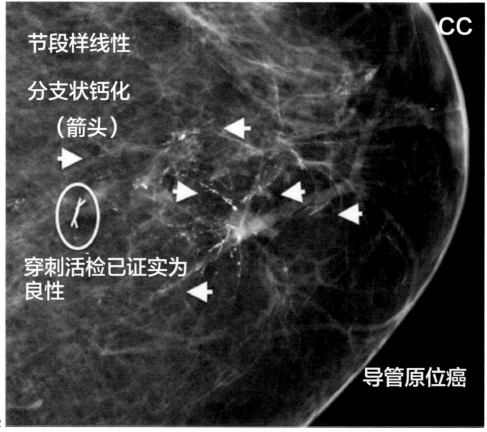

B2

病例 44-4 A、B

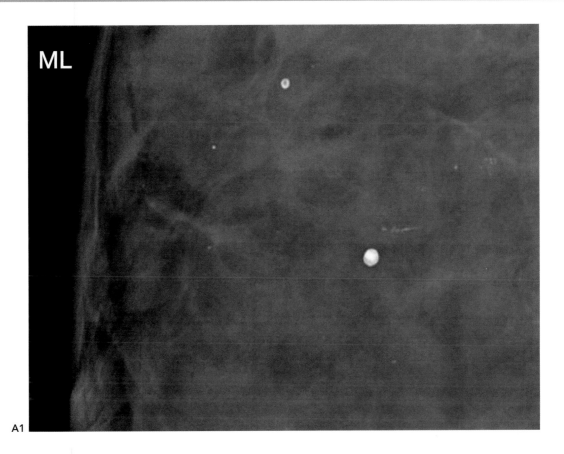

A1

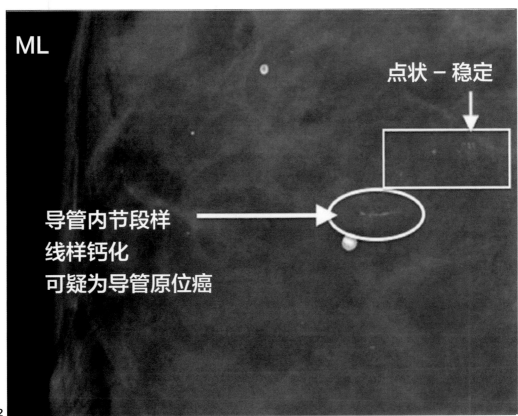

点状 - 稳定

导管内节段样
线样钙化
可疑为导管原位癌

A2

形态

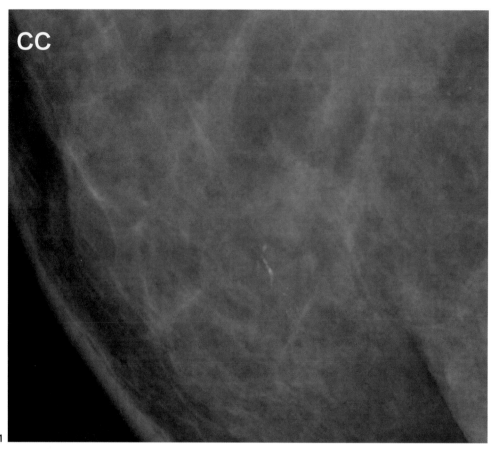

B1

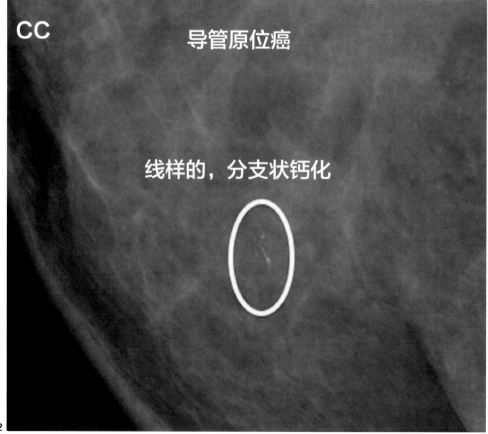

B2

病例 44-5 A~D

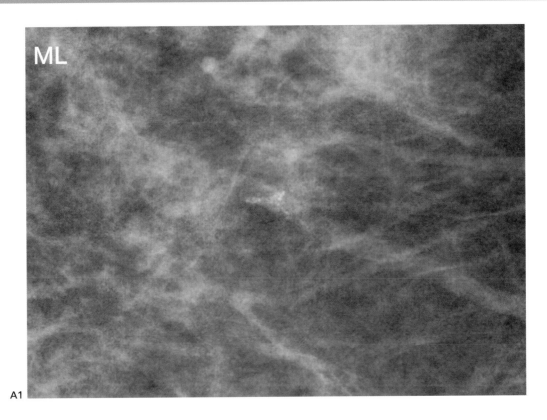

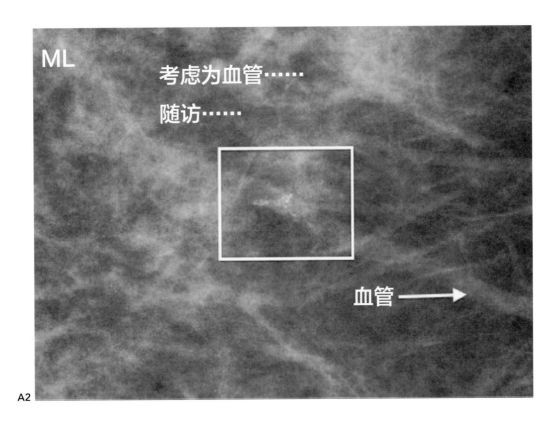

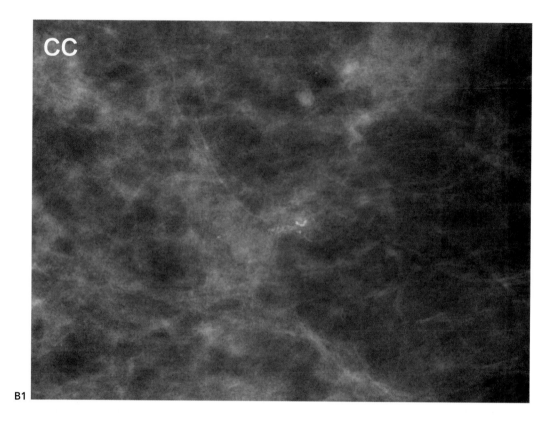

B1

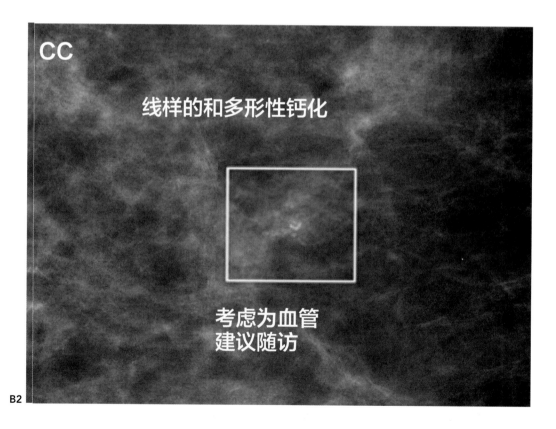

线样的和多形性钙化

考虑为血管
建议随访

B2

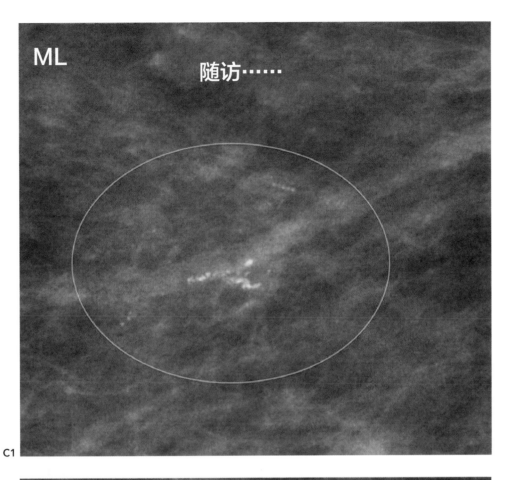

C1

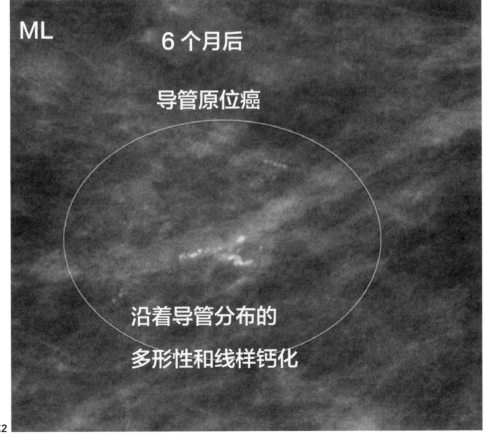

C2

形态

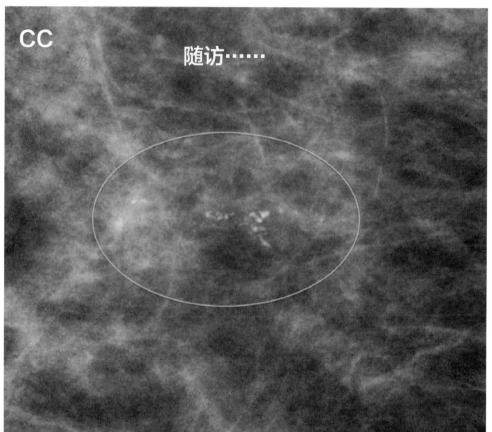

D1

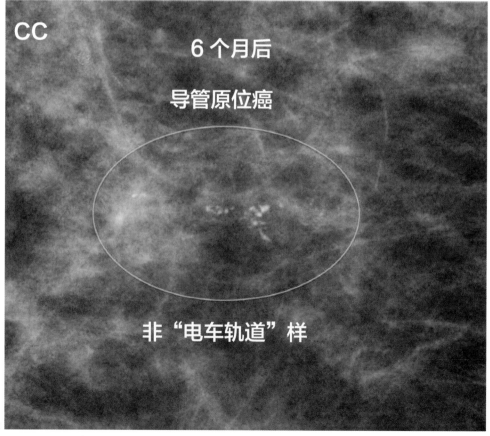

D2

部分

中心透明的 / 曲线状的

第 45 章：皮肤钙化

空心性钙化即使表现为集群样或弥漫性分布，仍为良性，这是另一种形态优于分布的关于钙化的例子。该种钙化通常为皮肤钙化或小积油囊肿钙化。

第 46 章：柱状细胞变、油囊壁与脂肪坏死

柱状细胞变（病例 46-1）：该病例展示了新发现的线

样分布的透亮中心钙化。为排除 DCIS 建议活检，病理结果为柱状细胞变。

油囊壁及脂肪坏死（病例 46-3、46-4、46-5）：曲线样钙化有一半是空心钙化。由于脂肪坏死或特发性病因，该类钙化总为良性，并且提示油囊壁的钙化。

病例 45-1 A、B

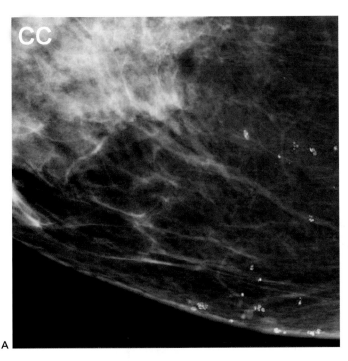

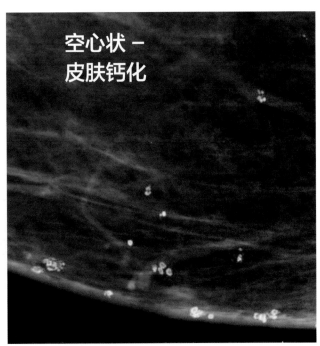

CC

空心状 –
皮肤钙化

A

B

形态

367

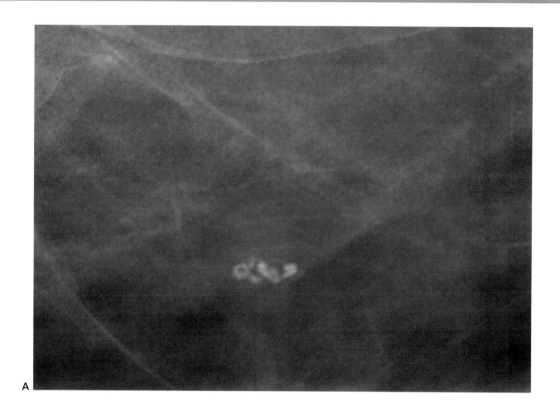

A

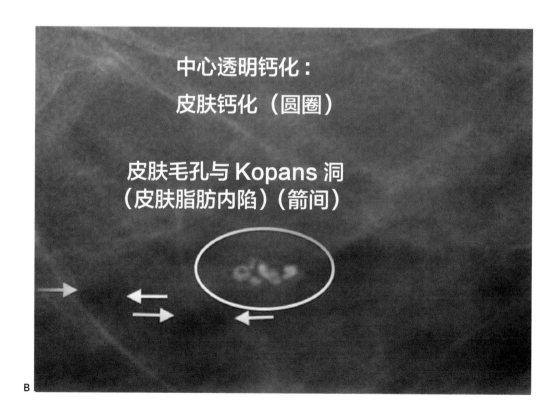

中心透明钙化：
皮肤钙化（圆圈）

皮肤毛孔与 Kopans 洞
（皮肤脂肪内陷）（箭间）

B

病例 45-3 A、B

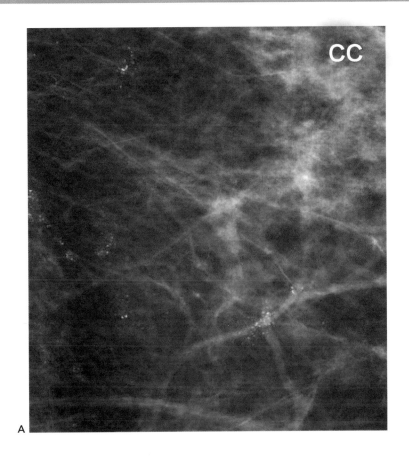

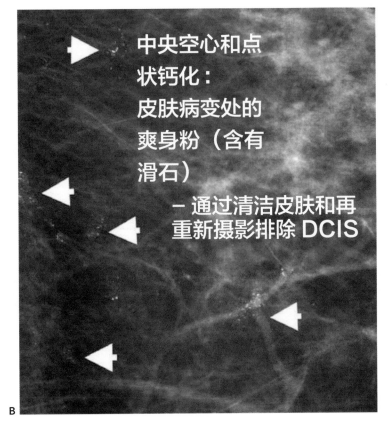

中央空心和点
状钙化：
皮肤病变处的
爽身粉（含有
滑石）

－ 通过清洁皮肤和再
重新摄影排除 DCIS

形态

病例 46-1 A、B

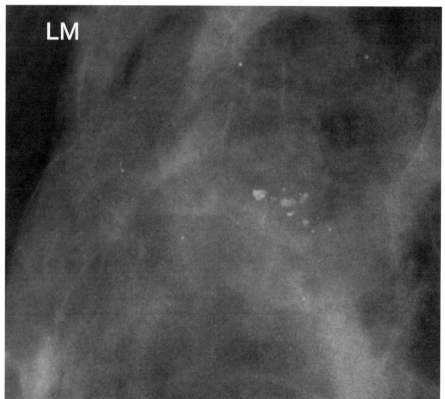

A1

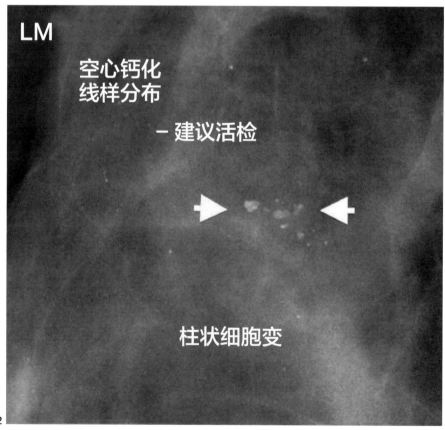

A2

病例 46-1 A、B

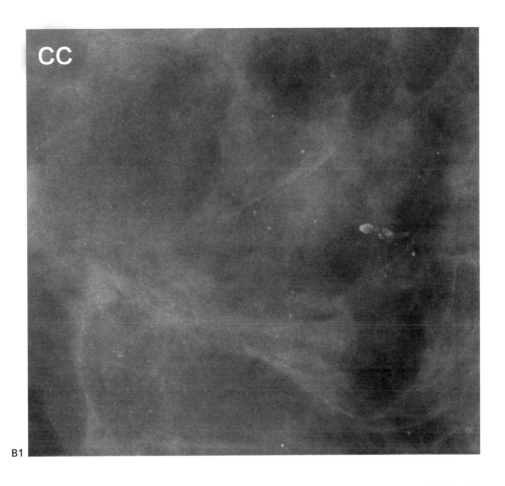

B1

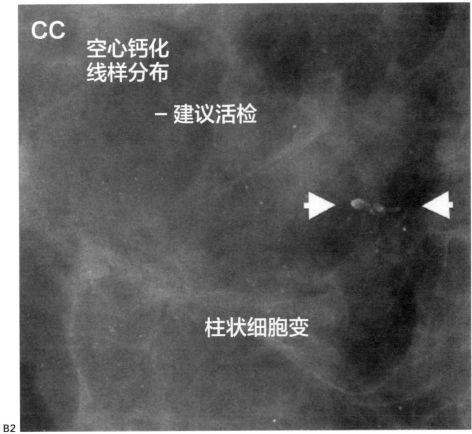

B2

形态

病例 46-2 A、B

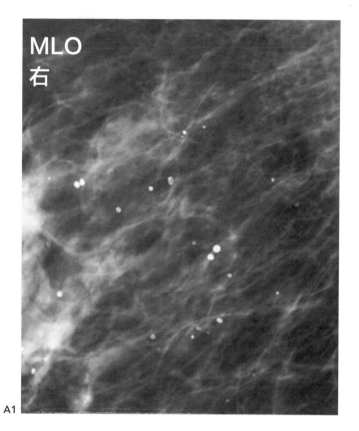

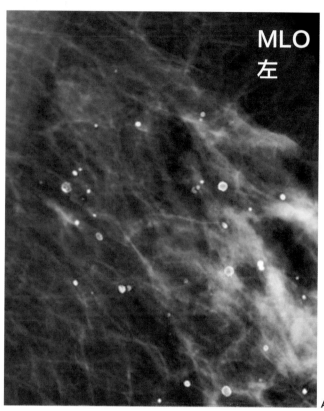

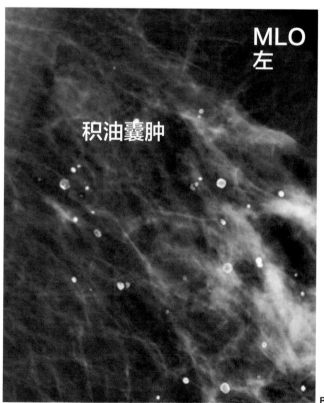

病例 46–3 A~C

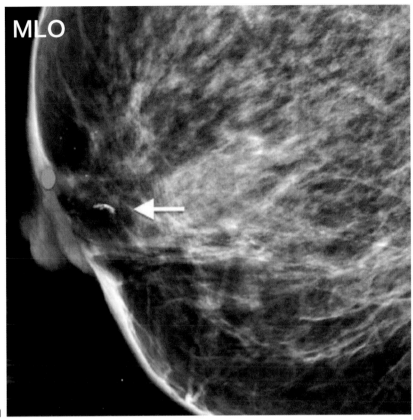

A1

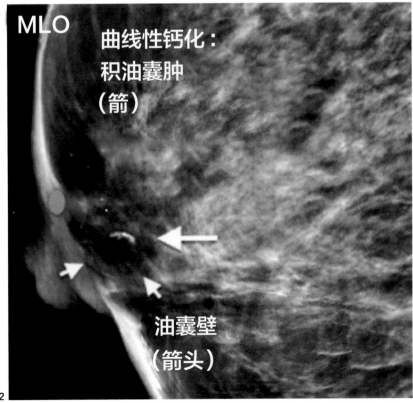

曲线性钙化：
积油囊肿
（箭）

油囊壁
（箭头）

A2

形态

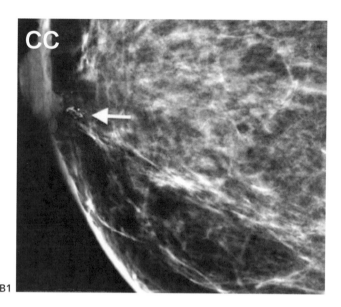

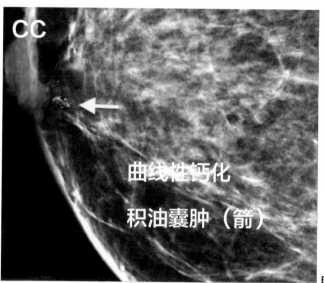

曲线性钙化

积油囊肿（箭）

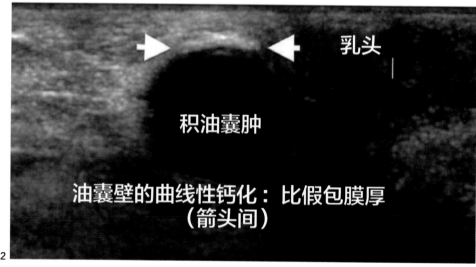

乳头

乳头

积油囊肿

油囊壁的曲线性钙化：比假包膜厚
（箭头间）

病例 46-4 A、B

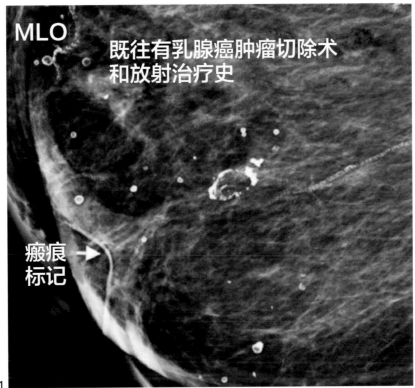

A1

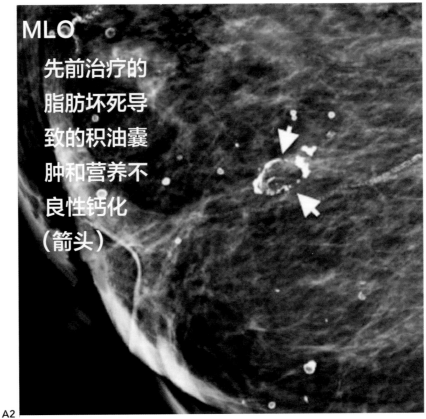

A2

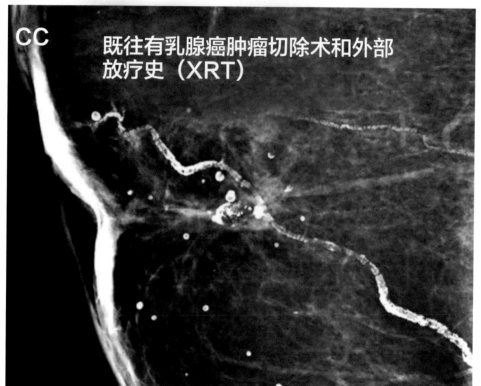

B1

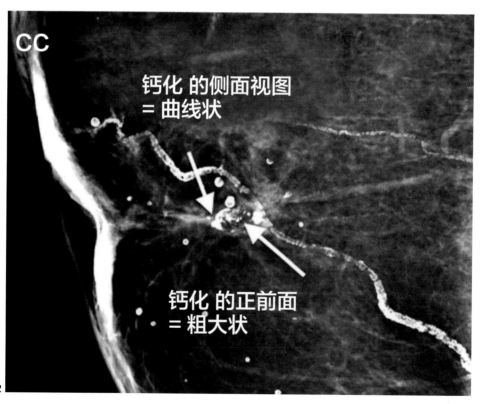

B2

病例 46-5 A、B

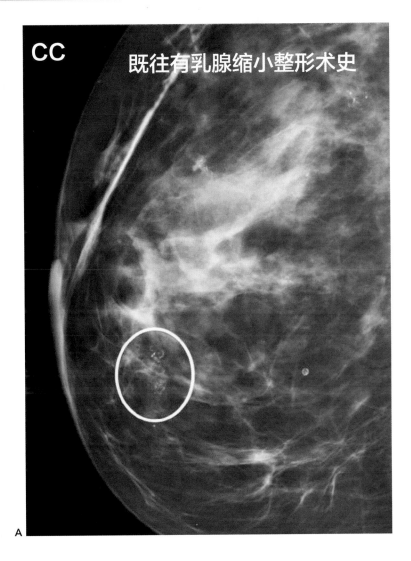

CC

既往有乳腺缩小整形术史

A

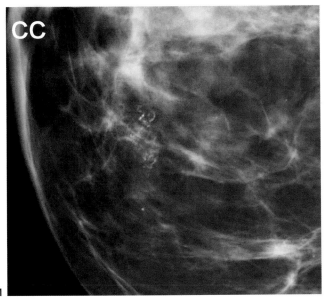

CC

B1

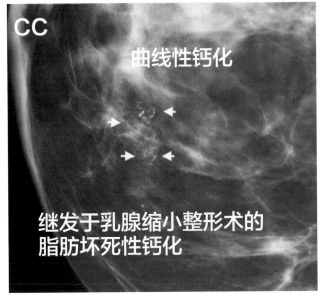

CC

曲线性钙化

继发于乳腺缩小整形术的
脂肪坏死性钙化

B2

形态

由于该种形态的钙化最常见，故本章节内容较多。在这些病例中，钙化的分布对活检及影像随访至关重要。一般来说，人们认为癌症是由局部开始的，这反映在成簇、集群分布中，形成对照的纤维囊性变，其整个发病过程中钙化的分布都是弥漫的、散在的。

第 47 章：纤维囊性变

草酸钙结晶（病例 47-1）：大部分乳腺钙化为磷酸钙。第一例细点状钙化病例中，尽管其钙化形态规整提示良性病程，但由于钙化集群分布并且为新发，故被活检。其核芯活检病理结果为良性草酸钙结晶，与图像所反映的结果一致。这种类型的钙化最好由病理学家使用偏振光观察。

通常来说，并不是所有的集群钙化在形态上都是相同的。在这个病例中（病例 47-1），细点状钙化伴少量茶杯样钙化。在表现较为不良的钙化中，区分钙化至关重要。因此，细点状钙化的特征性较茶杯状钙化差，故而左右了诊断结论。

下一步则评估它们的分布和变化，与先前的乳房 X 线片相比，若钙化成簇（体积 <1cm³）且有新发，则认为其"可疑"并需活检。

柱状细胞变（病例 47-2）：该病例的细点状钙化在面积上要比成簇的面积要大，但是其局限性分布足以提出"为什么钙化仅出现在乳房的某个区域？"这个问题。由于这种分布是区域性的，建议进行核芯钻取活检。"伴有钙化的柱状细胞变"的良性病理诊断结果与影像一致。

纤维囊性变（病例 47-3）：该病例显示双侧、弥漫性分散的细点状钙化。由于它们出现在双侧乳腺纤维腺体组织改变的整个过程中，所以这些钙化是良性的。如果患者的首次乳房 X 线片是这种表现，则考虑短期随访以确保所有的钙化保持这种良性表现。

值得注意的是，弥漫性分布的钙化并不都代表良性病变。钙化形态的多形性"胜于"弥漫性的分布方式（病例 41-10），该类钙化需要进行活检。因此，点压放大摄影是一种可明确钙化是否全为细点状或与茶杯状钙化混合的合理方法。

圆点状钙化（病例 47-7）：圆点状钙化为良性！这些钙化体积较大，呈圆形或卵圆形，且边缘光滑，通常为单发。其他形式的钙化也可能存在，例如在积油囊肿中的营养不良性钙化。读者能找到该囊肿的曲线状、环状钙化吗？（右箭）

泌乳期钙化（病例 47-9）：为双侧弥漫性分布的细点状钙化，通常见于哺乳期或刚刚结束哺乳的女性。由于伴随着导管内乳汁的流动形成钙化，整个乳腺内都可见线性钙化。

因为泌乳期妇女可同时并发导管原位癌（DCIS），与 DCIS 一样，钙化也沿着导管分布。因此，钙化的均匀性是鉴别 DCIS 多形性钙化的重要特征。另外，双侧分布也强烈提示病变为良性。短期随诊和穿刺活检取决于可疑恶性的等级。

病例 47-9 是对患者进行的短期影像学随访。双侧分布的钙化数量随着停止泌乳而减少。

病理组织学图（病例 47-12）：纤维腺体组织内的体积小、细点状钙化例子（紫色深染的点状）说明这个问题，病例 47-12A 中的囊肿内也说明这类钙化（乳汁沉积钙化）。病例 47-12B，硬化性腺病中容易见到的成簇分布钙化。

草酸钙结晶：病例 47-12A 表现为扩张囊肿内含有灰色结晶成分，在偏光显微镜下显示得更加清楚。

第 48 章：非典型导管增生与导管原位癌

本章出现的细点状钙化是可疑恶性的，因为在各个病例中钙化的分布呈线样和成簇，因此这些钙化需要活检证实。

第 49 章：小叶原位癌伴钙化

小叶原位癌（lobular carcinoma in situ, LCIS）（病例 49-1）：这个病例说明 LCIS 伴钙化不是偶然发生的，钙化也可以发生在 LCIS。本病例是典型的 LCIS 表现。笔者认为在形态学中，典型 LCIS 的钙化是小的、细点状钙化。钙化通常出现在小叶内，呈圆形（病例 49-1C）。

相比而言，与粉刺癌（导管原位癌）相似，多形性 LCIS 钙化的典型形状是更大、更稠密的钙化，但是 LCIS 的钙化与小叶的形状相符，与导管原位癌（DCIS）的钙化的线性导管外形相反。因为在 DCIS 和多形性 LCIS 中，钙化都是坏死的结果，碎片状的钙化形成了锯齿状边缘——因此呈现多形性（病例 49-1D）。

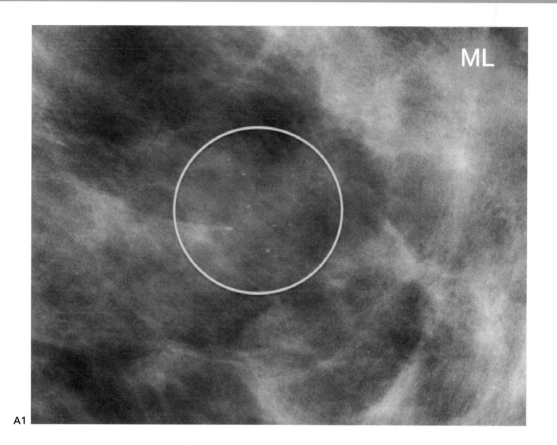

A1

成簇分布的细点状钙化

ML

分布 ➡ 核芯钻取活检
（空心针穿刺
活检）

A2

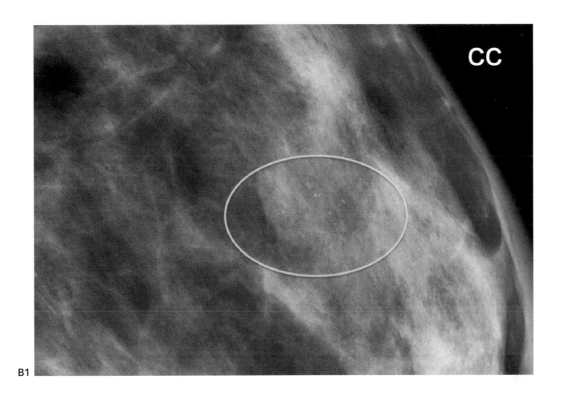

B1

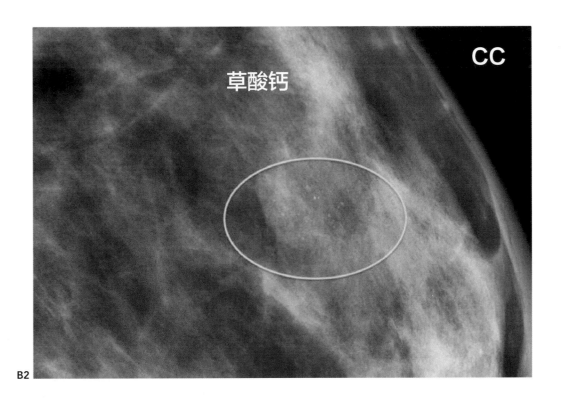

草酸钙

B2

形态

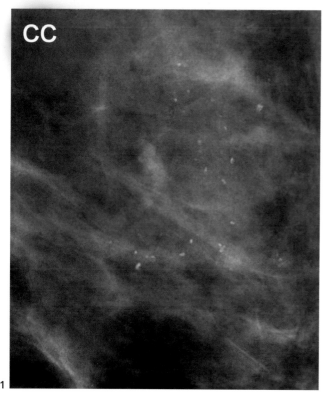

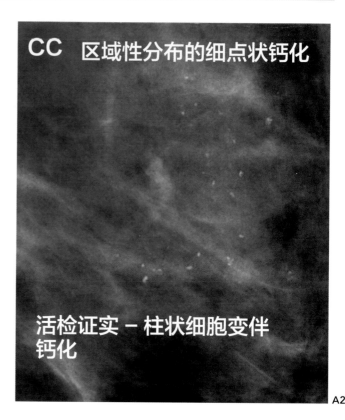

CC　区域性分布的细点状钙化

活检证实 - 柱状细胞变伴钙化

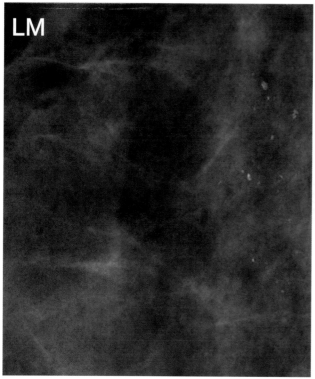

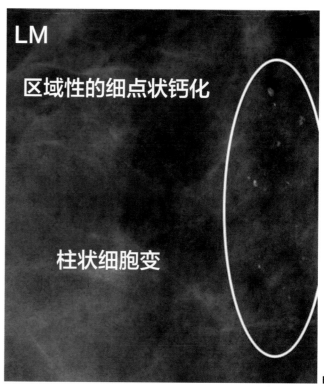

区域性的细点状钙化

柱状细胞变

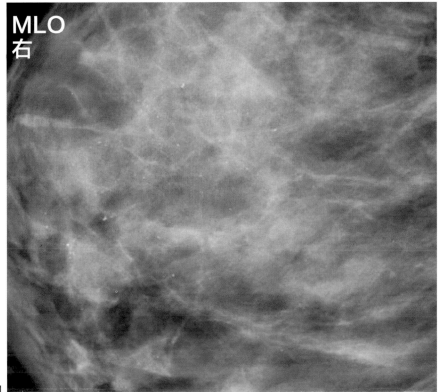

A1

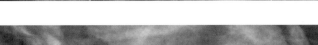

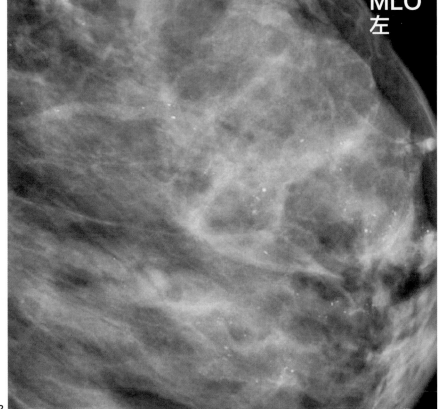

A2

形态

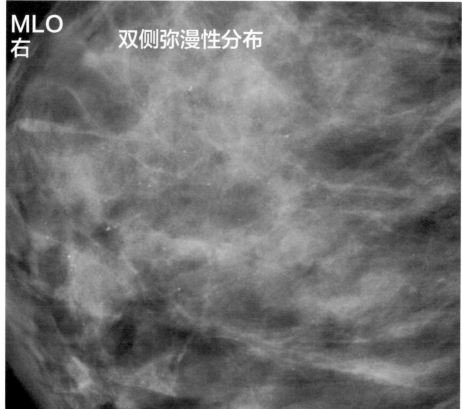

B1

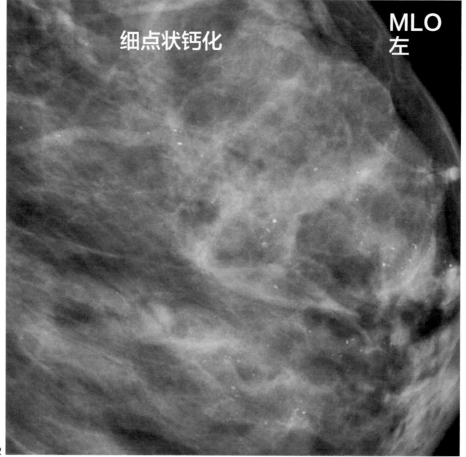

B2

病例 47-4 A、B

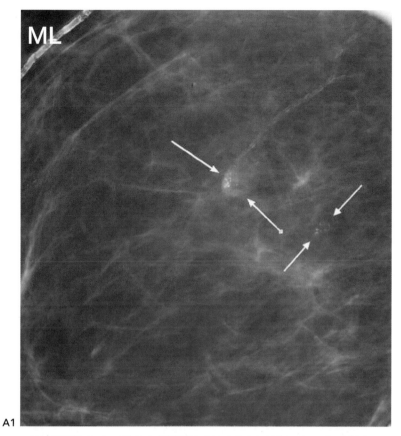

A1

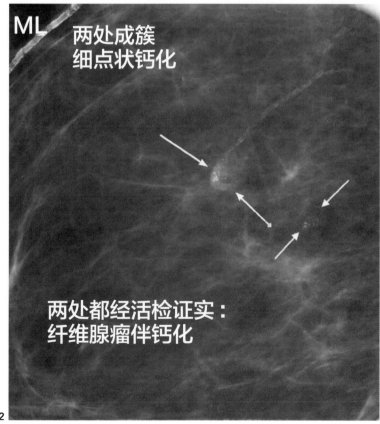

两处成簇
细点状钙化

两处都经活检证实：
纤维腺瘤伴钙化

A2

形态

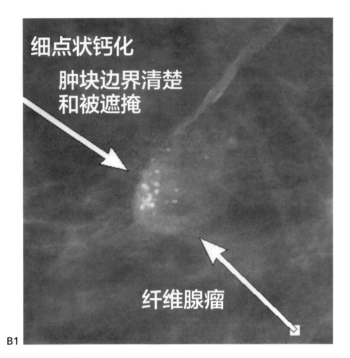

细点状钙化

肿块边界清楚
和被遮掩

纤维腺瘤

B1

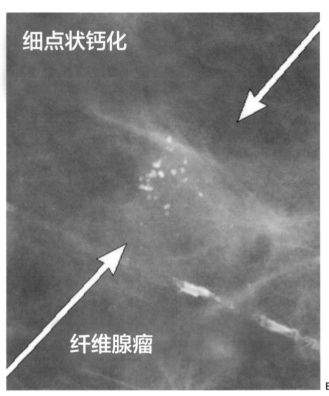

细点状钙化

纤维腺瘤

B2

病例 47–5 A、B

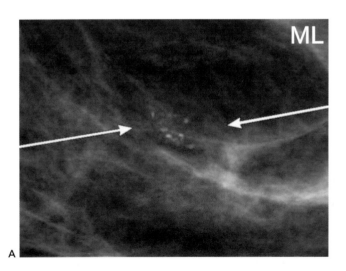

ML

A

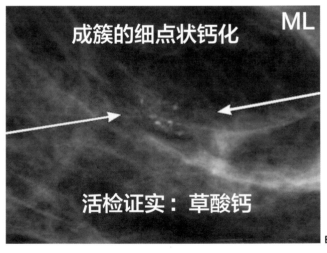

ML

成簇的细点状钙化

活检证实：草酸钙

B

病例 47-6 A、B

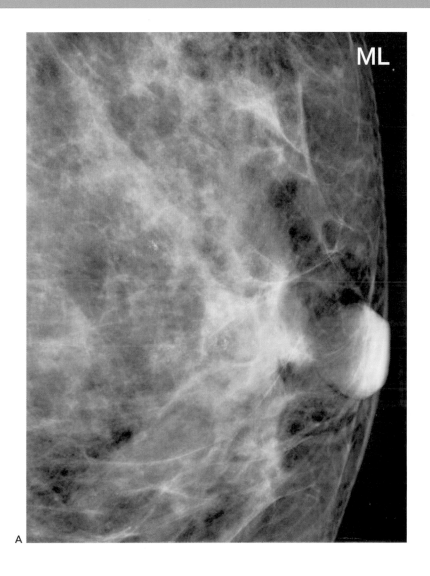

A

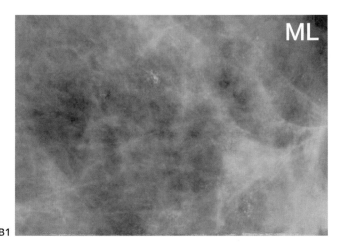

B1

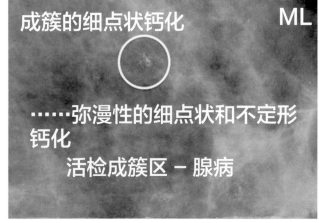

成簇的细点状钙化

……弥漫性的细点状和不定形钙化

活检成簇区 - 腺病

B2

形态

病例 47-7 A、B

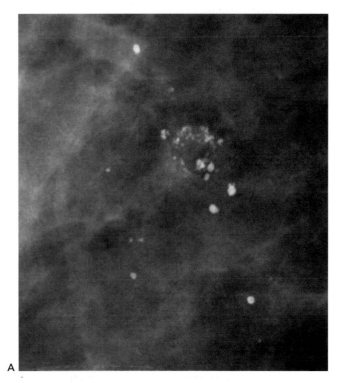

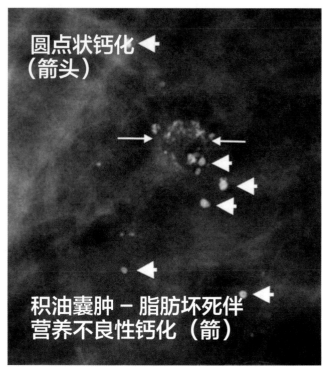

圆点状钙化 ◀
（箭头）

积油囊肿 – 脂肪坏死伴
营养不良性钙化（箭）

A

B

病例 47-8 A、B

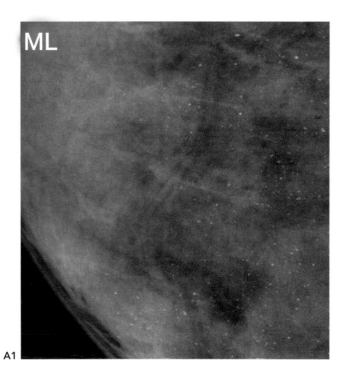

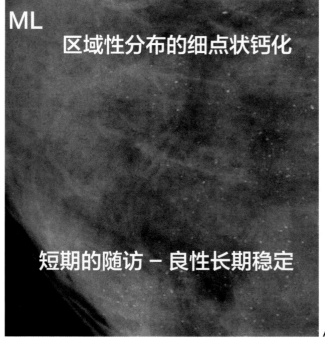

ML

ML

区域性分布的细点状钙化

短期的随访 – 良性长期稳定

A1

A2

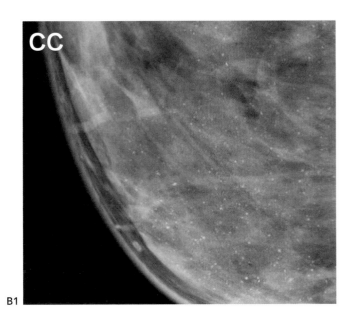

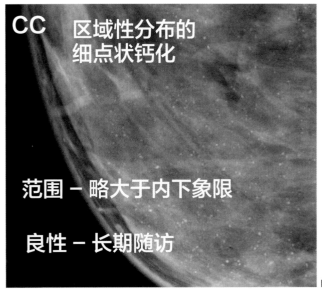

CC 区域性分布的
细点状钙化

范围 – 略大于内下象限

良性 – 长期随访

B1　　B2

病例 47-9 A、B

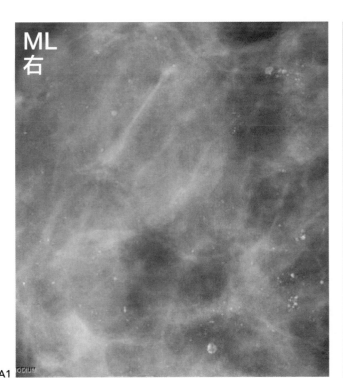

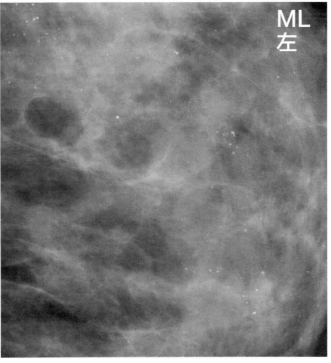

A1　　A2

形态

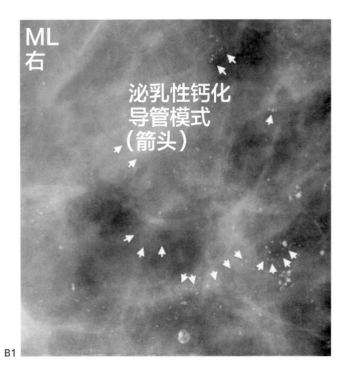

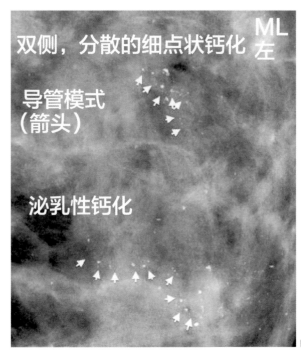

病例 47-10 A、B

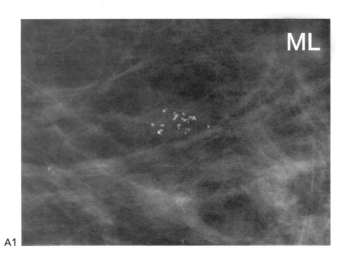

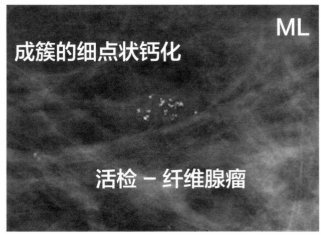

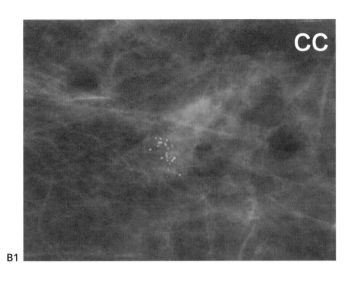

B1

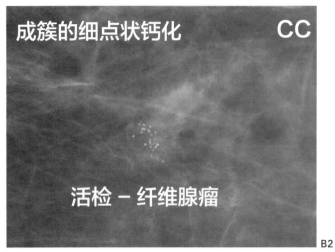

成簇的细点状钙化　CC

活检 – 纤维腺瘤

B2

病例 47-11 A、B

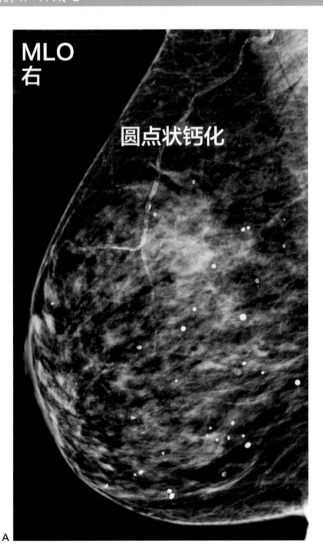

MLO
右

圆点状钙化

A

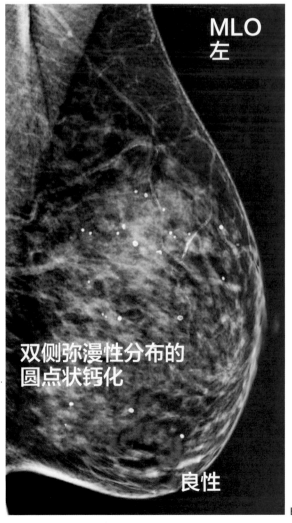

MLO
左

双侧弥漫性分布的
圆点状钙化

良性

B

形态

病例 47-12 A~D

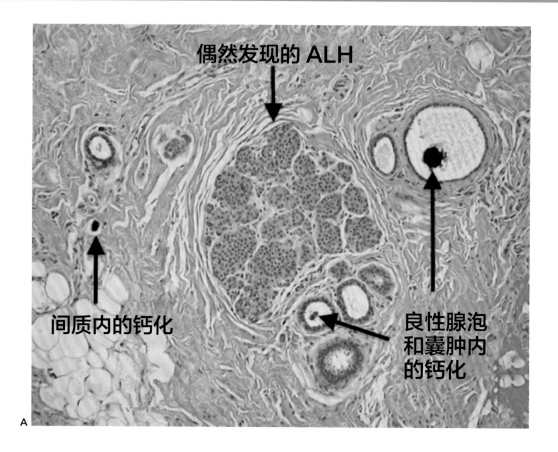

A

偶然发现的 ALH

间质内的钙化

良性腺泡
和囊肿内
的钙化

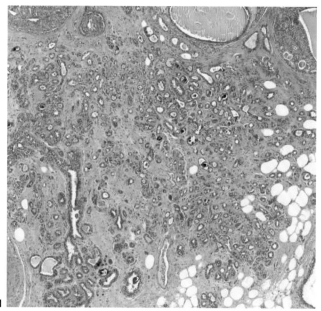

B1

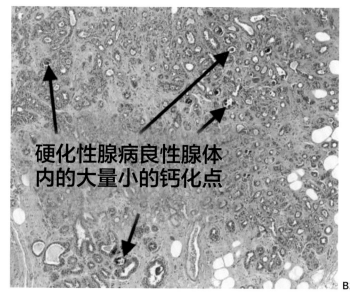

硬化性腺病良性腺体
内的大量小的钙化点

B2

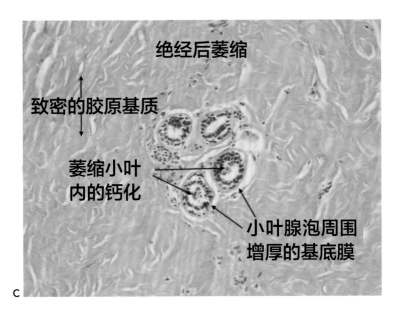

绝经后萎缩

致密的胶原基质

萎缩小叶
内的钙化

小叶腺泡周围
增厚的基底膜

C

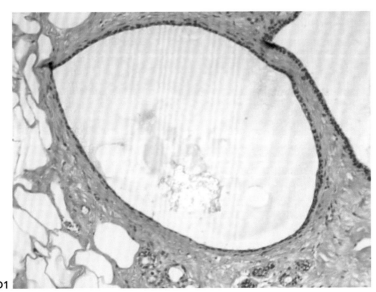

D1

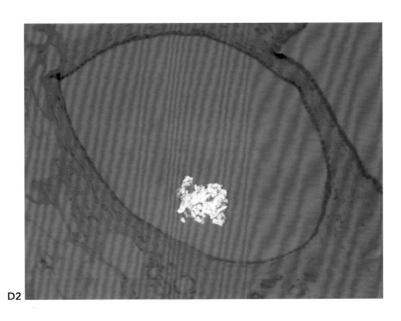

D2

形态

病例 48-1 A~C

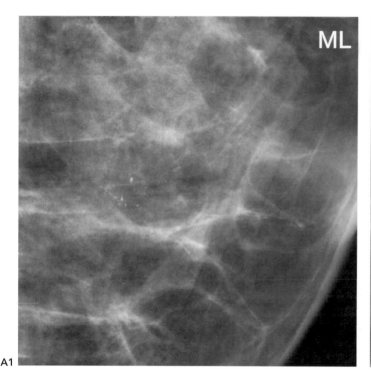

ML

A1

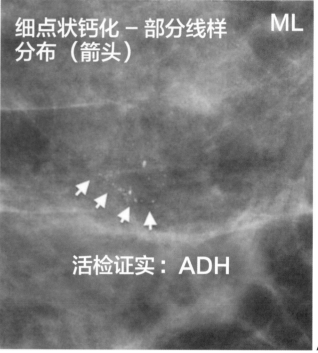

细点状钙化 – 部分线样
分布（箭头）

ML

活检证实：ADH

A2

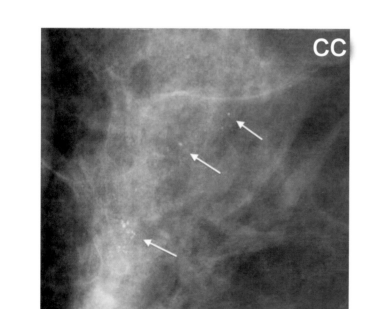

CC

B1

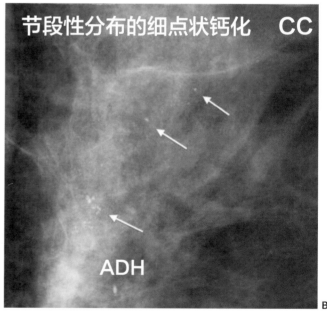

节段性分布的细点状钙化

CC

ADH

B2

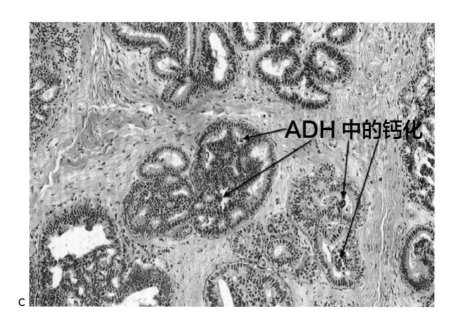

ADH 中的钙化

病例 48-2 A、B

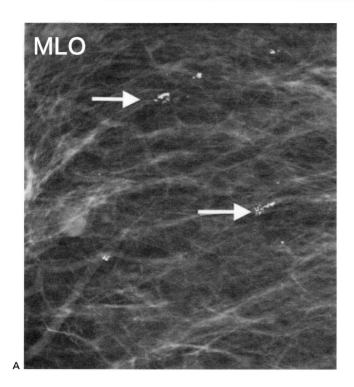

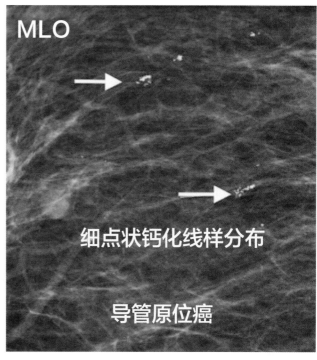

细点状钙化线样分布

导管原位癌

形态

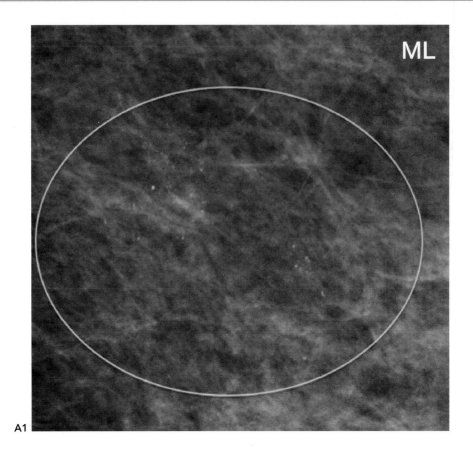

A1

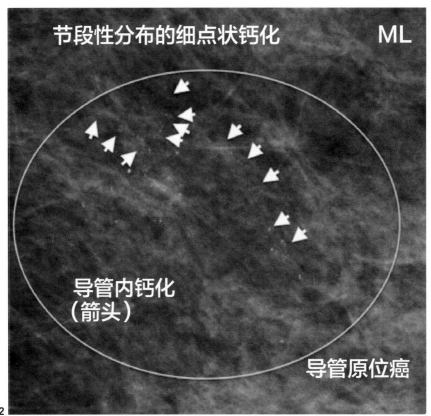

节段性分布的细点状钙化   ML

导管内钙化
（箭头）

导管原位癌

A2

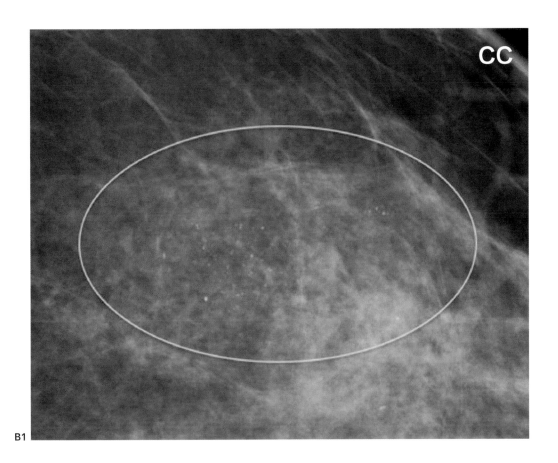

B1

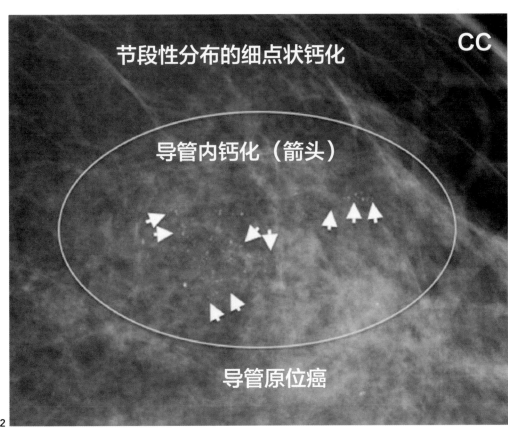

B2

病例 48-4 A

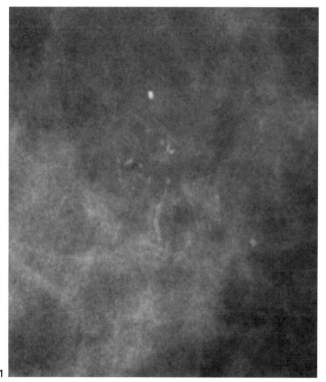
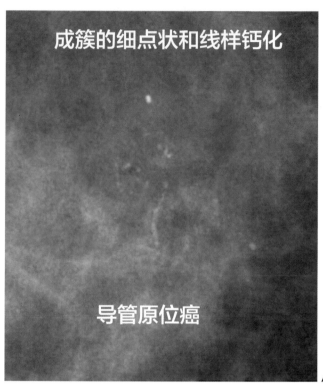

成簇的细点状和线样钙化

导管原位癌

A1   A2

病例 48-5 A、B

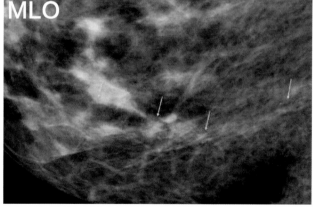
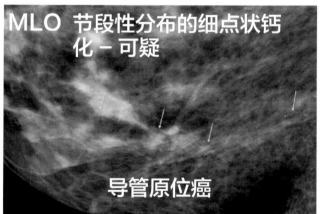

MLO

MLO 节段性分布的细点状钙化 – 可疑

导管原位癌

A1   A2

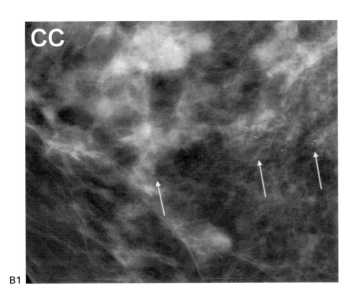

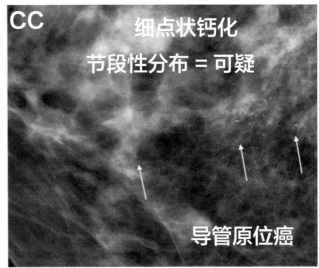

细点状钙化

节段性分布 = 可疑

导管原位癌

病例 48–6 A、B

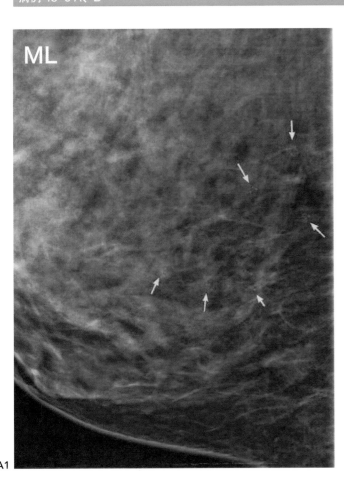

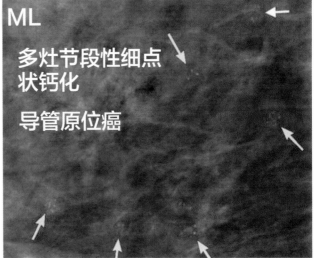

多灶节段性细点状钙化

导管原位癌

形态

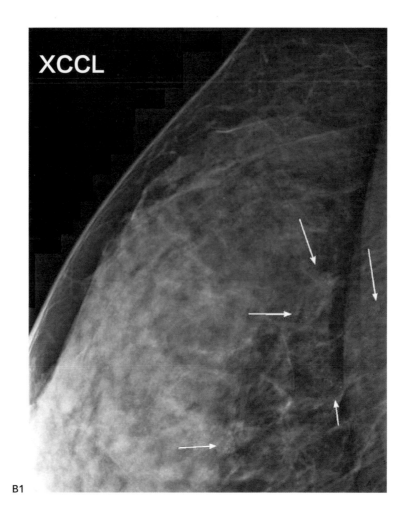

B1

CC

多灶节段性
分布的细点状
钙化

导管原位癌

B2

病例 48–7 A、B

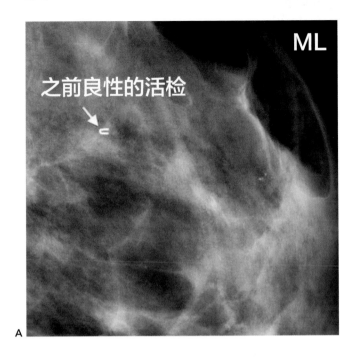

之前良性的活检

A

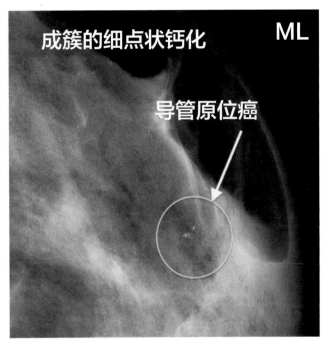

成簇的细点状钙化

ML

导管原位癌

B

病例 49–1 A~D

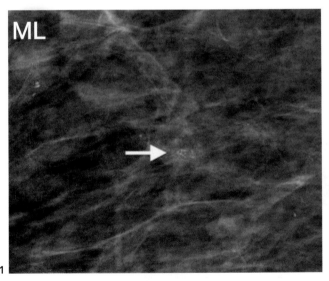

ML

A1

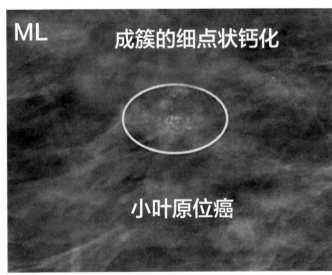

ML

成簇的细点状钙化

小叶原位癌

A2

形态

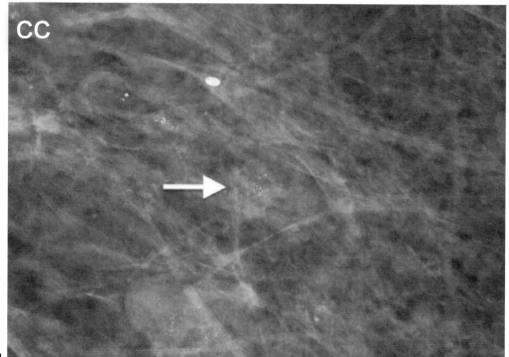

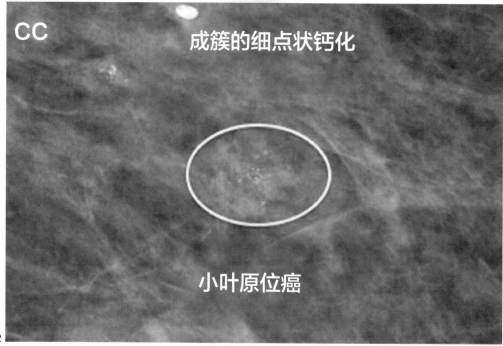

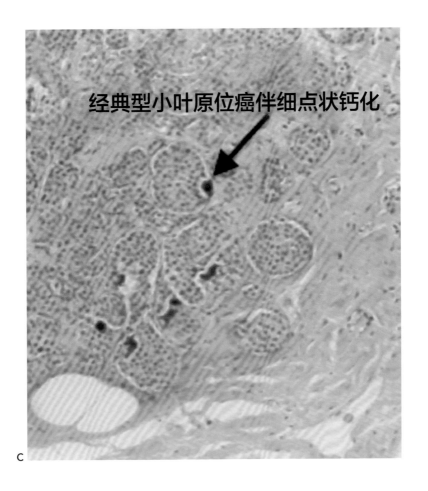

经典型小叶原位癌伴细点状钙化

C

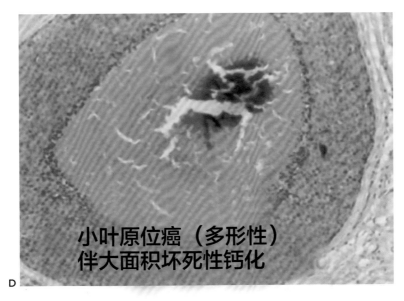

小叶原位癌（多形性）
伴大面积坏死性钙化

D

形态

粗大钙化 / 密集钙化

粗大钙化 / 密集钙化多继发于营养不良，通常为良性，如第 50 章和第 51 章所述。而在第 52 章，这些粗大钙化是伴随恶性肿块发生的。

如前所述，定性应该结合肿块和钙化，并且由差的表现决定。

第 50 章：营养不良与脂肪坏死

在大多数情况下，继发于脂肪坏死和营养不良的粗大、致密的钙化可以追溯到特定事件，如创伤和手术。

第 51 章：透明样变的纤维腺瘤

这些钙化也被称为爆米花样钙化。纤维腺瘤的肿块可能看不见。这些钙化体积大而致密，好发于绝经后的女性。随着时间的推移，这些钙化会逐渐增大、融合。

纤维腺瘤（病例 51-4）：这是一例令人印象深刻的伴有多种钙化的大肿块。有大钙化、小钙化还有线性钙化。

并不是所有的钙化都是粗大的，所以这样钙化非常可疑，并且进行了活检。活检证实肿物的中心为纤维腺瘤。因肿块的异质性和线性钙化而怀疑肿块是恶性，故行手术摘除肿块，而最后的病理结果是纤维腺瘤（病例 52-1 中的钙化表现相似的肿块是浸润性导管癌）。

第 52 章：浸润性导管癌

浸润性导管癌（IDC）（病例 52-1）：这例稠密钙化表现为在 5 年内进展。在首次乳腺 X 线片上（A），钙化被认为是透明变纤维腺瘤的一部分。2 年后（B），钙化的数量增加。肿块的边缘变得不模糊，可见毛刺征。这些钙化依然被认为是纤维腺瘤的一部分。在首次乳腺 X 线摄影的 5 年后（C 和 D），钙化呈多形性表现；密集钙化，部分粗钙化。注意钙化线性分布，指向乳头。肿块非常明显（由于患者不配合，运动伪影不可避免）。超声图（E）可见肿块伴有粗大钙化，并且钙化沿着导管走行，指向乳头，这就是 IDC。活检未发现纤维腺瘤组织。

病例 50-1 A、B

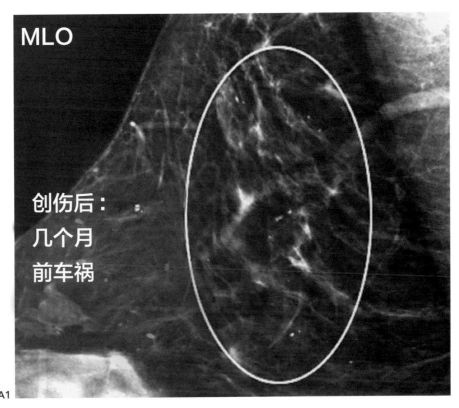

A1

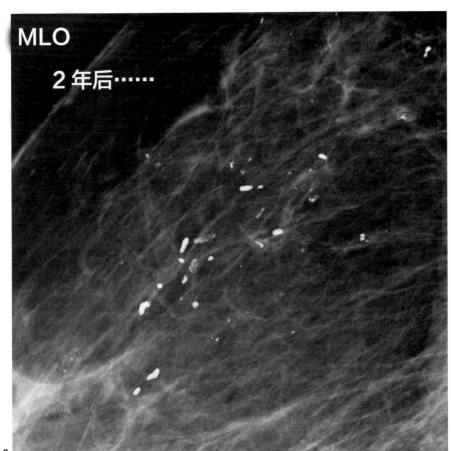

A2

形态

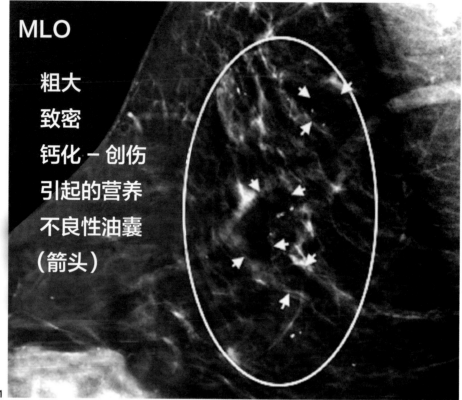

MLO

粗大
致密
钙化－创伤
引起的营养
不良性油囊
（箭头）

B1

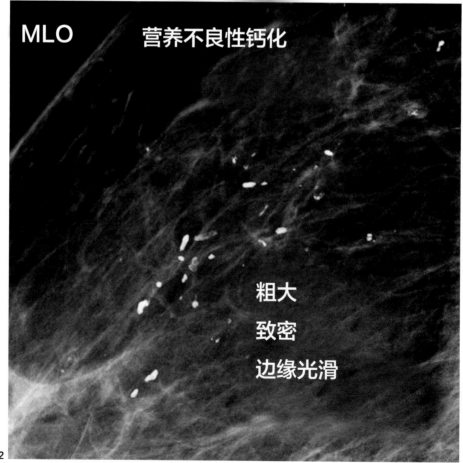

MLO　营养不良性钙化

粗大
致密
边缘光滑

B2

病例 50-2 A~D

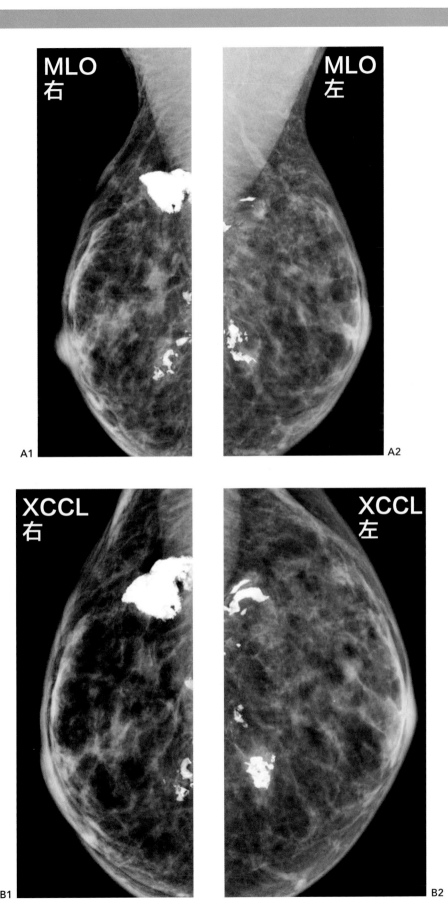

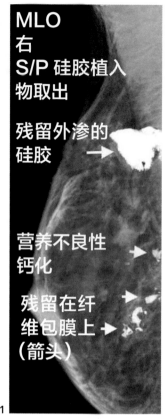

MLO
右
S/P 硅胶植入
物取出

残留外渗的
硅胶 →

营养不良性
钙化 ▶

残留在纤
维包膜上 ▶
（箭头）

C1

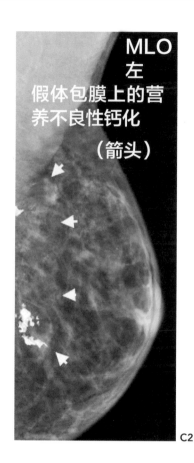

MLO
左
假体包膜上的营
养不良性钙化
（箭头）

C2

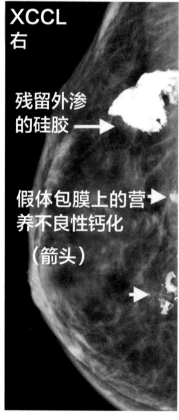

XCCL
右

残留外渗
的硅胶 ⟶

假体包膜上的营 ▶
养不良性钙化
（箭头）

D1

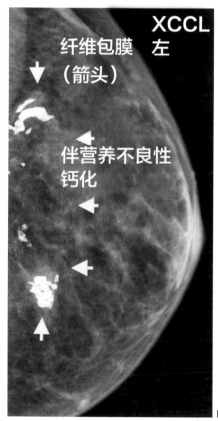

XCCL
左
纤维包膜
（箭头）

伴营养不良性
钙化

D2

病例 50-3 A、B

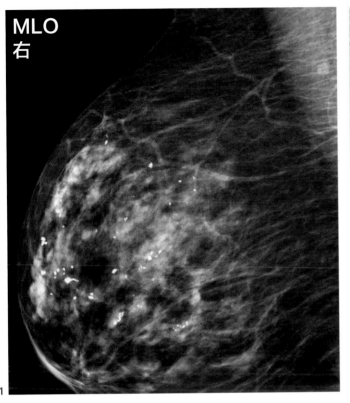

MLO
右

A1

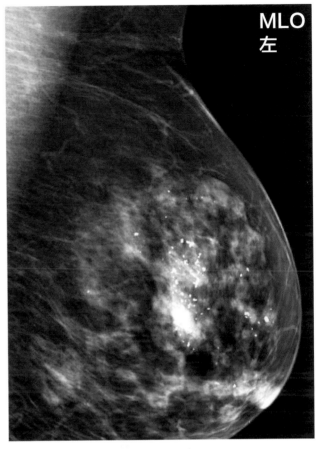

MLO
左

A2

MLO
右　　双侧、粗大、圆点状钙化

B1

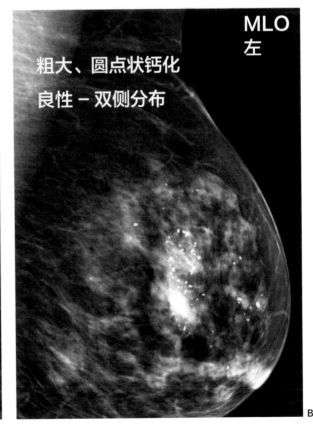

MLO
左

粗大、圆点状钙化

良性 – 双侧分布

B2

形态

病例 50-4 A、B

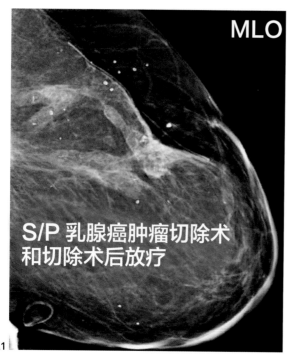

A1

MLO

S/P 乳腺癌肿瘤切除术
和切除术后放疗

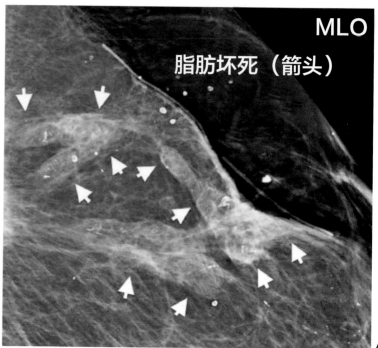

MLO

脂肪坏死（箭头）

A2

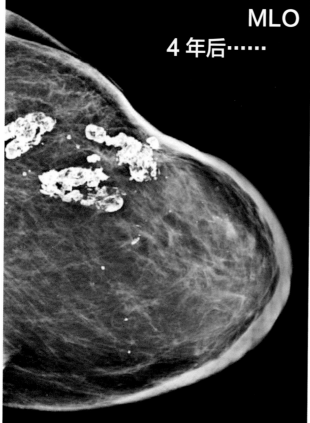

MLO

4 年后······

B1

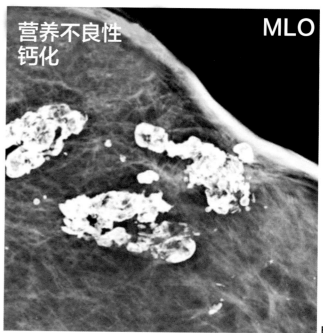

营养不良性
钙化

MLO

B2

病例 50-5 A、B

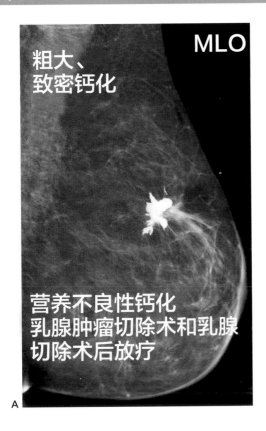

MLO

粗大、
致密钙化

营养不良性钙化
乳腺肿瘤切除术和乳腺
切除术后放疗

A

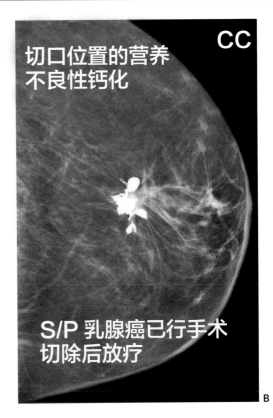

CC

切口位置的营养
不良性钙化

S/P 乳腺癌已行手术
切除后放疗

B

病例 50-6 A、B

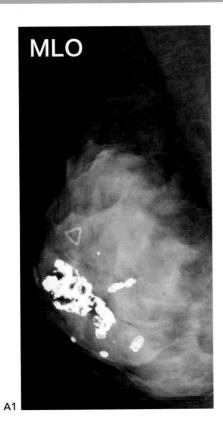

MLO

A1

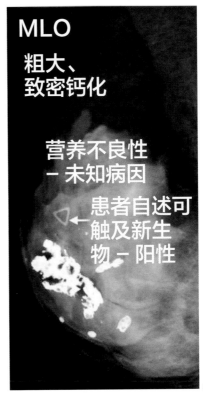

MLO

粗大、
致密钙化

营养不良性
- 未知病因

患者自述可
触及新生
物 - 阳性

A2

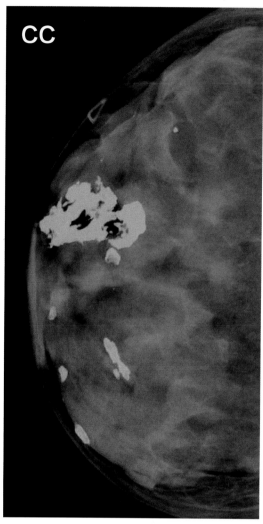

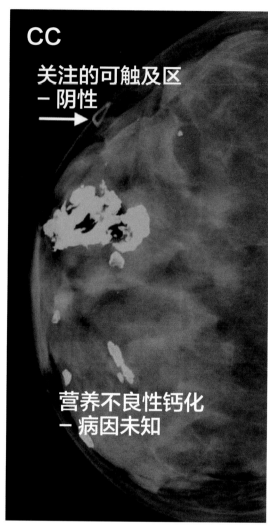

关注的可触及区
－阴性

营养不良性钙化
－病因未知

B1

B2

病例 50-7

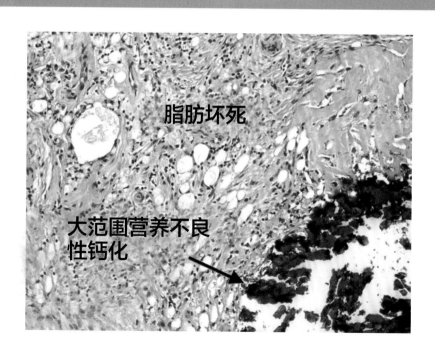

脂肪坏死

大范围营养不良
性钙化

病例 51-1 A、B

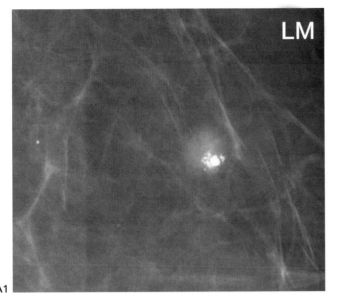

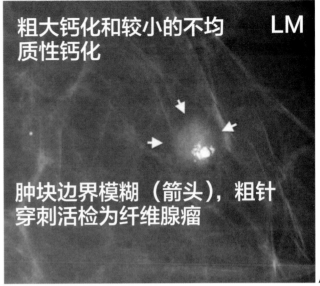

粗大钙化和较小的不均质性钙化

肿块边界模糊（箭头），粗针穿刺活检为纤维腺瘤

良性钙化，爆米花样：透明变性的纤维腺瘤

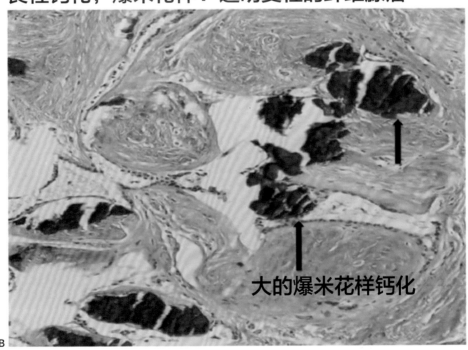

大的爆米花样钙化

形态

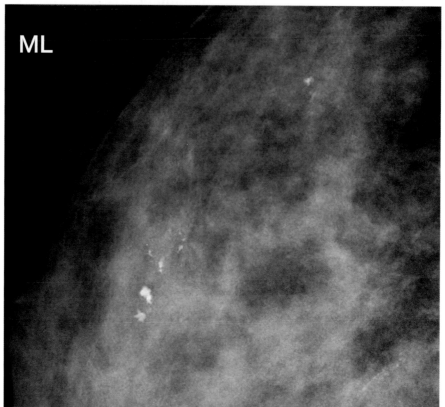

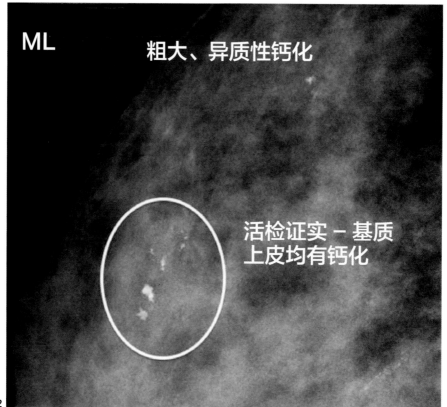

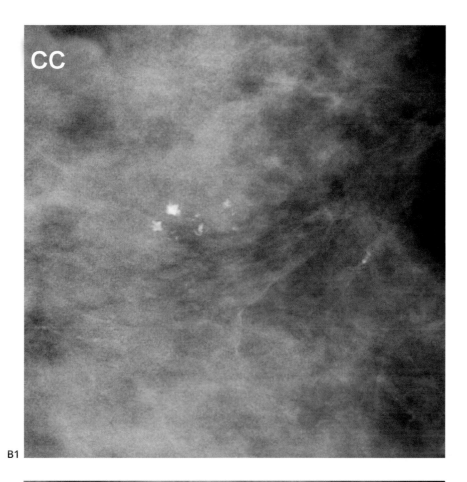

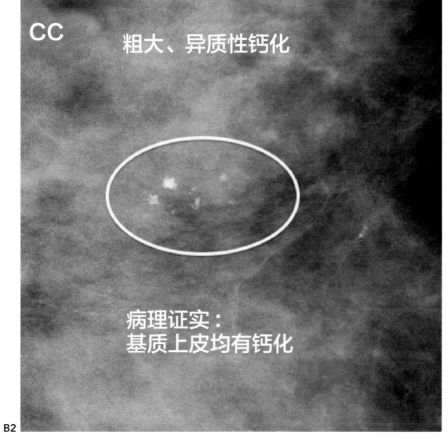

粗大、异质性钙化

病理证实：
基质上皮均有钙化

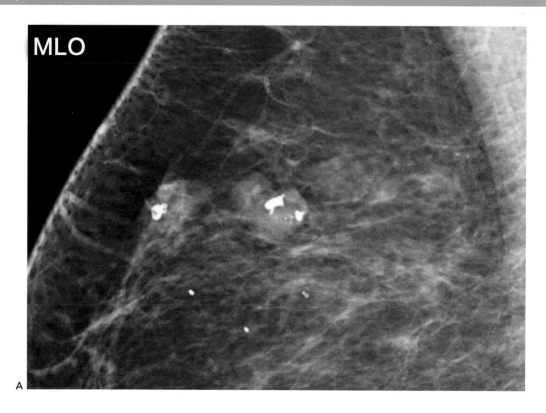

A

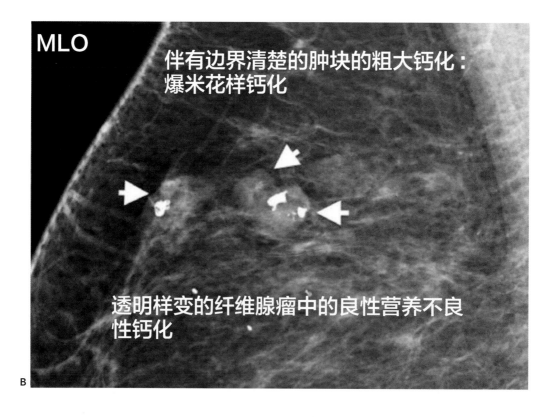

伴有边界清楚的肿块的粗大钙化：
爆米花样钙化

透明样变的纤维腺瘤中的良性营养不良
性钙化

B

病例 51-4 A、B

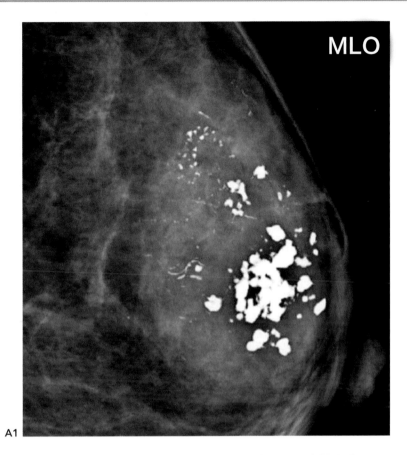

边界模糊的肿块的粗大、线性、异质性钙化（箭头）

手术切除：
纤维腺瘤

病例 51-4 A、B

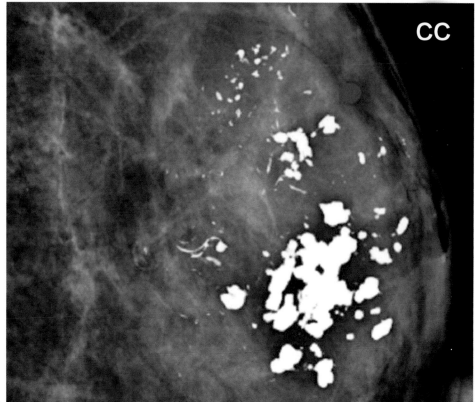

B1

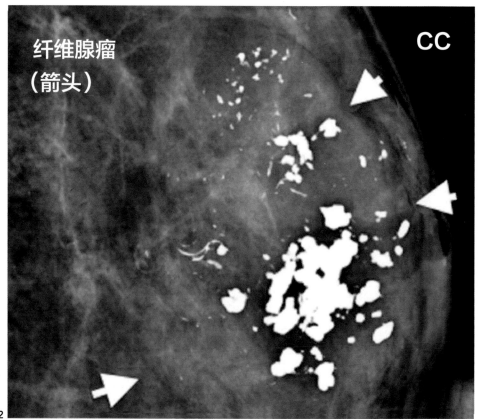

纤维腺瘤
（箭头）

B2

病例 52-1 A~E

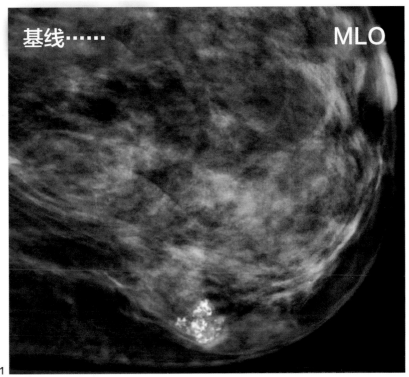

A1

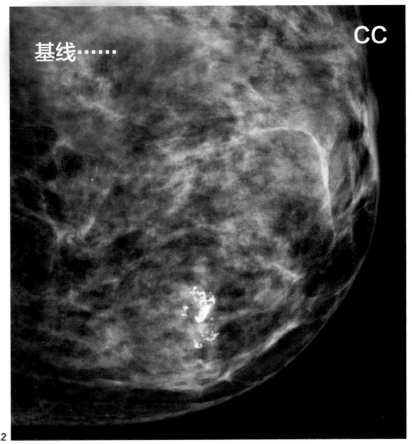

A2

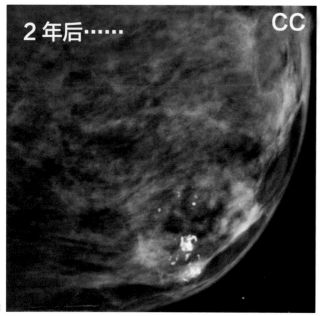

2 年后……

CC

B1

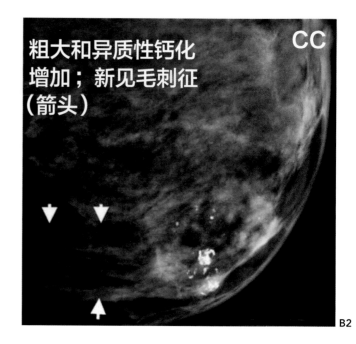

粗大和异质性钙化
增加；新见毛刺征
（箭头）

CC

B2

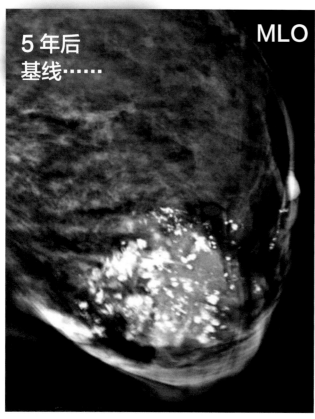

5 年后
基线……

MLO

C1

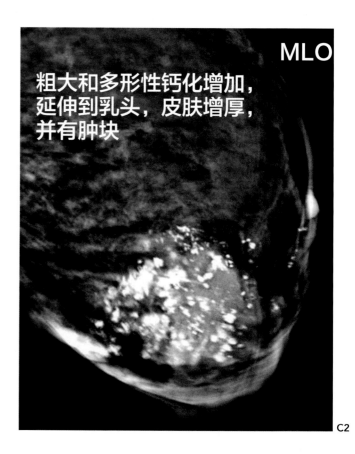

粗大和多形性钙化增加，
延伸到乳头，皮肤增厚，
并有肿块

MLO

C2

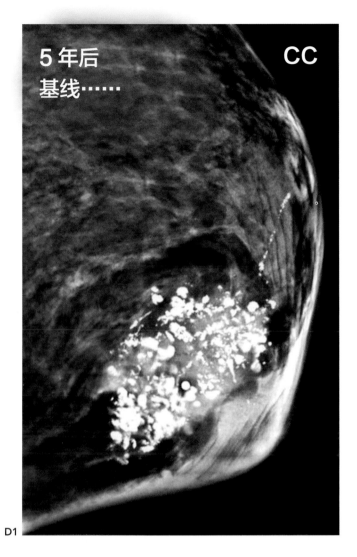

5 年后
基线⋯⋯⋯
CC

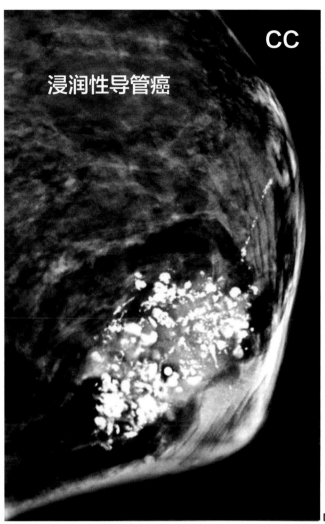

浸润性导管癌
CC

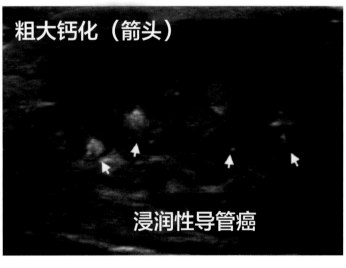

导管内钙化扩
展向乳头

粗大钙化（箭头）

浸润性导管癌

形态

病例 52-2 A~D

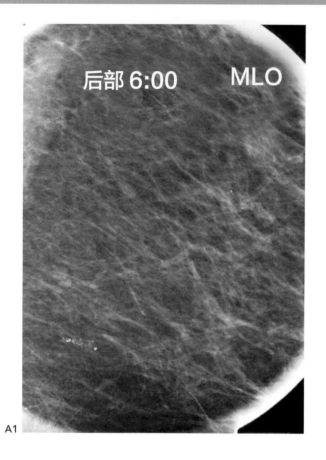

后部 6:00　　MLO

A1

前部 6:00　　MLO

A2

后部 6:00　　MLO

成簇的细点状钙化

纤维腺瘤

B1

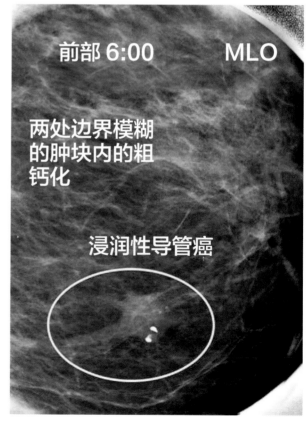

前部 6:00　　MLO

两处边界模糊
的肿块内的粗
钙化

浸润性导管癌

B2

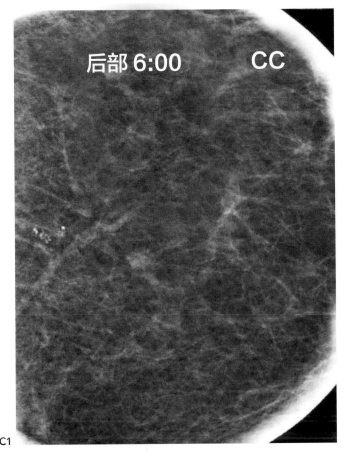

后部 6:00　CC

C1

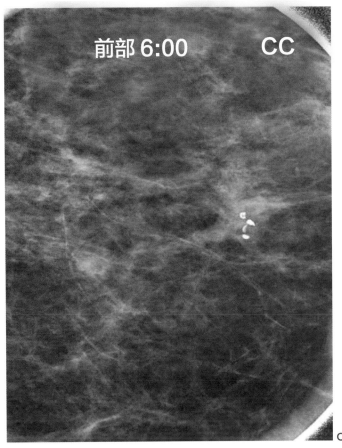

前部 6:00　CC

C2

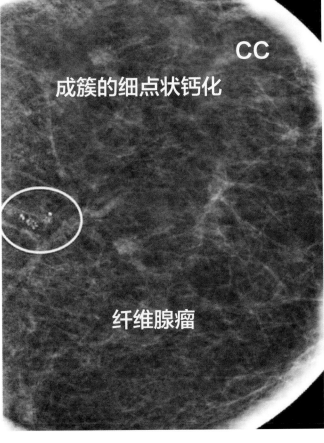

CC

成簇的细点状钙化

纤维腺瘤

D1

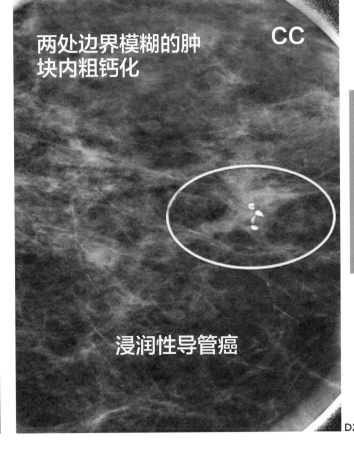

两处边界模糊的肿块内粗钙化　CC

浸润性导管癌

D2

形态

病例 52-3

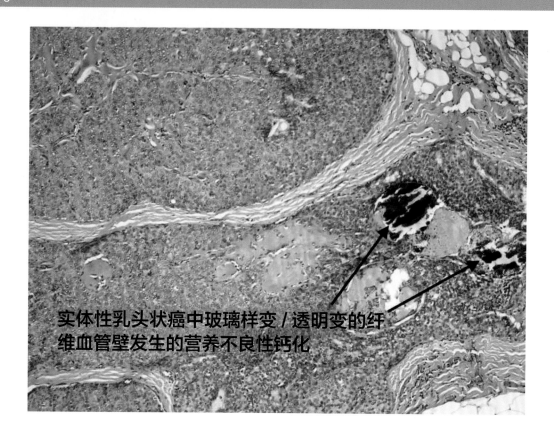

实体性乳头状癌中玻璃样变 / 透明变的纤维血管壁发生的营养不良性钙化

无定形钙化 / 模糊钙化

　　无定形钙化体积太小以至于缺乏可界定的形状，如"宝宝粉"。这种形式的钙化可能是良性，也可能是恶性。因此，钙化分布是决定活检或随访的关键特征。聚集分布的钙化需要进行活检，弥漫性分布的钙化随访即可。

　　（由于这类钙化体积较小而且对比度低，所以很难在纸上重现，需要高聚焦及放大照像才能显示。请谅解像素问题）。

病例 53-1 A~C

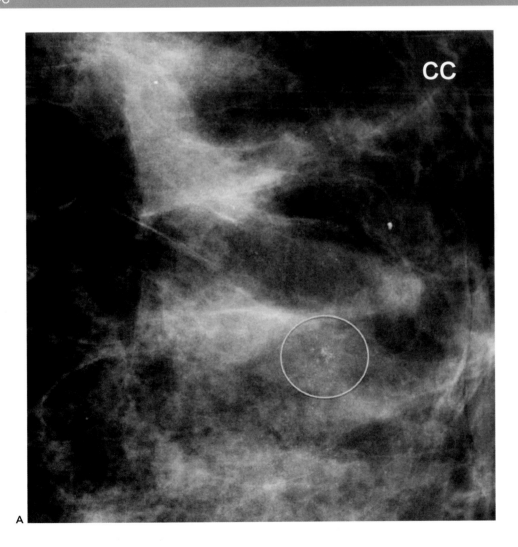

CC

A

形态

425

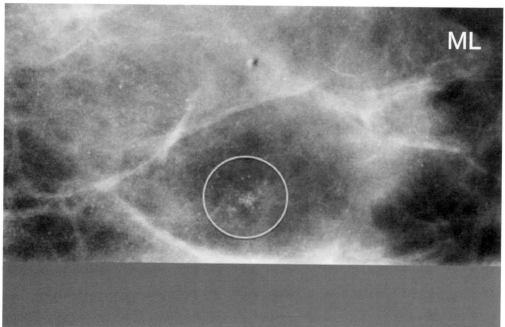

B1

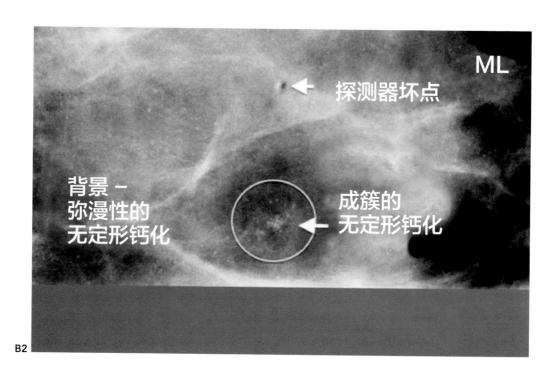

B2

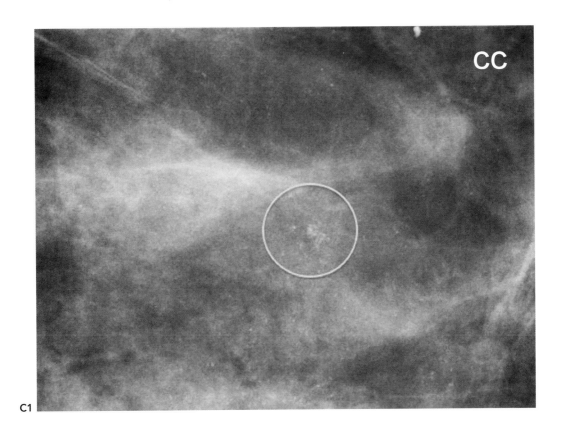

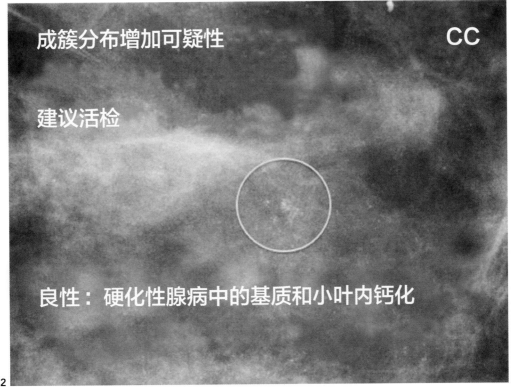

形态

病例 53-2 A、B

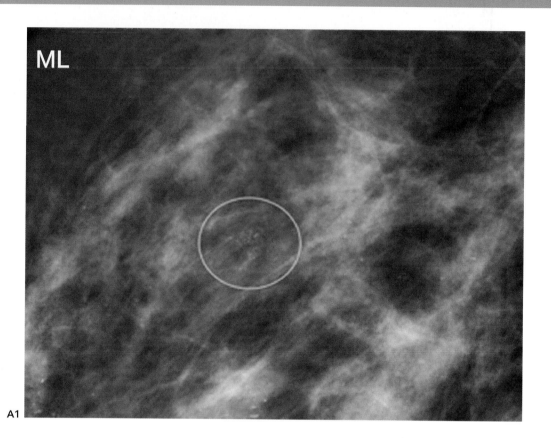

ML

A1

ML

成簇：无定形钙化分布提高了怀疑的
等级：
活检

背景：散在细点状和茶杯状钙化；分布
和形态 = 良性

A2

病例 53-2 A、B

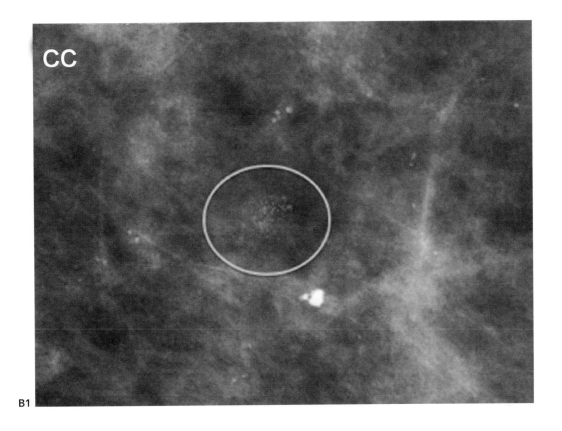

B1

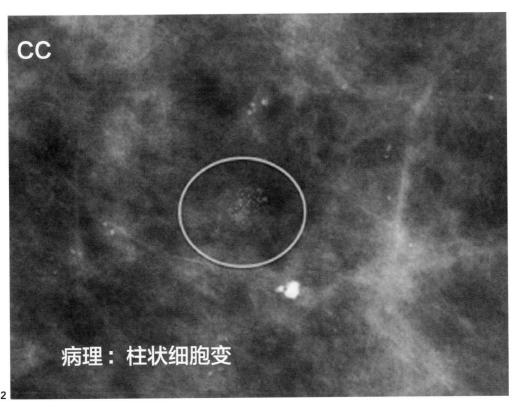

病理：柱状细胞变

B2

病例 53-3 A、B

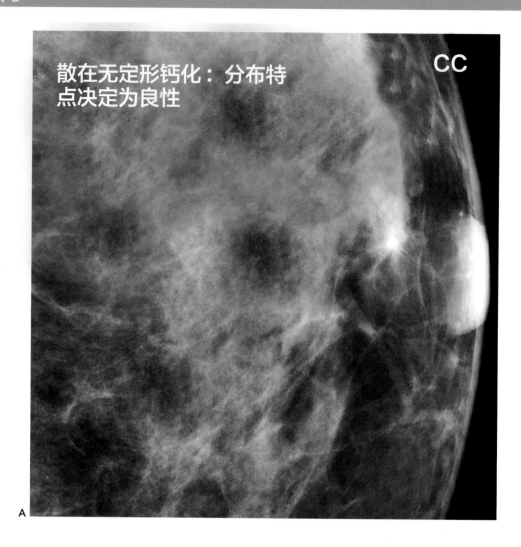

散在无定形钙化：分布特
点决定为良性

CC

A

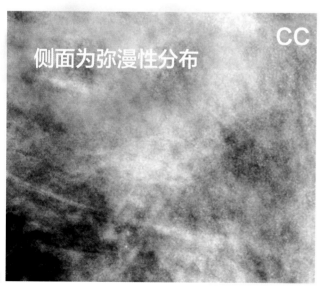

侧面为弥漫性分布

CC

B1

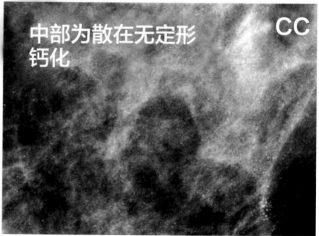

中部为散在无定形
钙化

CC

B2

病例 54-1 A、B

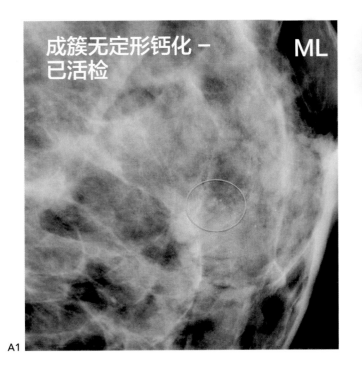

成簇无定形钙化 –
已活检　ML

A1

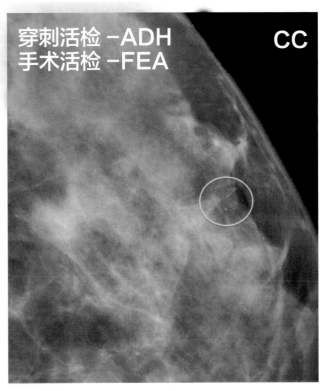

穿刺活检 –ADH
手术活检 –FEA　CC

A2

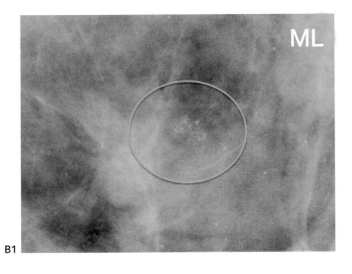

ML

B1

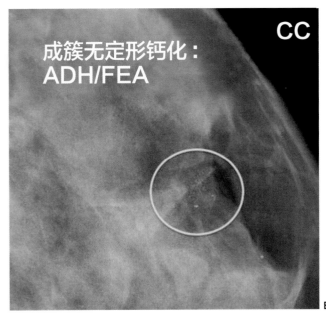

成簇无定形钙化：
ADH/FEA　CC

B2

形态

病例 54-2 A、B

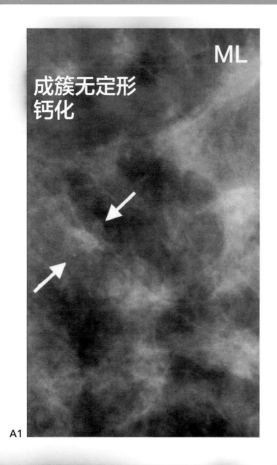

成簇无定形
钙化

ML

A1

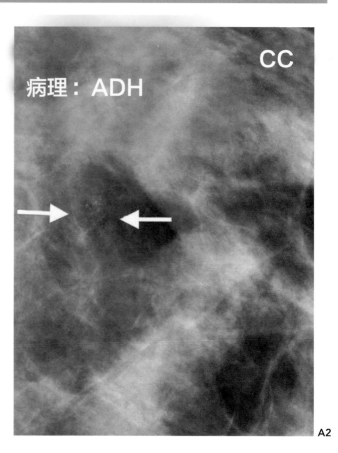

病理：ADH

CC

A2

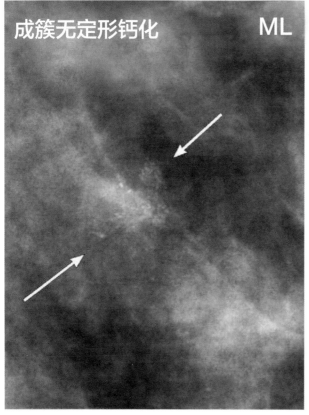

成簇无定形钙化

ML

B1

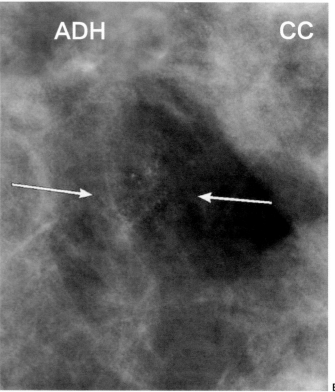

ADH

CC

B2

病例 54–3 A、B

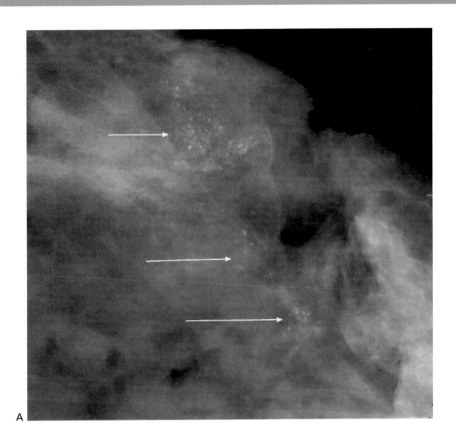

A

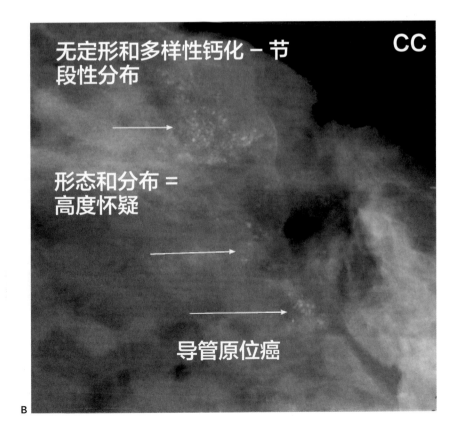

无定形和多样性钙化 – 节
段性分布

CC

形态和分布 =
高度怀疑

导管原位癌

B

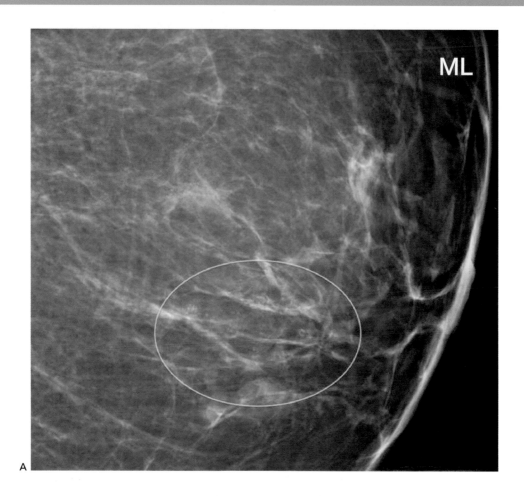

A

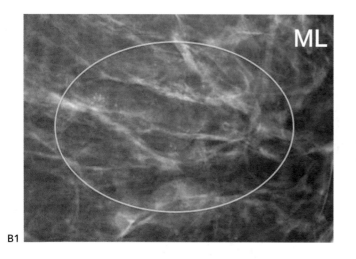

B1

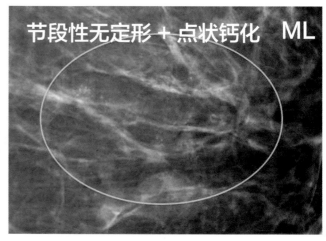

节段性无定形 + 点状钙化   ML

B2

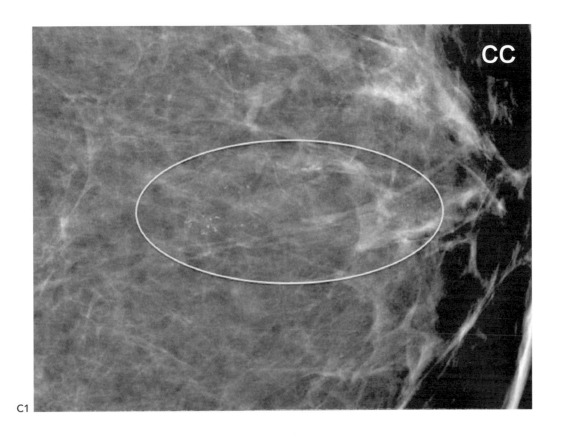

C1

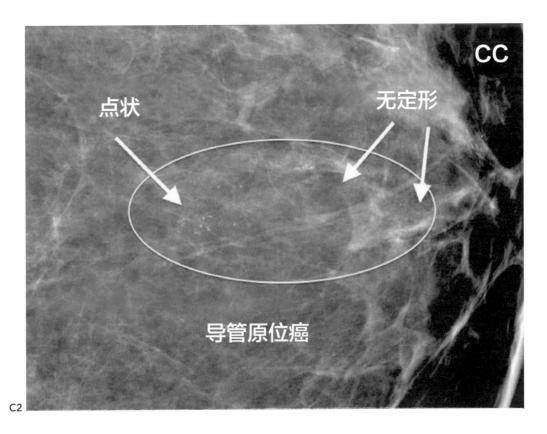

C2

形态

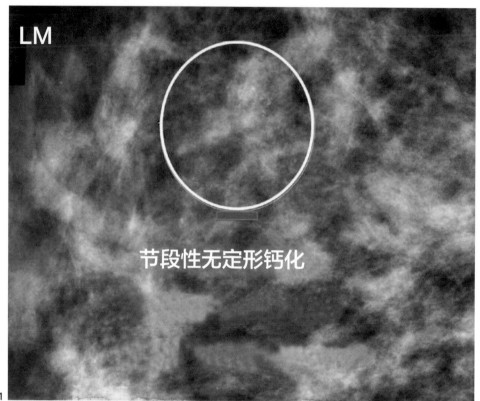

节段性无定形钙化

A1

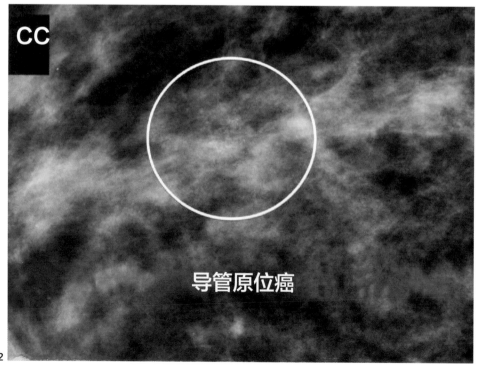

导管原位癌

A2

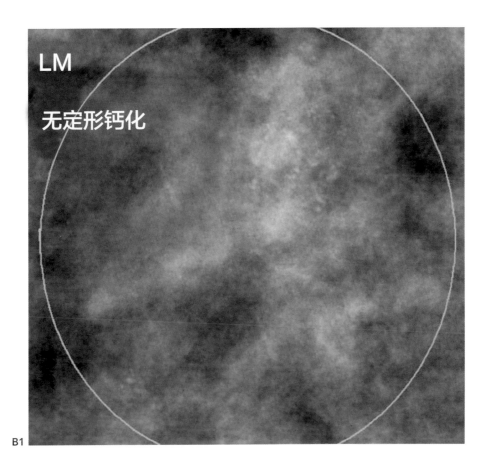

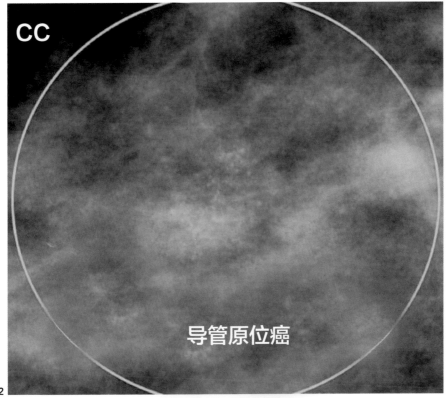

结构扭曲

V

形态：
结构扭曲

结构扭曲是除肿块及钙化外可能预示乳腺癌的第三种常见的重要成像特征。乳腺作为一个三维立体结构，其二维成像会造成组织重叠，易与结构扭曲混淆，使结构扭曲难以分辨。鉴别结构扭曲的关键是寻找放射状或轮辐状分布的直线影以及锐利的成角边缘。

谨记：人体内不存在自然的直线！因此不论任何脏器，应当持续密切评估这种成像。

结构扭曲与毛刺状边缘相似；唯一不同是前者缺乏中央致密的特征，在 55 章、56 章及 57 章中，你会发现无论是良性的放射状及手术瘢痕，还是恶性病变，其结构扭曲的表现均十分相似。由于结构扭曲反映的恶性肿瘤较良性多，因此这种成像常提示需要组织学活检以除外手术瘢痕、外伤及感染等。

注意乳腺癌患者的手术病史，否则很容易将结构扭曲 / 毛刺样肿块误认为手术瘢痕而延误乳腺癌的诊断。应尽可能查看术前可以显示目标病灶及位置的图像，查看导丝定位片了解手术位置。当评估结构扭曲部位时，这些影像资料对于决定哪里是术后瘢痕可以提供重要的参考。一些外科医生为了使手术切口美观，在皮肤下建立"隧道"，因此这种患者皮肤表面瘢痕可能不能反应手术切除的位置。

第 55 章：拟似结构扭曲的重叠组织

为了发现结构扭曲的微小区域，可以通过筛查召回以证明是否是组织重叠。以下病例来自诊断阴性的筛查人群。这与评估筛查人群非对称致密及局灶性非对称致密的思维相似。在随后的章节里将会对这些病例进行讨论。

如之前阐述的，要注意寻找放射状分布的直线影。

从筛查中召回的病例通常仅仅基于一个投照方位。为寻找细微的直线影，检查中应用放大摄影，焦点大小为 0.1mm（标准摄影焦点大小为 0.3mm），或许可以发现组织周围的细节。

值得注意的是，一个单独成像可能不足以排除结构扭曲。应确保可疑区域成像，采用其他手段获得辅助成像，如旋转成像，全面评估可疑区域，通过筛查评估可疑病灶等级。

除此之外，如果筛查的结果有疑义，但是诊断性检查为组织重叠，此时可能倾向良性，并建议 6 个月的随访以确定可疑部位的阴性结果，此种方法与局灶性非对称致密的诊断方式类似。

注意，无法确定发生什么，绝不进行 6 个月的随访。如果你发现自己这样想，应询问同事获得第二种意见并且获得其他成像。6 个月随访，可能为良性的分类，应是根据资料及经验所做的判断，但是额外的稳定数据资料会巩固良性的印象。

当报告 BI-RADS 3 可能是良性类别时，请注意：由于此类别是最有可能延误乳腺癌诊断的分类，因此建议对于为何评估为良性进行特殊阐述。例如："（发现）可能良性是因为……（这里列出良性标准）……建议短期随访以确定这些发现保持良性表现。"事实上，如果这个部位发生乳腺癌，如果你的观点是基于你明确陈述的合理的理由，那么这份报告还是站得住脚的。

第 56 章：放射状瘢痕与手术瘢痕

病例 56-1 是典型的结构扭曲，特别是在以下 3 种影像学检查方式的某一个投照方向：乳腺 X 线、超声、MRI。该区域经过手术切除，最终术后病理诊断为"复杂硬化性病变"。本病例选取的病理切片显示了 3 种成像均可见的纤维束结构。然而，这些切片中并没有显示复杂硬化性病变。

病例 55-1 A、B

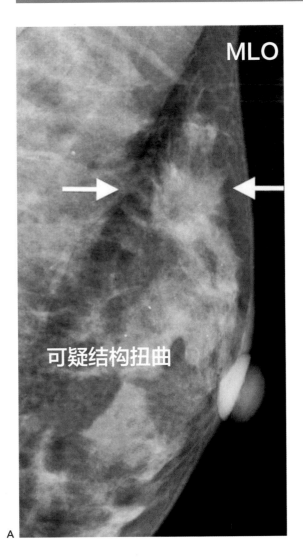

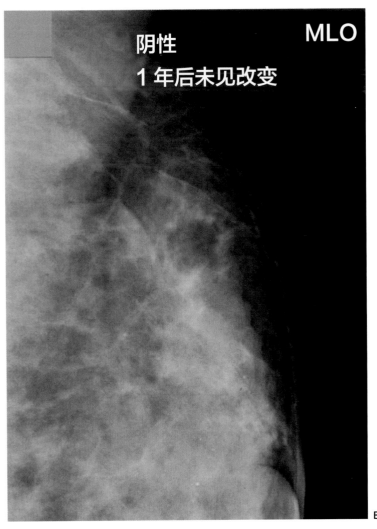

形态·结构扭曲

病例 55-2 A、B

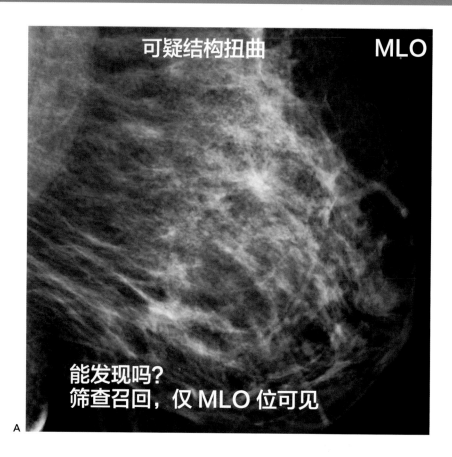

A

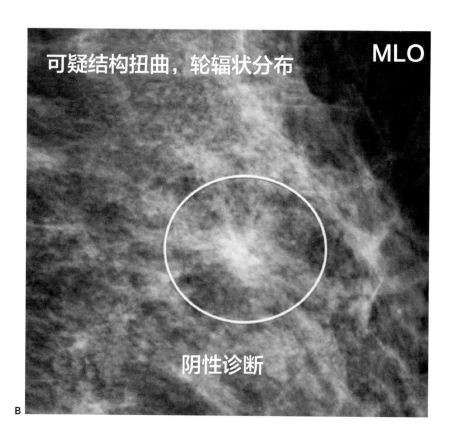

B

病例 55-3 A~C

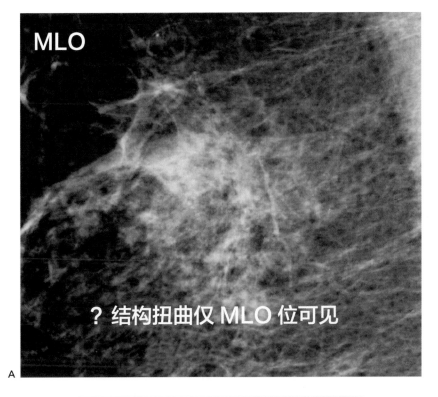

A

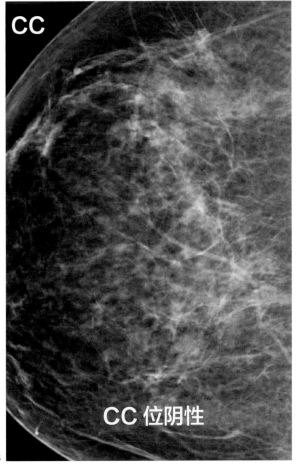

B

病例 55-3 A~C

形态：结构扭曲

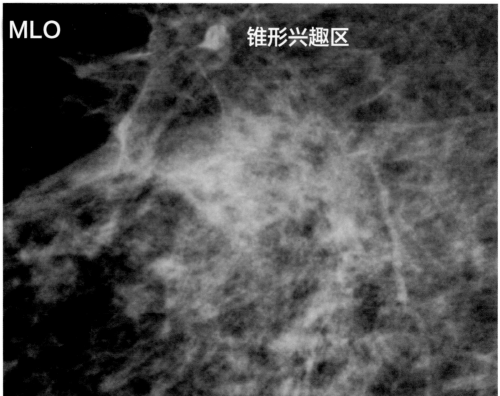

C1

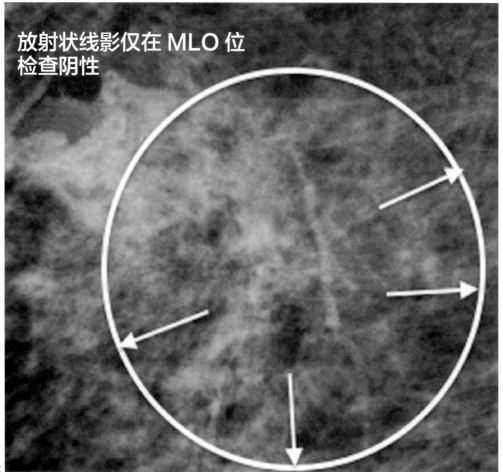

C2

病例 55–4 A、B

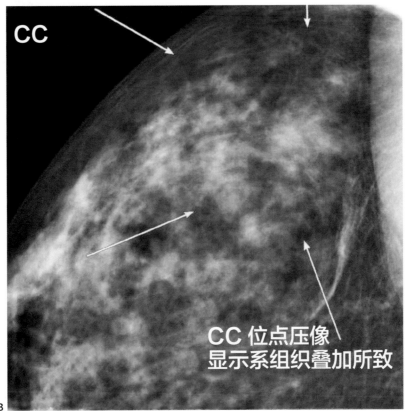

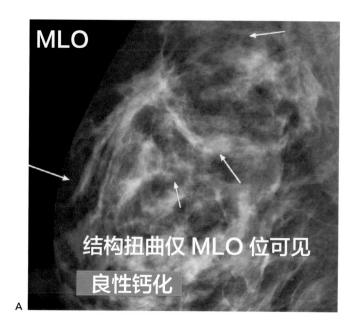

MLO

结构扭曲仅 MLO 位可见

良性钙化

A

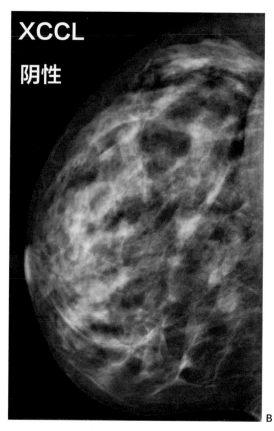

XCCL

阴性

B

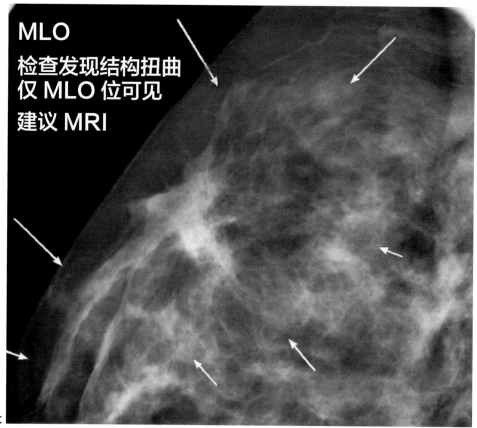

MLO
检查发现结构扭曲
仅 MLO 位可见
建议 MRI

C

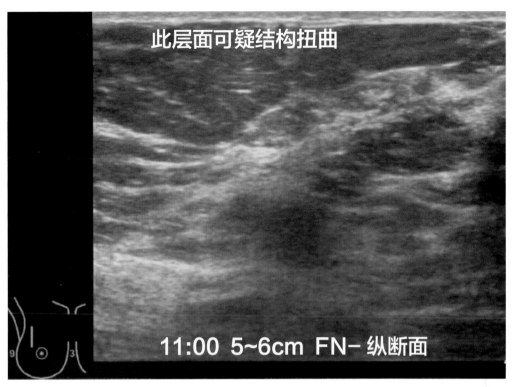

此层面可疑结构扭曲

11:00 5~6cm FN- 纵断面

D1

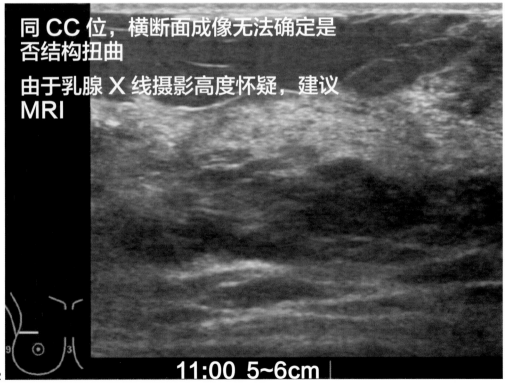

同 CC 位，横断面成像无法确定是
否结构扭曲

由于乳腺 X 线摄影高度怀疑，建议
MRI

11:00 5~6cm

D2

形态·结构扭曲

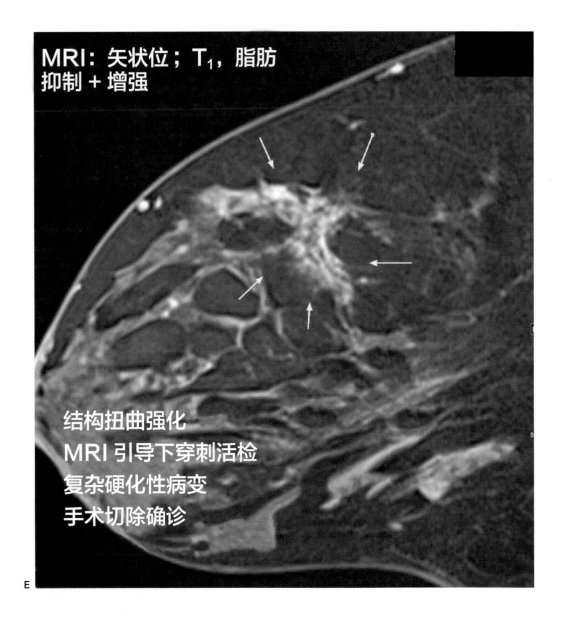

MRI：矢状位；T$_1$，脂肪抑制＋增强

结构扭曲强化
MRI 引导下穿刺活检
复杂硬化性病变
手术切除确诊

E

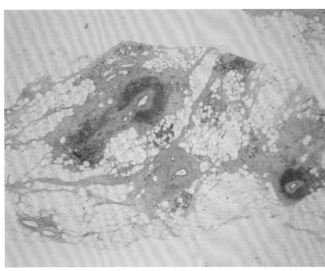

F1

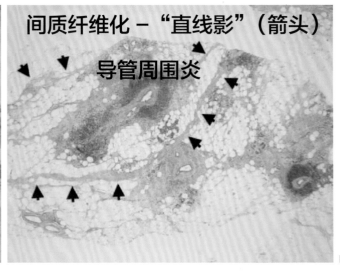

间质纤维化－"直线影"（箭头）

导管周围炎

F2

病例 56-2 A~D

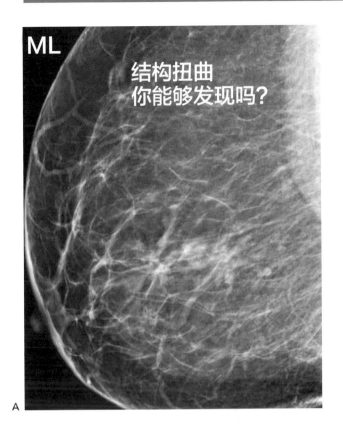

ML

结构扭曲
你能够发现吗?

A

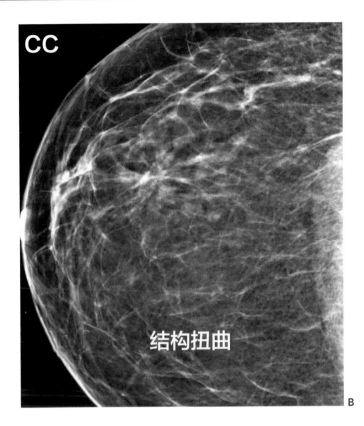

CC

结构扭曲

B

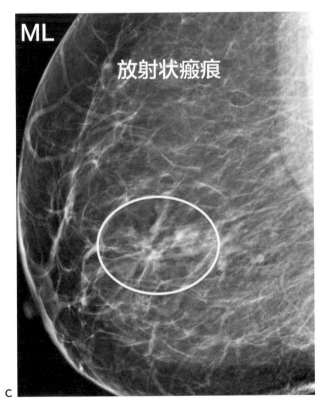

ML

放射状瘢痕

C

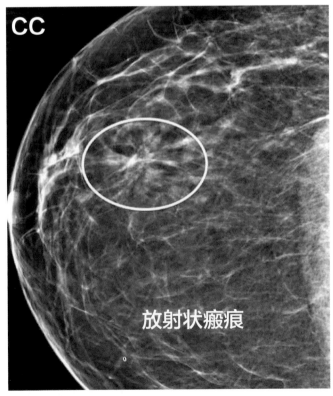

CC

放射状瘢痕

D

形态 · 结构扭曲

病例 56-3 A~E

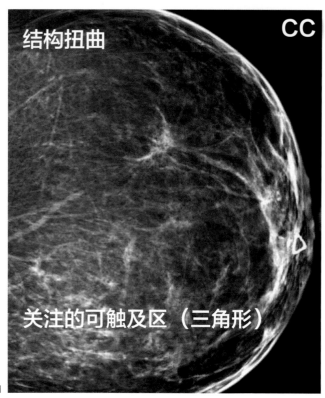

结构扭曲

关注的可触及区（三角形）

A1

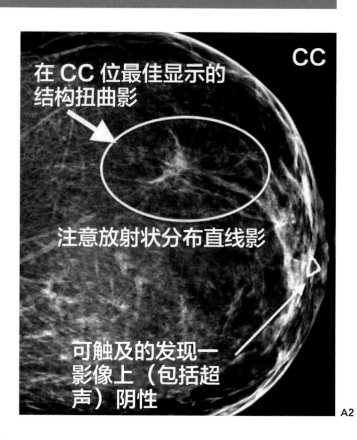

在 CC 位最佳显示的
结构扭曲影

注意放射状分布直线影

可触及的发现一
影像上（包括超
声）阴性

A2

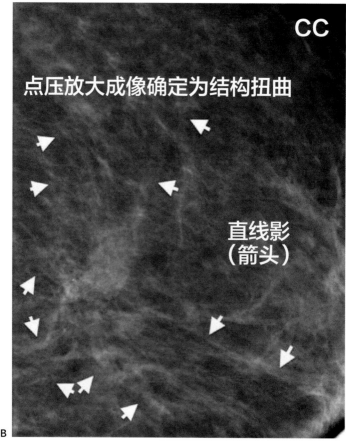

点压放大成像确定为结构扭曲

直线影
（箭头）

B

病例 56-3 A~E

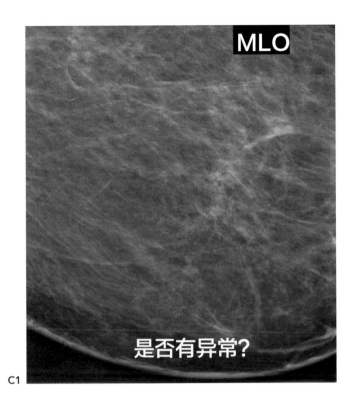

MLO

是否有异常？

C1

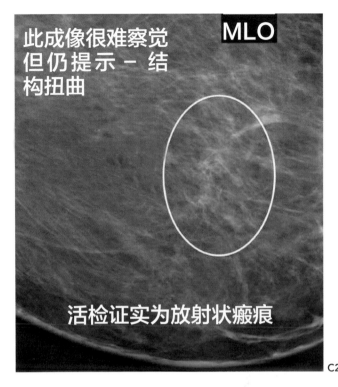

此成像很难察觉
但仍提示 – 结
构扭曲

MLO

活检证实为放射状瘢痕

C2

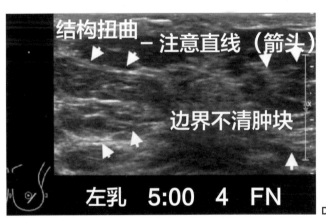

结构扭曲 — 注意直线（箭头）

边界不清肿块

左乳　5:00　4　FN

D1

D2

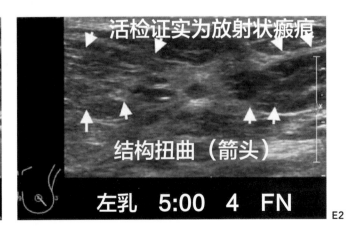

活检证实为放射状瘢痕

结构扭曲（箭头）

左乳　5:00　4　FN

E1

E2

形态·结构扭曲

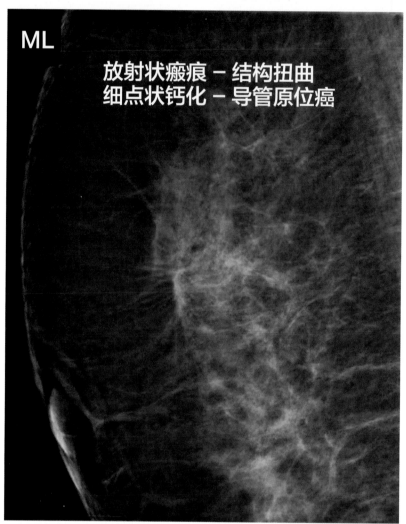

放射状瘢痕 – 结构扭曲
细点状钙化 – 导管原位癌

A1

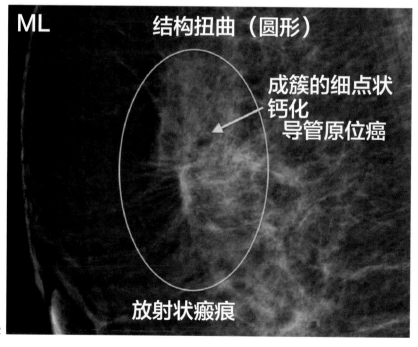

结构扭曲（圆形）

成簇的细点状
钙化
导管原位癌

放射状瘢痕

A2

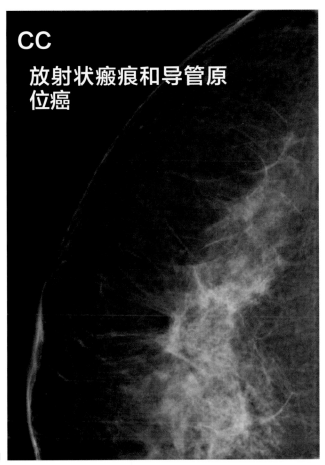

CC

放射状瘢痕和导管原位癌

B1

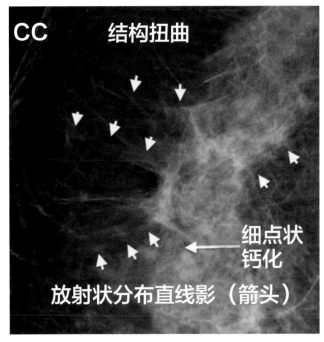

CC　结构扭曲

细点状
钙化

放射状分布直线影（箭头）

B2

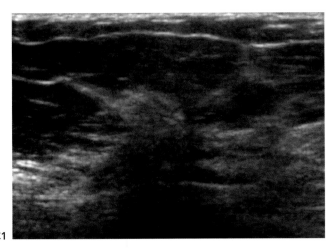

C1

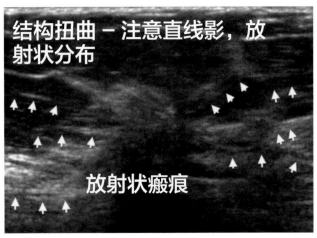

结构扭曲 – 注意直线影，放射状分布

放射状瘢痕

C2

形态：结构扭曲

放射状瘢痕

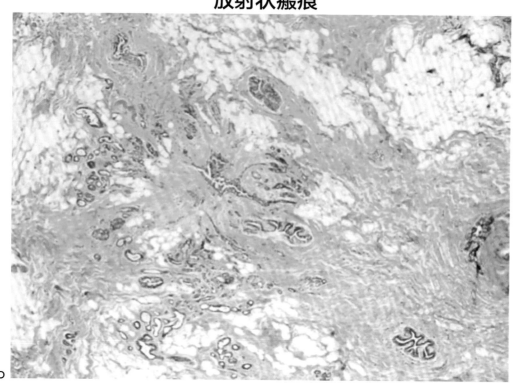

D

放射状瘢痕

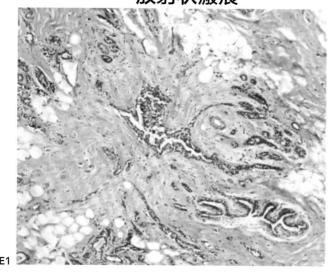

E1

放射状瘢痕

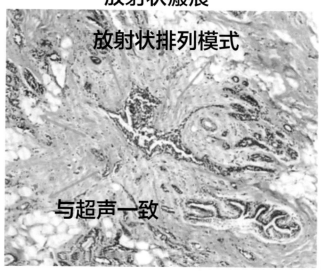

放射状排列模式

与超声一致

E2

导管原位癌伴钙化

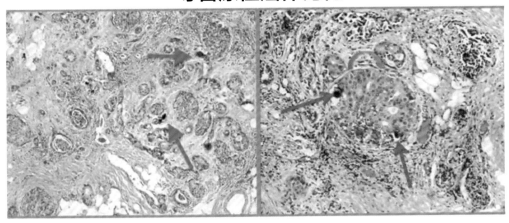

导管原位癌
（弧形绿色箭）

导管原位癌内、外钙化
（蓝色箭）

F

病例 56-5 A、B

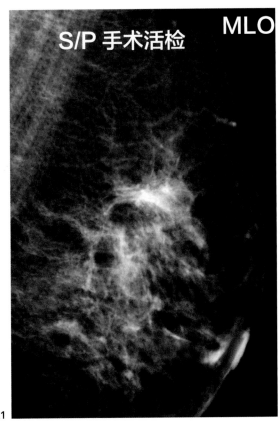

S/P 手术活检　MLO

A1

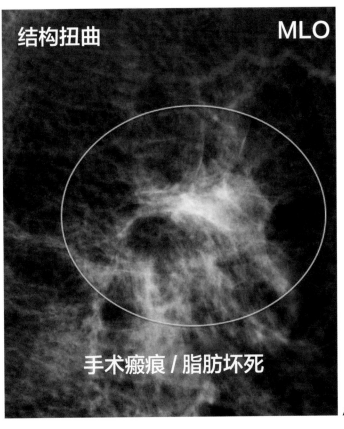

结构扭曲　MLO

手术瘢痕 / 脂肪坏死

A2

形态·结构扭曲

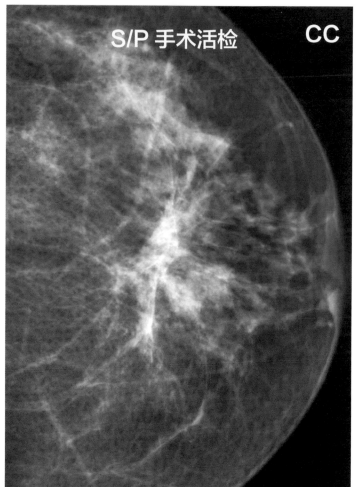

B1

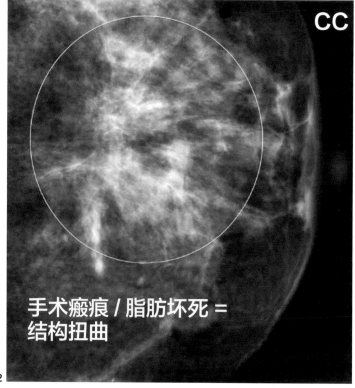

手术瘢痕 / 脂肪坏死 =
结构扭曲

B2

病例 56-6 A~C

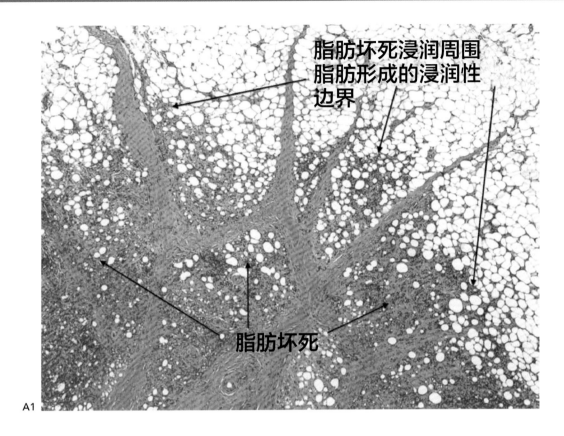

脂肪坏死浸润周围
脂肪形成的浸润性
边界

脂肪坏死

A1

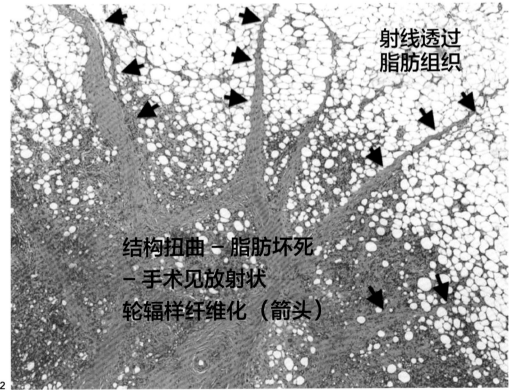

射线透过
脂肪组织

结构扭曲 – 脂肪坏死
– 手术见放射状
轮辐样纤维化（箭头）

A2

形态·结构扭曲

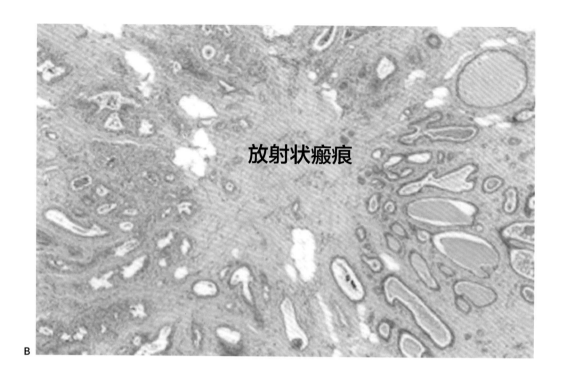

B

放射状瘢痕

放射状瘢痕

被轮辐状的可透过放射线的脂肪（呈黑色）所包绕的软组织密度影（箭头）

结构扭曲的乳腺 X 线模式：

黑 - 白线
黑 - 白线
黑 - ⋯⋯

C

病例 57-1 A~D

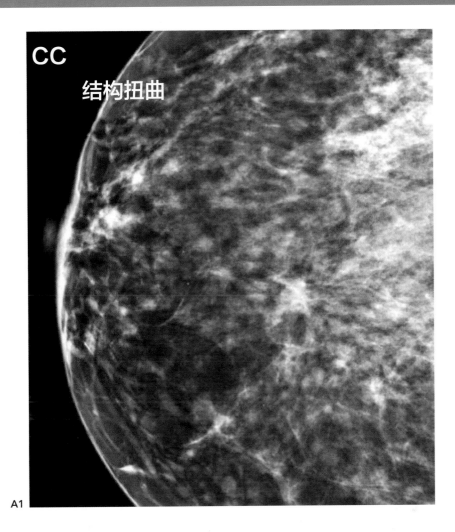

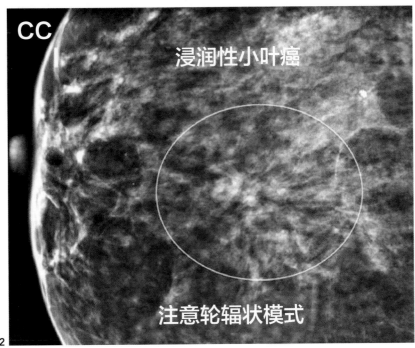

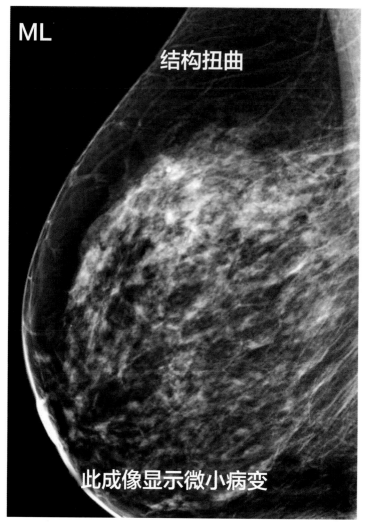

B1

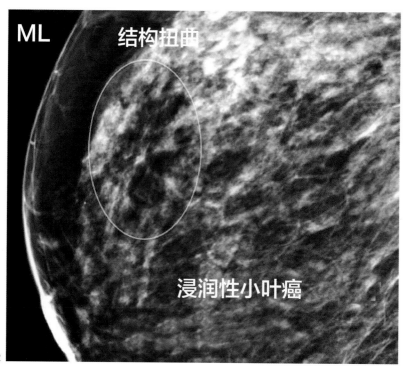

B2

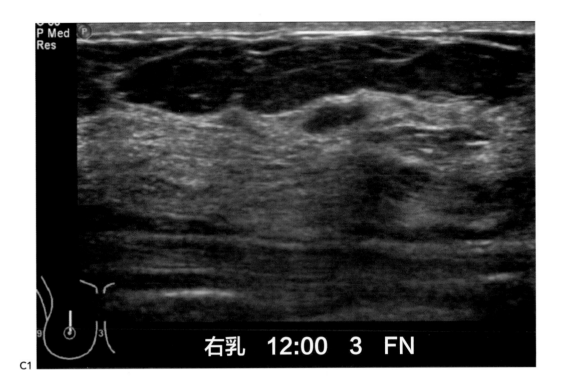

右乳　12:00　3　FN

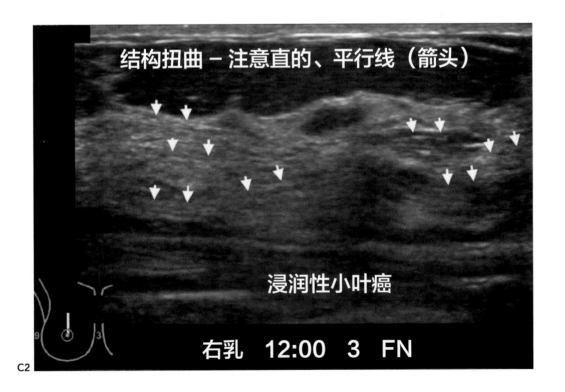

结构扭曲 - 注意直的、平行线（箭头）

浸润性小叶癌

右乳　12:00　3　FN

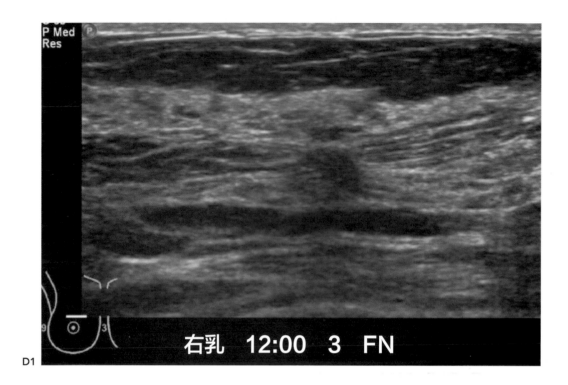

右乳　12:00　3　FN

D1

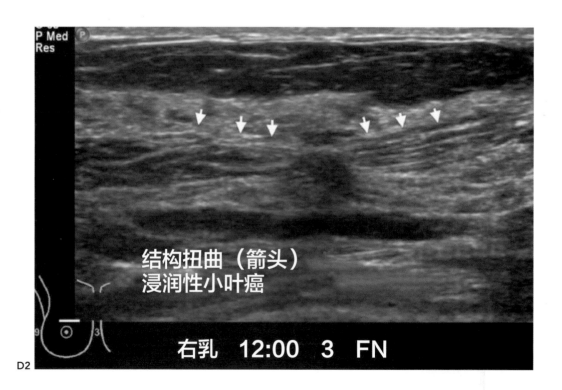

结构扭曲（箭头）
浸润性小叶癌

右乳　12:00　3　FN

D2

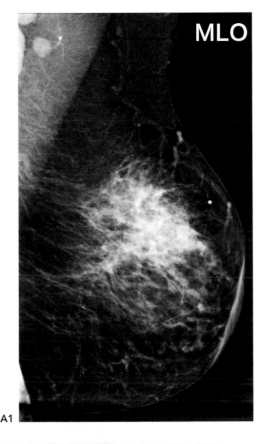

MLO

A1

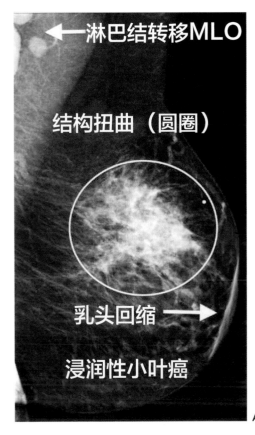

← 淋巴结转移MLO

结构扭曲（圆圈）

乳头回缩 →

浸润性小叶癌

A2

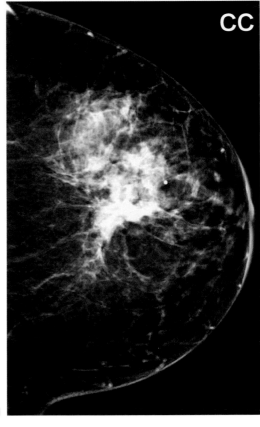

CC

B1

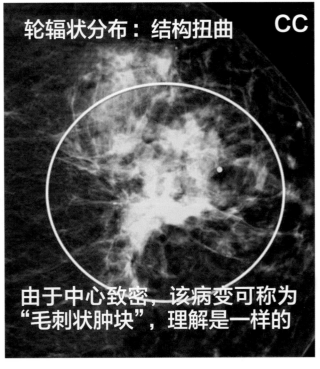

轮辐状分布：结构扭曲　CC

由于中心致密，该病变可称为
"毛刺状肿块"，理解是一样的

B2

形态：结构扭曲

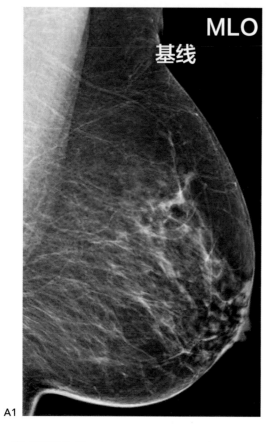

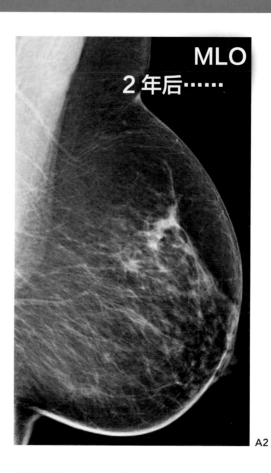

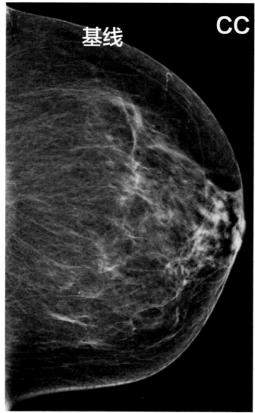

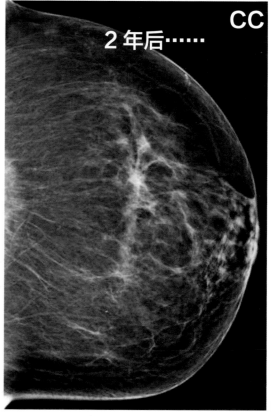

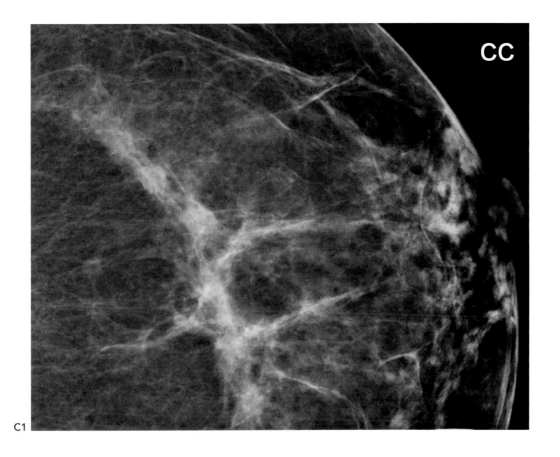

C1

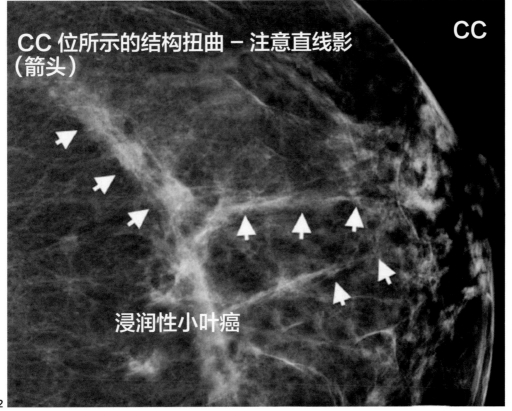

CC 位所示的结构扭曲 – 注意直线影
（箭头）

浸润性小叶癌

C2

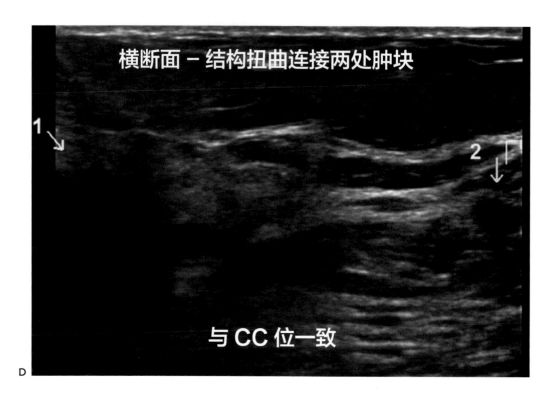

D

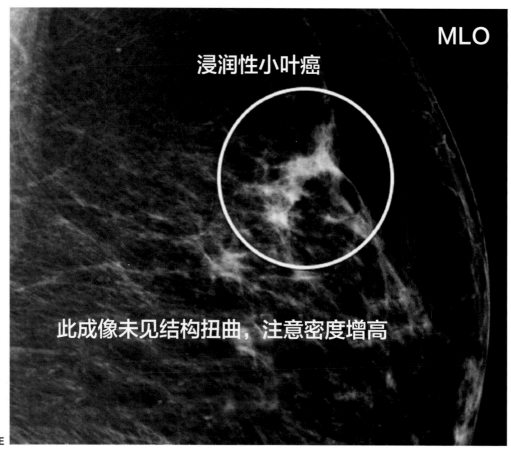

E

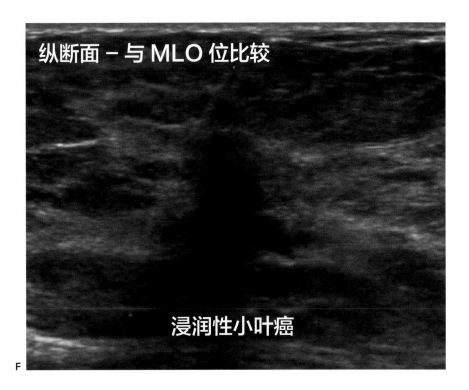

病例 57–4 A~D

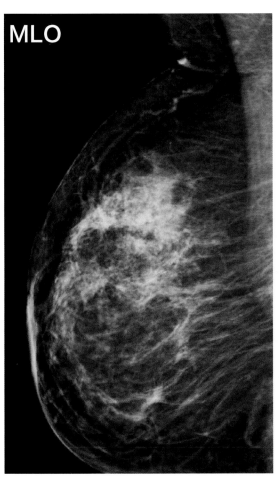

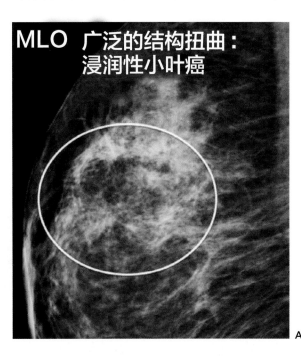

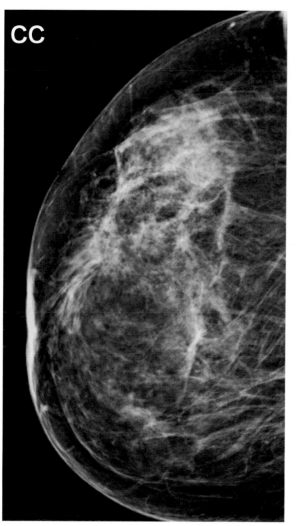

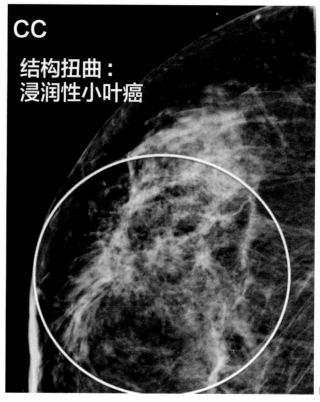

结构扭曲：
浸润性小叶癌

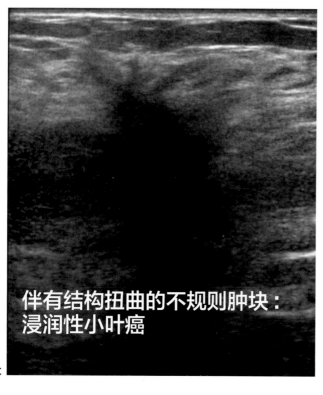

伴有结构扭曲的不规则肿块：
浸润性小叶癌

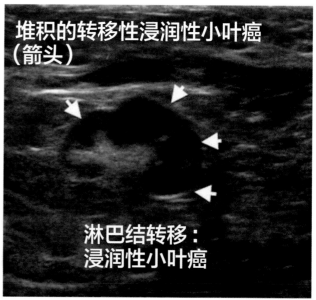

堆积的转移性浸润性小叶癌
（箭头）

淋巴结转移：
浸润性小叶癌

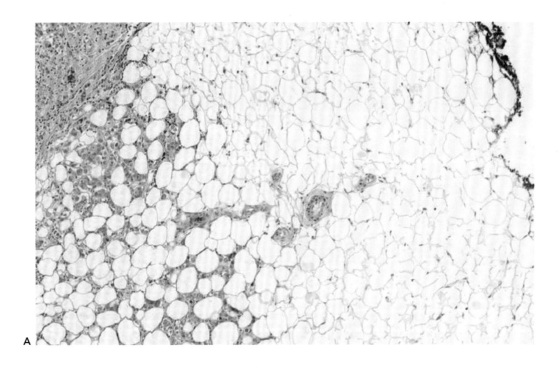

A

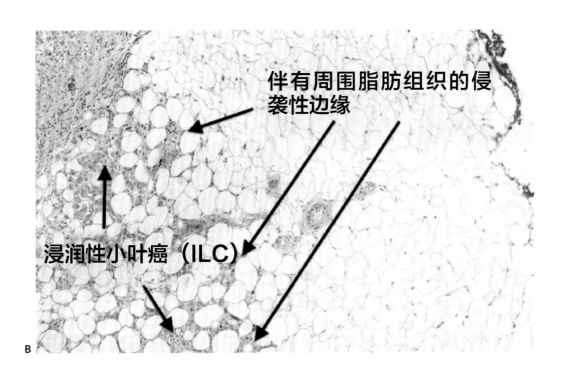

伴有周围脂肪组织的侵袭性边缘

浸润性小叶癌（ILC）

B

其他表现

VI

非对称致密

局灶性非对称致密（两个投照方位）或者非对称致密（一个投照方位）可以是乳腺纤维腺体组织的正常变异。由于周围组织是脂肪密度，此处非对称致密如正常乳腺组织的一座孤岛，并且未反映在对侧乳腺。如果有这样的发现，就会有"这是正常的乳腺组织还是边界模糊的肿块？"的问题。评价非对称致密或局灶性非对称致密是截然不同的，这个区分点非常关键，因为没人希望会过度诊断或者漏诊。

尽可能客观地评价每个成像非常重要。此时阅片医生不能依据自己的"感觉"来进行评估，因为明天也许会"感觉"不同。

区别肿块与正常组织局灶性非对称致密主要有 3 个标准：

（1）形态：肿块为圆形或者卵圆形；局灶性非对称致密为不规则形。

（2）密度：肿块密度为均质性；局灶性非对称为异质性。

（3）边缘：肿块边缘为中心向外隆起；局灶性非对称致密为向内凹陷。

应该理解而不是记住这些特征。

一个实性、圆球形病变在乳腺 X 线中如何体现？

形态为圆形，边缘向外隆起，中心密度较高并且边缘透亮。

如果囊肿为圆形或者卵圆形，并且其内的液体具有相同的 X 线密度，相比软组织，为什么囊肿中心密度没有边缘高？

囊肿，由于水的稠度而具有延展性，其密度均匀，由于乳腺 X 摄影挤压使圆形肿块变成盘状，因此其厚度均匀。这就是为什么同样大小的实性肿块比囊肿有较高的放射密度 – 实体肿块相对缺乏挤压。

如果已经排除组织重叠，那么一个进展的非对称致密代表了局部的变化。因此，应该评估新发或者进展的非对称致密，并且认真考虑它与新发肿块有何差别。此类非对称致密或许可以视为可疑，并进行组织活检。

临床排除组织活检的原因有创伤、感染以及激素水平的改变，可以是怀孕或外源性激素增加，尽管激素水平的改变通常是表现在双侧的。这种情况下，可建议随访，但是记住有这种临床表现的女性也可能发生癌症。

病例 58-1 A~D

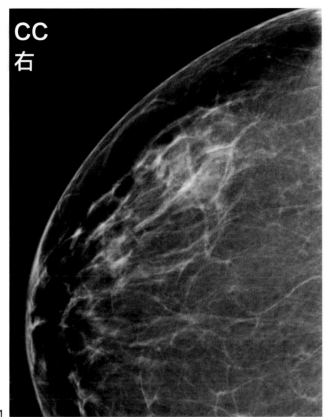

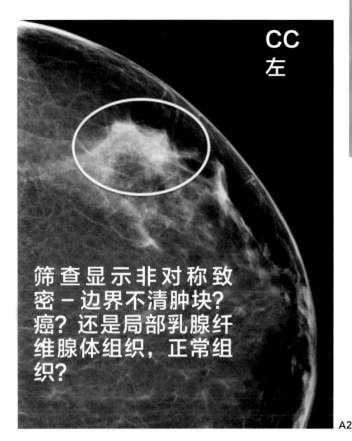

筛查显示非对称致密 – 边界不清肿块？癌？还是局部乳腺纤维腺体组织，正常组织？

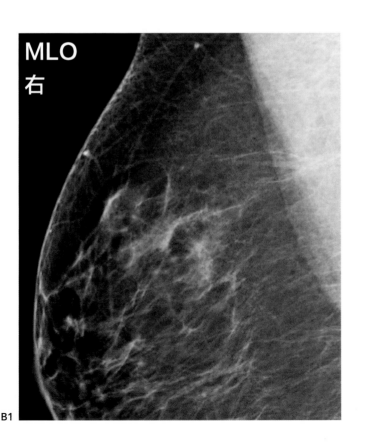

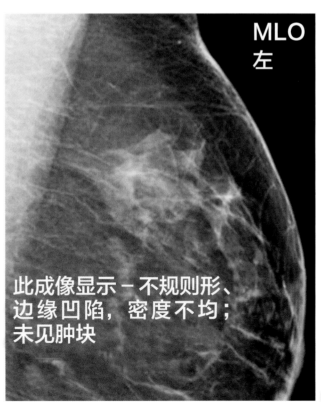

此成像显示 – 不规则形、边缘凹陷，密度不均；未见肿块

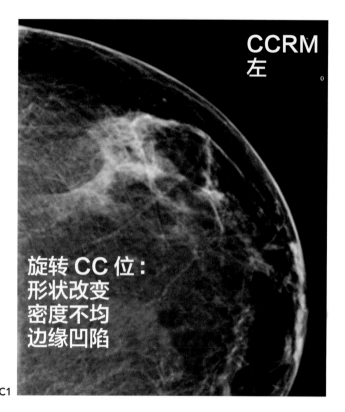

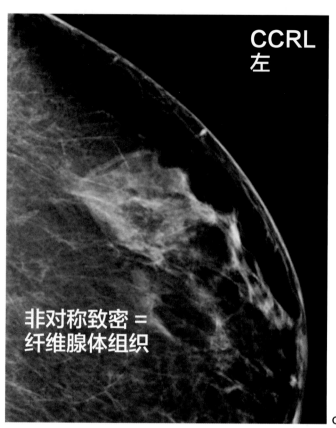

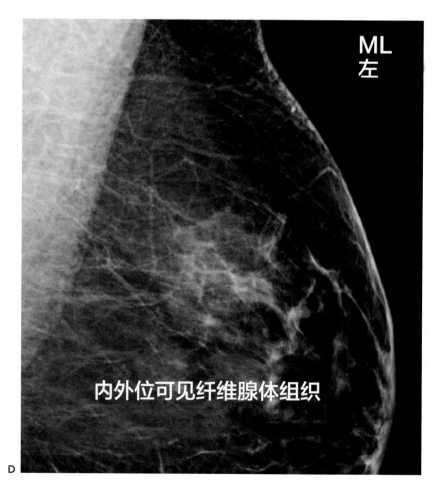

病例 58-2 A~G

非对称致密

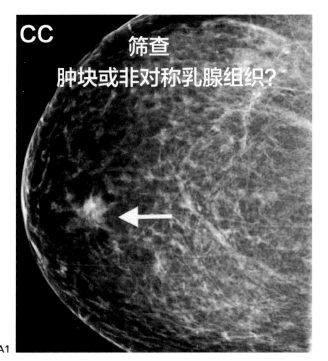

CC

筛查
肿块或非对称乳腺组织？

A1

MLO

此成像 – 阴性

A2

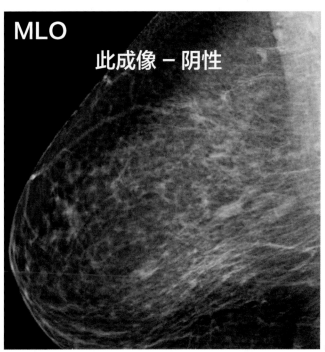

CCRL

旋转 CC 位：
形状改变

B1

CCRM

边缘 – 隆起
密度 – 可能是均质的

CC 位提示为肿块

B2

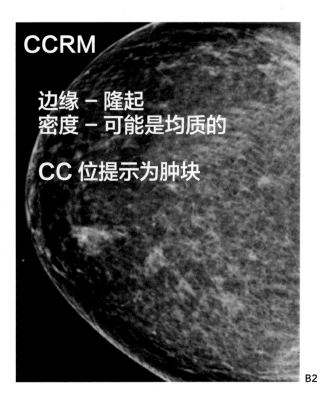

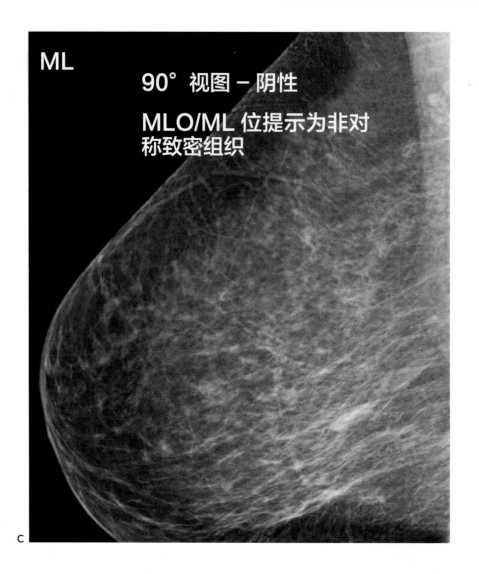

ML

90° 视图 – 阴性

MLO/ML 位提示为非对称致密组织

C

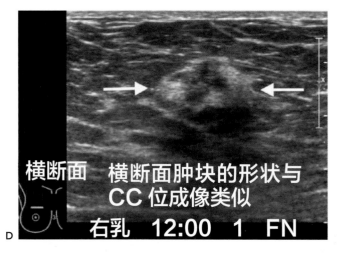

横断面   横断面肿块的形状与 CC 位成像类似

右乳   12:00   1   FN

D

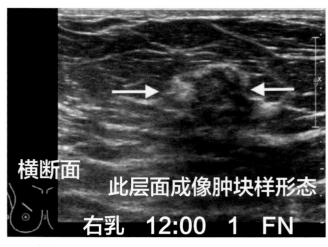

横断面   此层面成像肿块样形态

右乳   12:00   1   FN

E

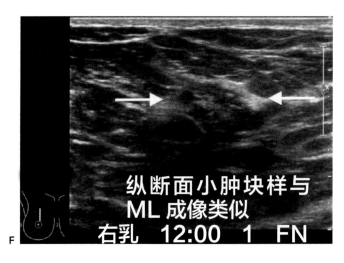

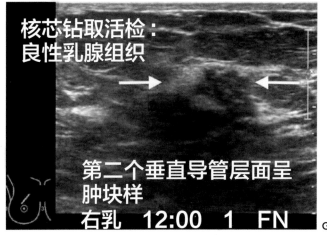

病例 58-3 A、B

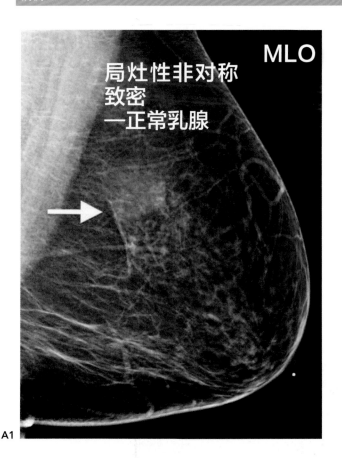

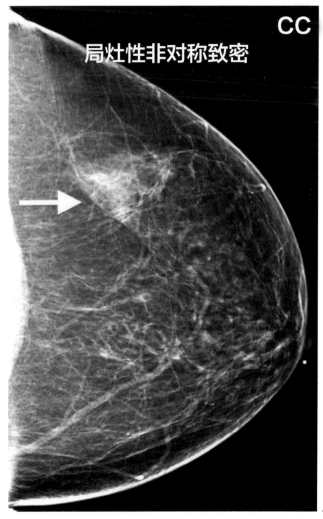

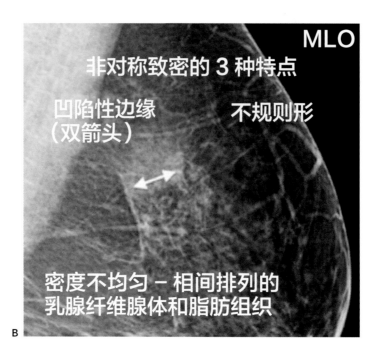

B

病 59-1 A~D

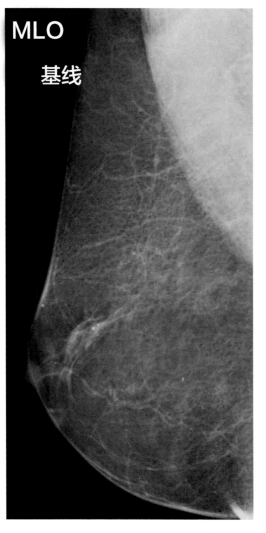

A1

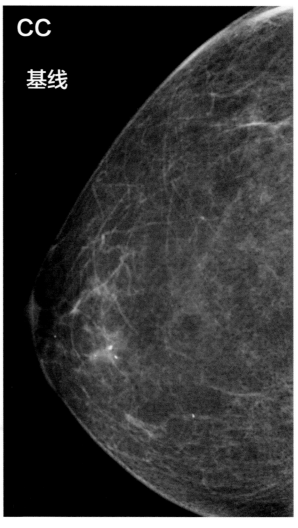

A2

非对称致密

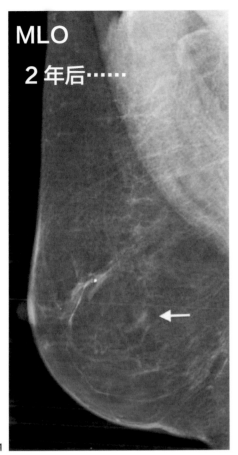

MLO

2 年后……

B1

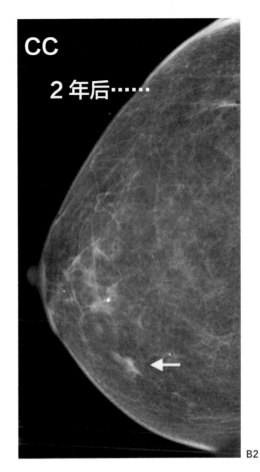

CC

2 年后……

B2

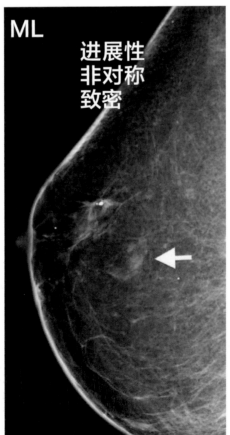

ML

进展性
非对称
致密

C

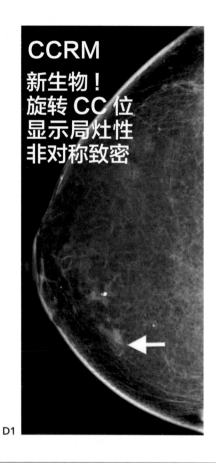

CCRM
新生物！
旋转 CC 位
显示局灶性
非对称致密

D1

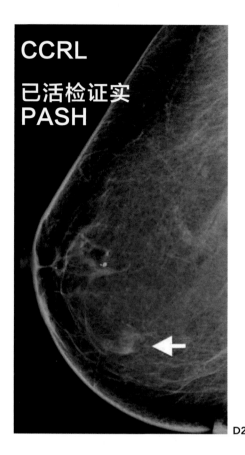

CCRL
已活检证实
PASH

D2

病例 59-2 A~C

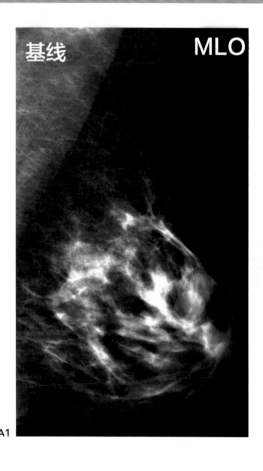

基线   MLO

A1

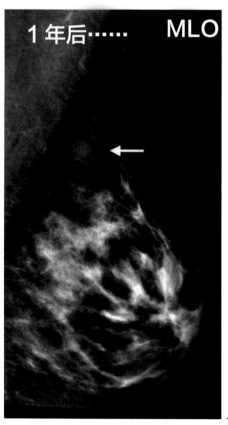

1 年后……   MLO

A2

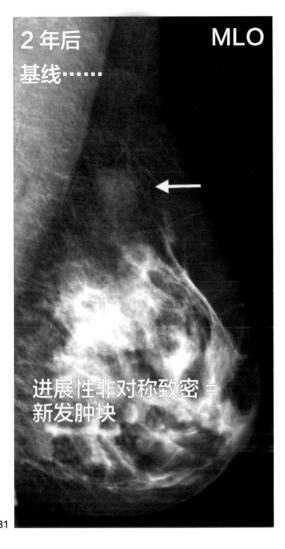

2年后
基线……

MLO

进展性非对称致密 =
新发肿块

B1

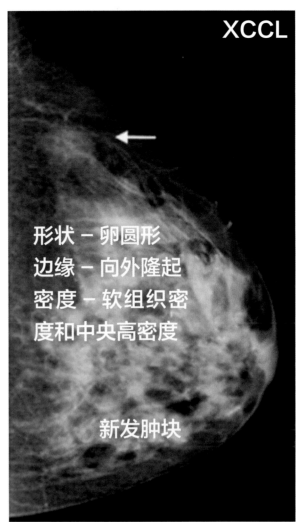

XCCL

形状 – 卵圆形
边缘 – 向外隆起
密度 – 软组织密
度和中央高密度

新发肿块

B2

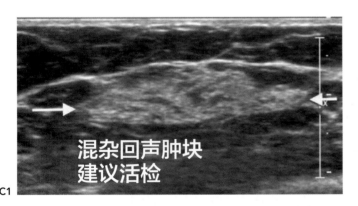

混杂回声肿块
建议活检

C1

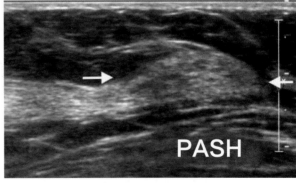

PASH

C2

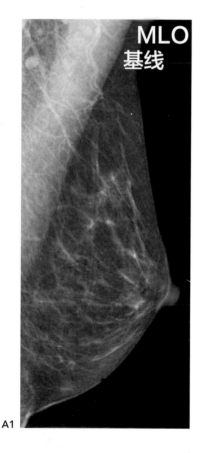

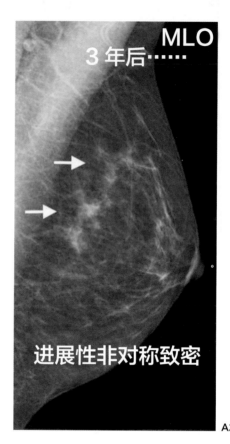

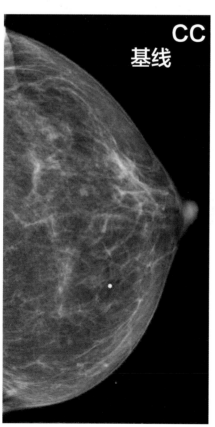

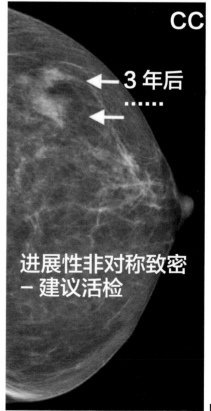

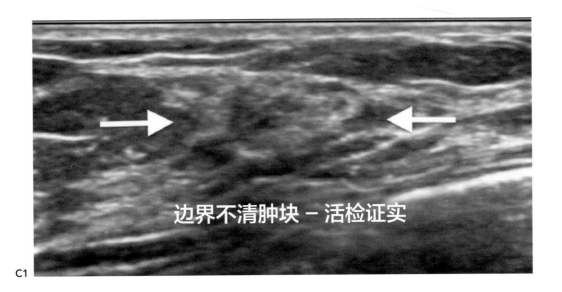

边界不清肿块 – 活检证实

C1

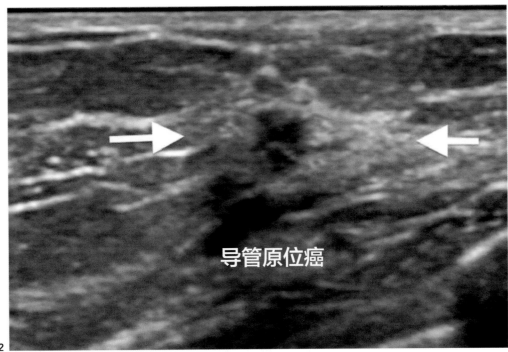

导管原位癌

C2

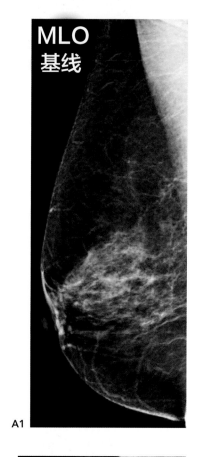

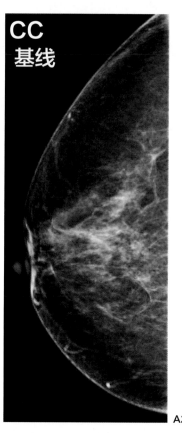

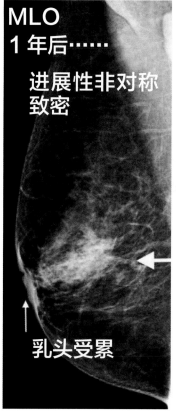

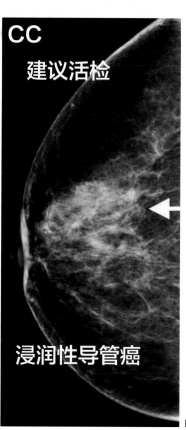

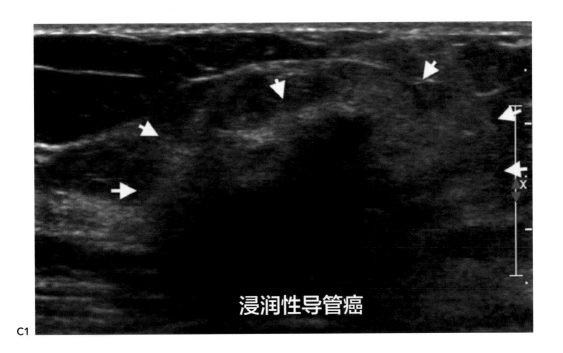

浸润性导管癌

C1

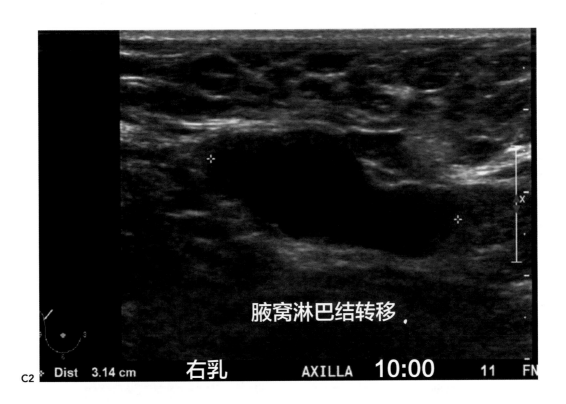

腋窝淋巴结转移

C2　Dist 3.14 cm　右乳　AXILLA 10:00　11　FN

病例 59-5 A、B

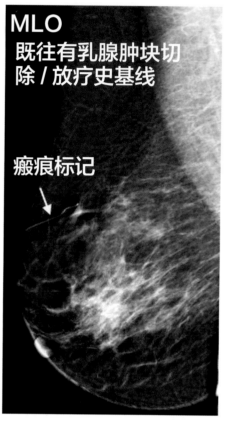

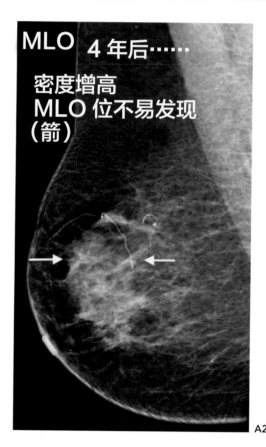

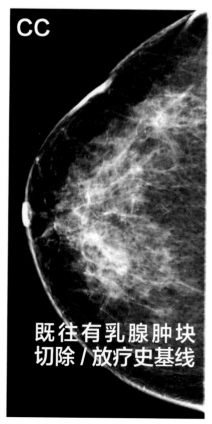

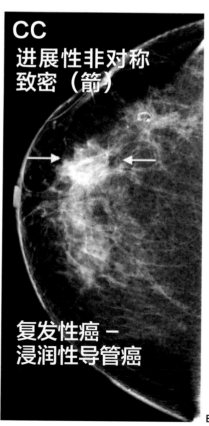

病例 59-6 A~D

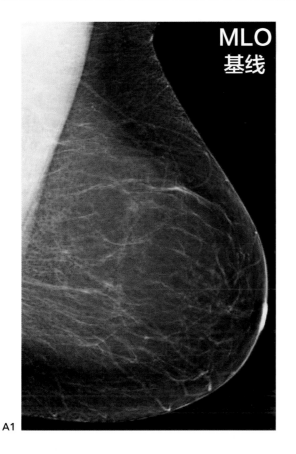

MLO
基线

A1

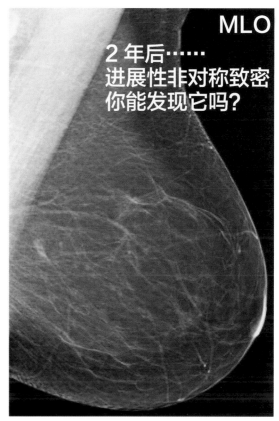

MLO
2 年后……
进展性非对称致密
你能发现它吗？

A2

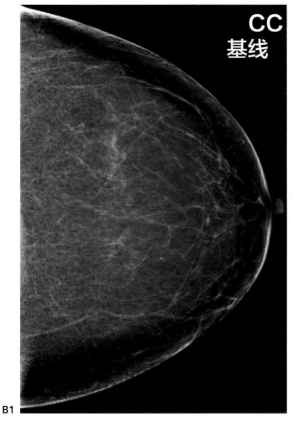

CC
基线

B1

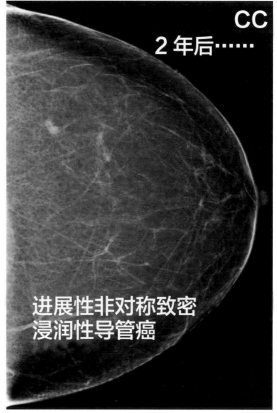

CC
2 年后……

进展性非对称致密
浸润性导管癌

B2

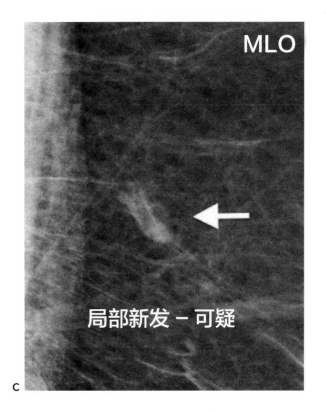

MLO

局部新发 - 可疑

C

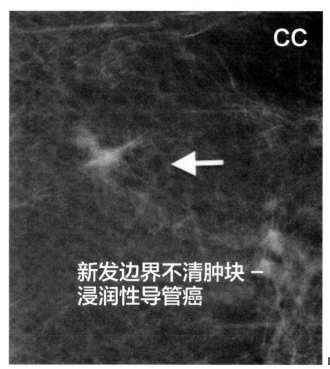

CC

新发边界不清肿块 -
浸润性导管癌

D

病例 59-7 A~D

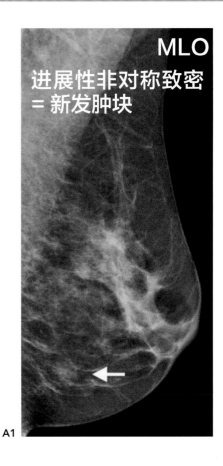

MLO

进展性非对称致密
= 新发肿块

A1

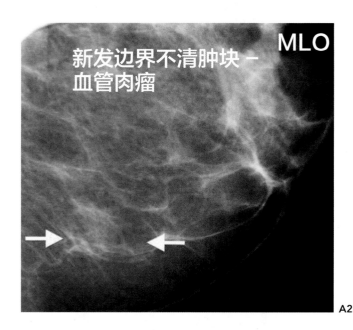

MLO

新发边界不清肿块 -
血管肉瘤

A2

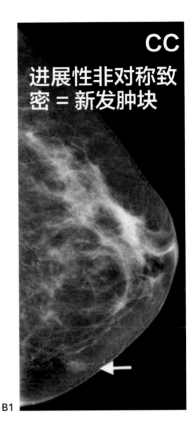

CC

进展性非对称致密 = 新发肿块

B1

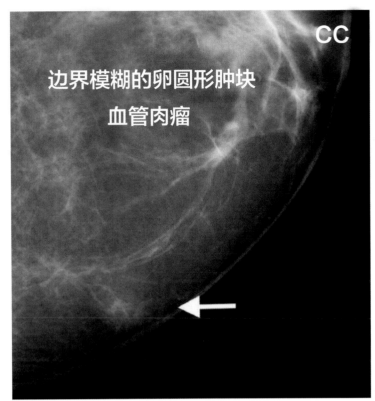

CC

边界模糊的卵圆形肿块

血管肉瘤

B2

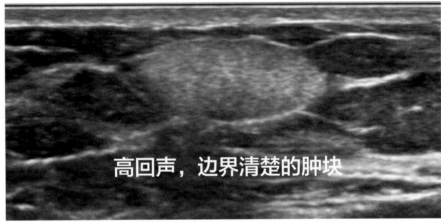

高回声，边界清楚的肿块

C1

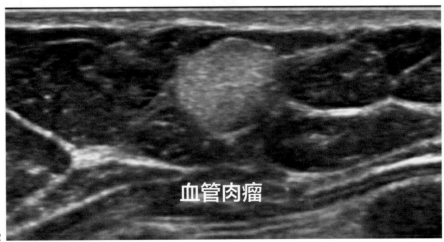

血管肉瘤

C2

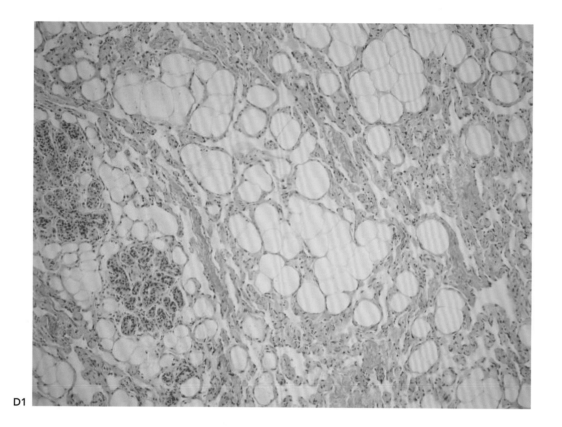

D1

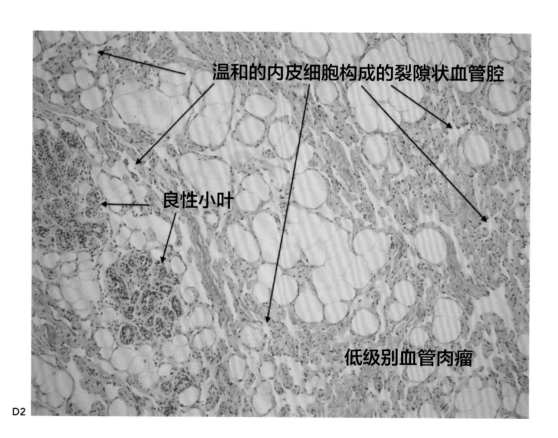

D2

VII

导管扩张

当评估乳腺导管时，非常重要的是寻找导管内部的肿块及钙化。尽管乳腺 X 线摄影及超声成像为阴性，但乳头血性溢液仍作为导管原位癌的标志性特征。

注意此时 MRI 平扫及增强是非常有帮助的，因为平扫可显示导管内血液（高信号），增强可能显示导管内的肿块强化。

乳腺 X 线摄影正常导管可能显示软组织或者脂肪密度，并没有指明正常与异常导管宽度的标准。然而，即使在非对称致密筛查中，一侧乳腺单发导管的改变应该引起放射医生的注意，并且应该进行导管内肿块的检查（病例 61-1）。

扩张导管可能含有超声可见的导管内"肿块"，这些肿块可能是实体的，通常是乳头状瘤（病例 61-1，61-2，61-3），或是带有巨噬细胞的像牙膏一样黏稠的增厚的蛋白质碎片（病例 60-4）。注意病理报告描述的"良性、粉刺样物质"的含义。毫不奇怪，导管内的碎屑与囊肿的碎屑相似（这些碎屑是含有或不含有上皮细胞的蛋白质物质），因为即使当女性在没有怀孕或哺乳时，导管都是分泌液体的管道。

乳腺导管扩张的病理学定义是：导管扩张并充满无定形物质与组织细胞。在病例 60-5 中，包含肉芽肿性炎（病例 60-5c）在内的相关的管周慢性炎症，引起了乳腺导管管壁纤维化。在病变后期，导管可能会被纤维化所阻断，形成所谓的闭塞性乳腺炎。[注意"肉芽肿性炎（病例 60-3）]这也是在病理活检中与肉芽肿性小叶性乳腺炎（病例 64-3）不一致的地方。

病例 60-1 A、B

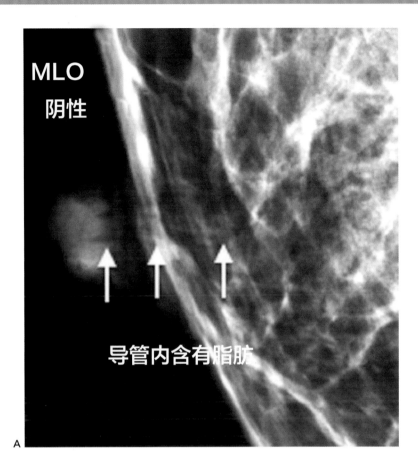

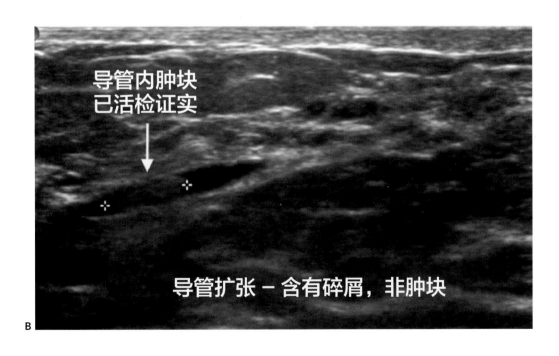

导管扩张

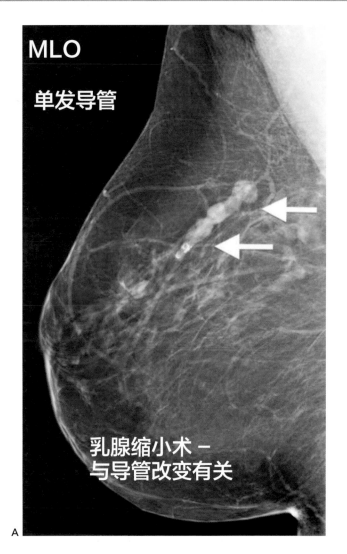

MLO

单发导管

乳腺缩小术 –
与导管改变有关

A

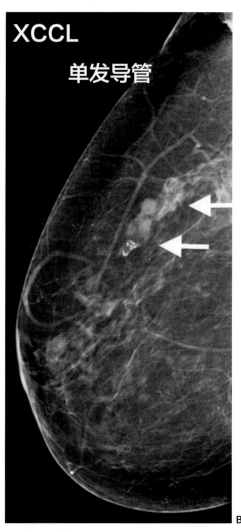

XCCL

单发导管

B

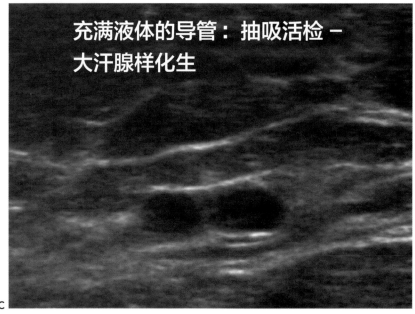

充满液体的导管：抽吸活检 –
大汗腺样化生

C

病例 60-3 A~D

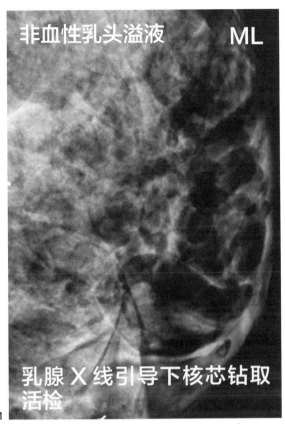

非血性乳头溢液　　ML

乳腺 X 线引导下核芯钻取活检

A1

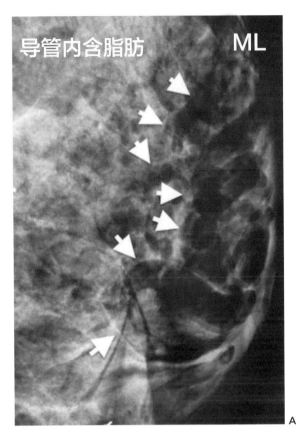

导管内含脂肪　　ML

A2

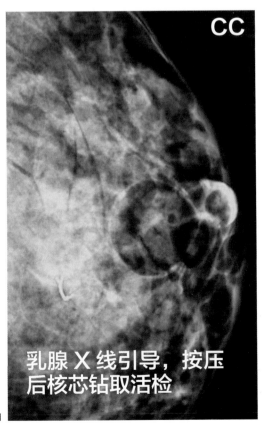

CC

乳腺 X 线引导，按压后核芯钻取活检

B1

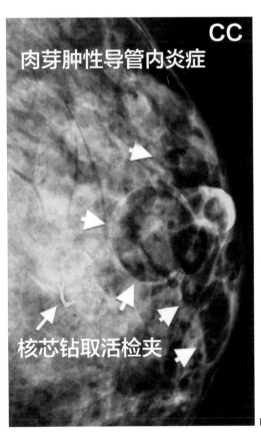

CC

肉芽肿性导管内炎症

核芯钻取活检夹

B2

导管扩张

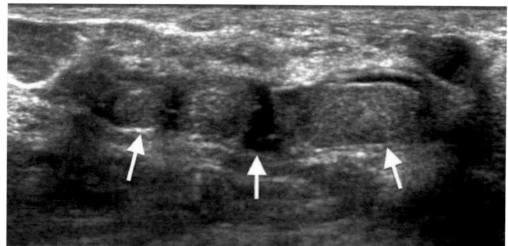

C1

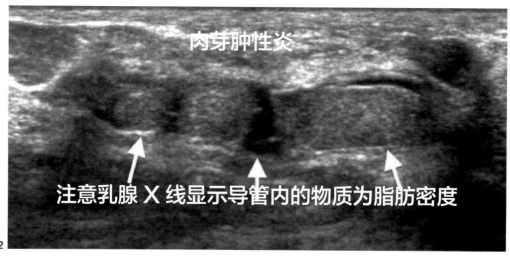

C2

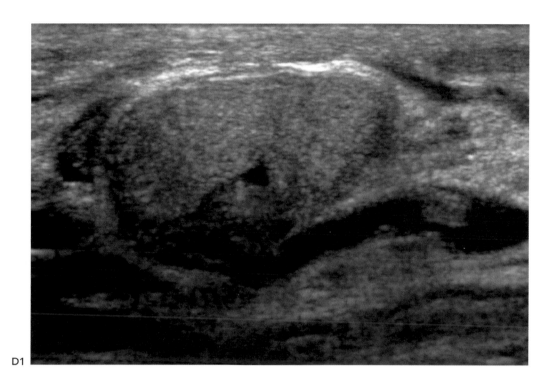

D1

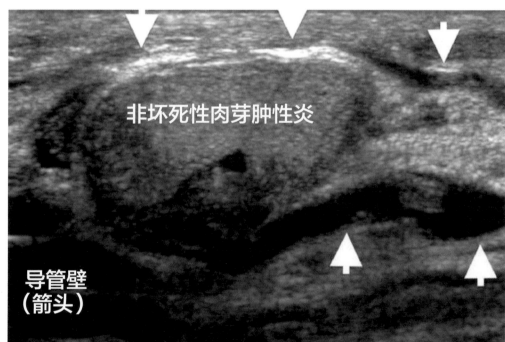

非坏死性肉芽肿性炎

导管壁
（箭头）

D2

导管扩张

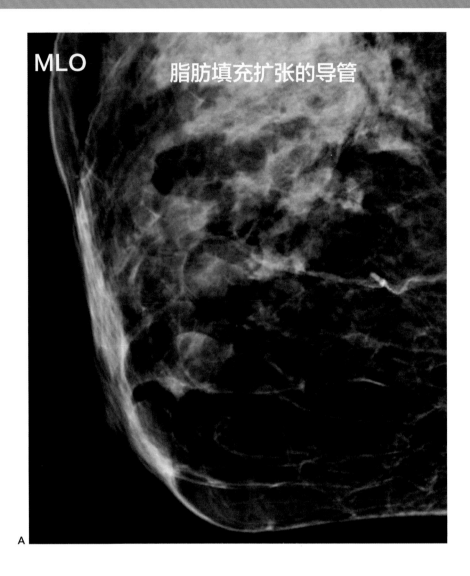

A

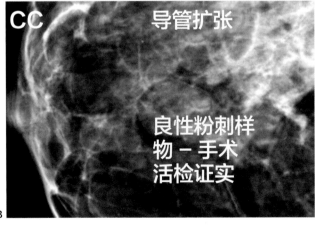

B

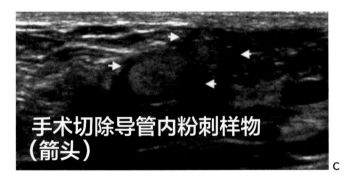

C

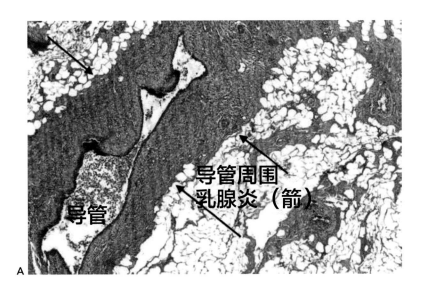

导管周围
乳腺炎（箭）

导管

A

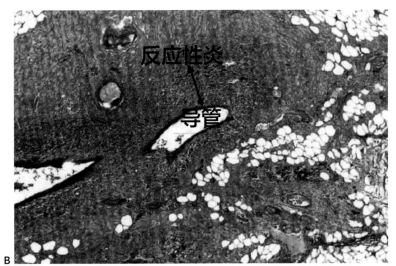

反应性炎

导管

B

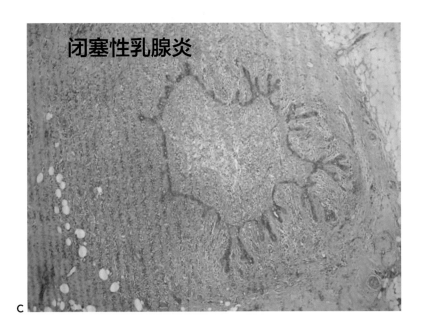

闭塞性乳腺炎

C

导管扩张

病例 61-1 A~C

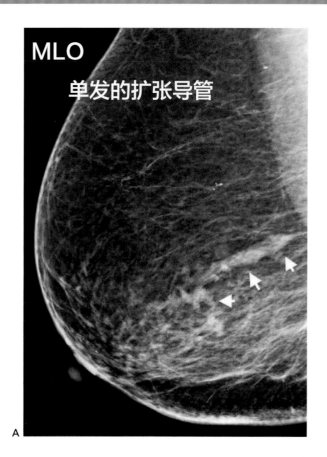

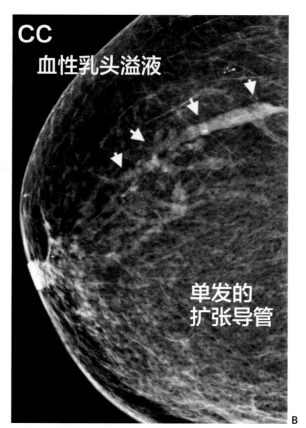

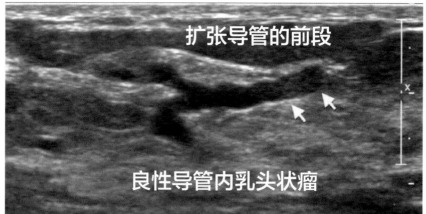

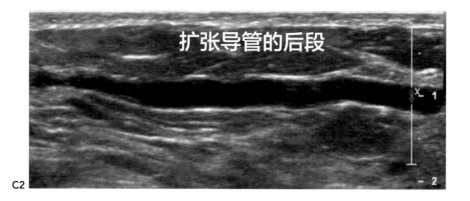

病例 61-2 A、B

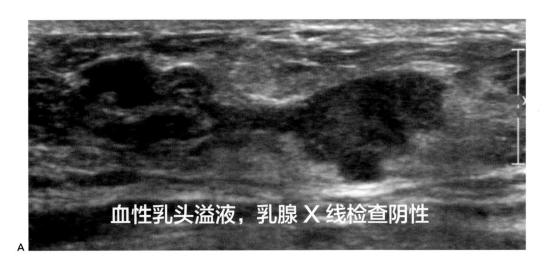

血性乳头溢液，乳腺 X 线检查阴性

A

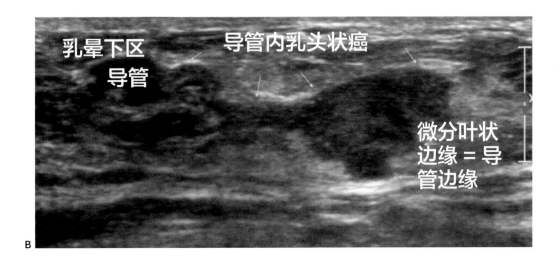

乳晕下区　　导管内乳头状癌
导管

微分叶状
边缘 = 导
管边缘

B

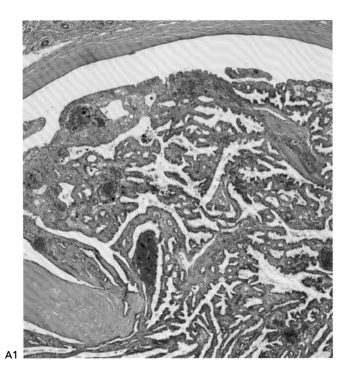

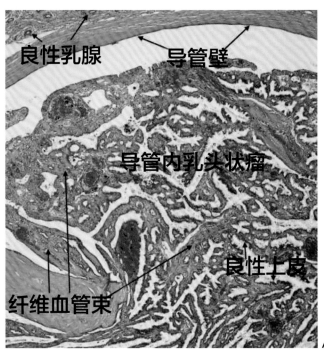

A1

良性乳腺　　　　导管壁

导管内乳头状瘤

良性上皮

纤维血管束

A2

乳头状癌

位于导管内

厚的导管壁

B

VIII

淋巴结

评价腋窝及乳内淋巴结的关键是皮质的形态——厚度及均质性。

注意正常淋巴结可以很大但保持肾形并主要为脂肪密度（病例62-1C）。超声显示皮质较薄或者测量≤3mm，并且厚度均匀，高度倾向于正常。超声显示皮质较厚可能是反应性或者转移性，取决于临床症状或者相关病史。皮质局限增厚或者发现淋巴结门移位或消失可能预示转移，尤其是在乳腺影像或触诊发现可疑病灶的情况下。

如果超声发现异常淋巴结，应评估余下的腋窝淋巴结，以及对侧腋窝淋巴结以判断淋巴结肿大是否为双侧，以此表明是全身系统过程还是局部的，同时也涉及是否是同侧转移。如果是广泛的淋巴结肿大，可以在胸骨下第1到第6肋骨之间乳内淋巴结链（病例12-3c）或者锁骨上下发现肿大淋巴结。

病例 62-1 A~C

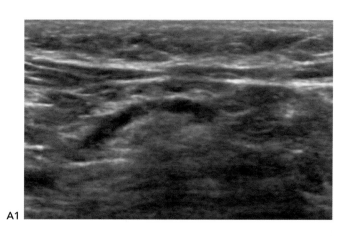

A1

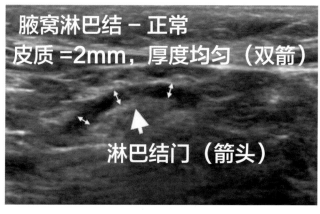

腋窝淋巴结 – 正常
皮质 =2mm，厚度均匀（双箭）

淋巴结门（箭头）

A2

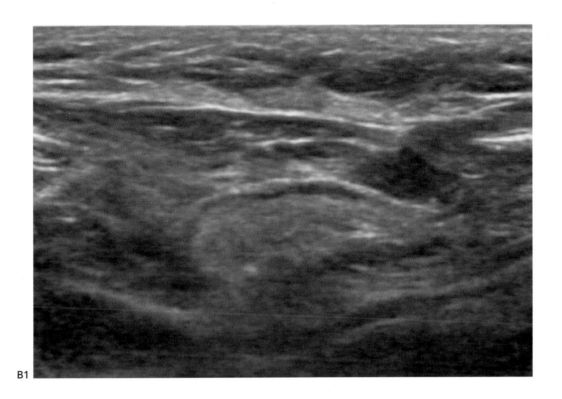

B1

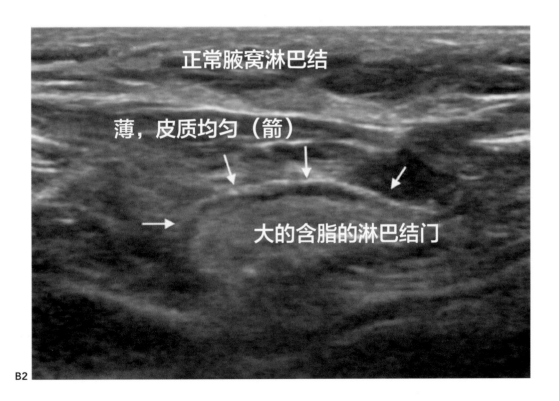

正常腋窝淋巴结

薄，皮质均匀（箭）

大的含脂的淋巴结门

B2

淋巴结

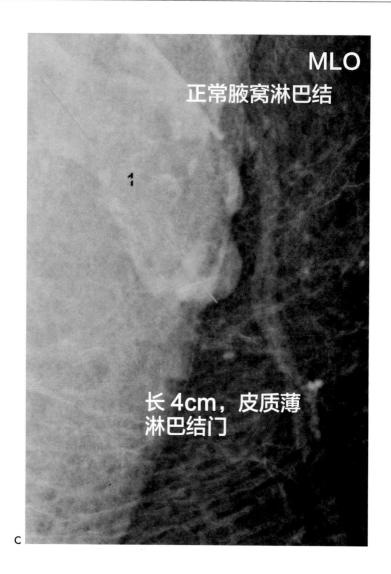

MLO
正常腋窝淋巴结

长 4cm，皮质薄
淋巴结门

C

病例 62-2 A

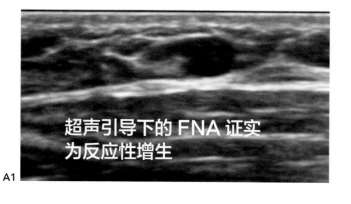

超声引导下的 FNA 证实
为反应性增生

A1

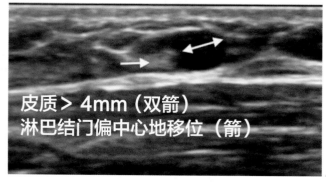

皮质 > 4mm（双箭）
淋巴结门偏中心地移位（箭）

A2

病例 62-3 A、B

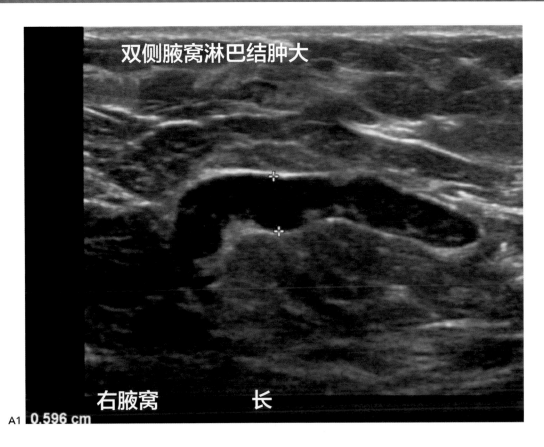

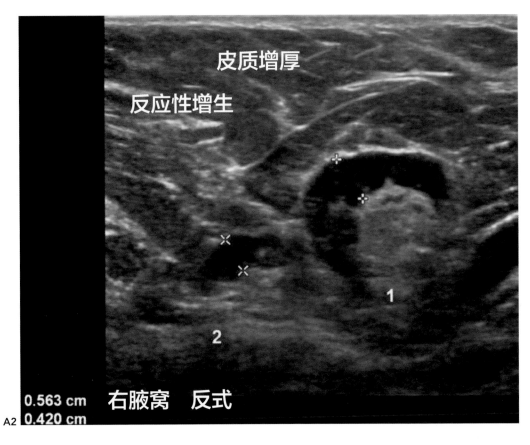

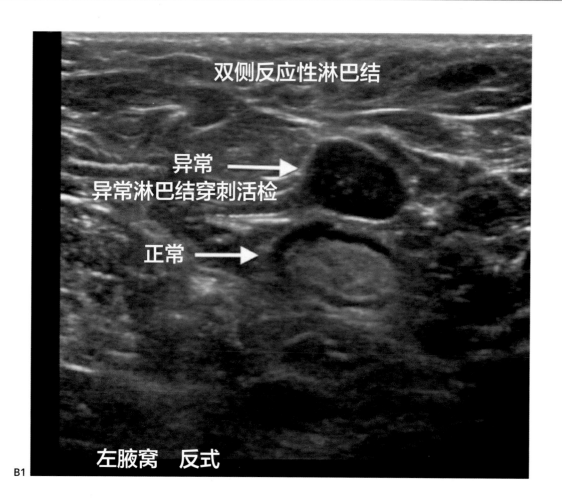

病例 62-4 A、B

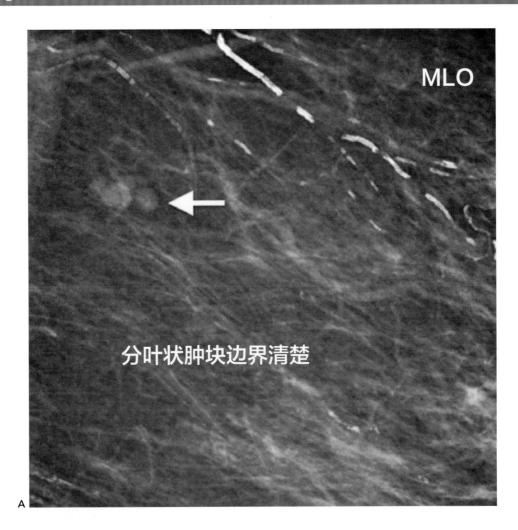

MLO

分叶状肿块边界清楚

A

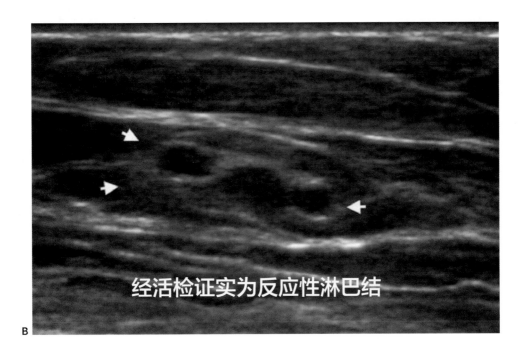

经活检证实为反应性淋巴结

B

淋巴结

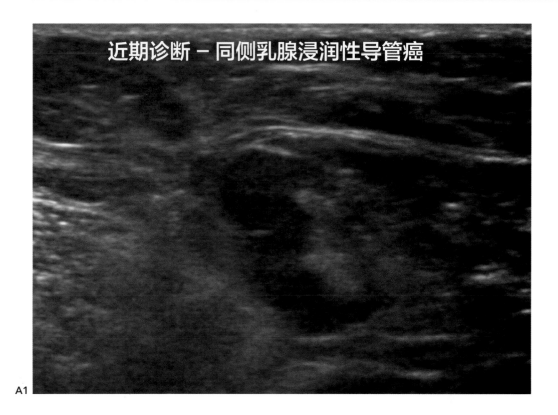

A1

A2

病例 62-6 A、B

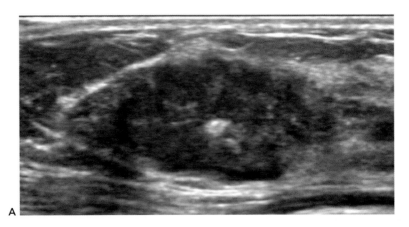

A

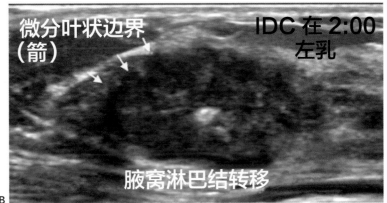

微分叶状边界
（箭）

IDC 在 2:00
左乳

腋窝淋巴结转移

B

病例 62-7 A

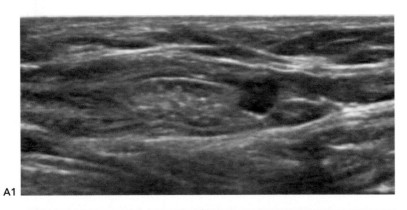

A1

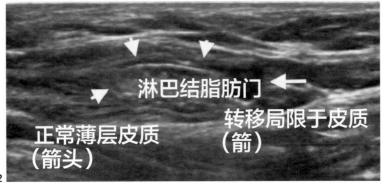

淋巴结脂肪门

正常薄层皮质
（箭头）

转移局限于皮质
（箭）

A2

淋巴结

病例 62-8 A~C

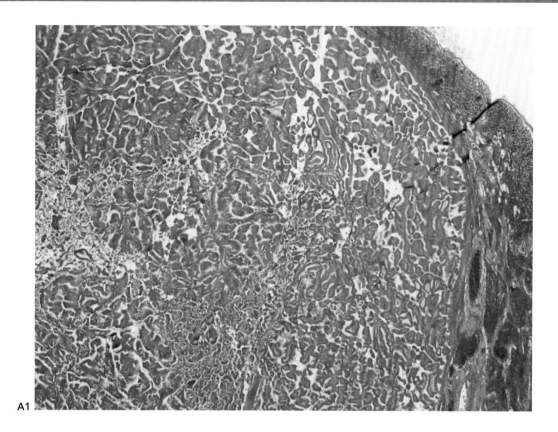

A1

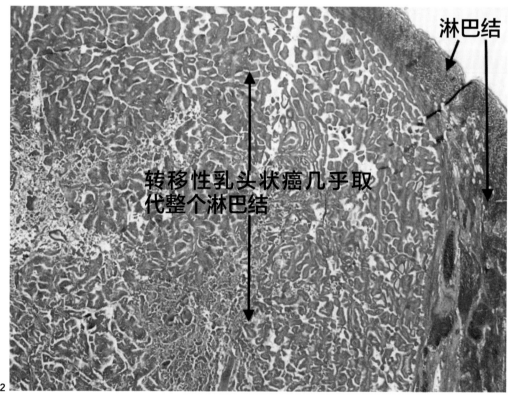

A2

转移性乳头状癌几乎取代整个淋巴结

淋巴结

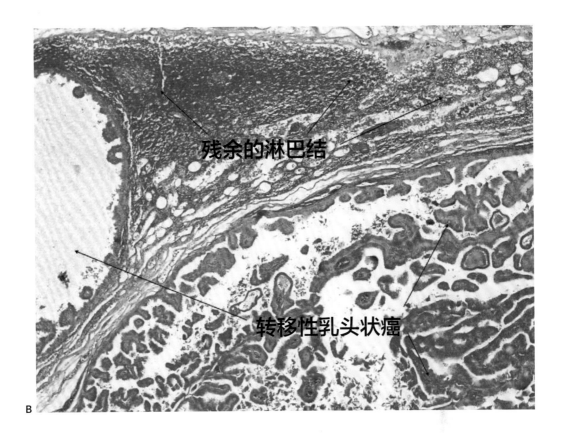

残余的淋巴结

转移性乳头状癌

B

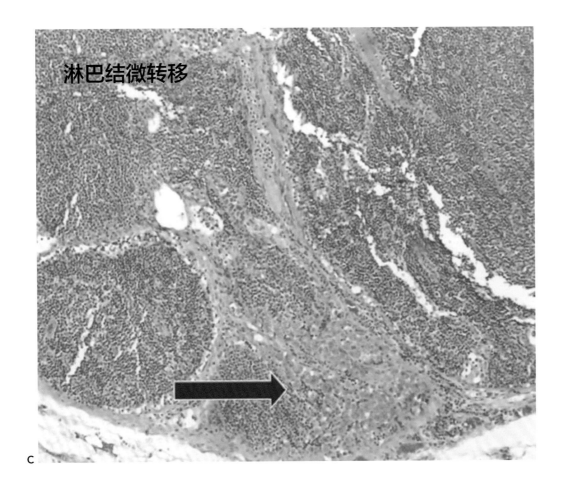

淋巴结微转移

C

淋巴结

病例 63-1 A、B

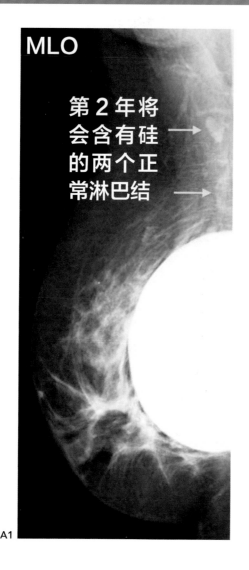

MLO

第 2 年将会含有硅的两个正常淋巴结

A1

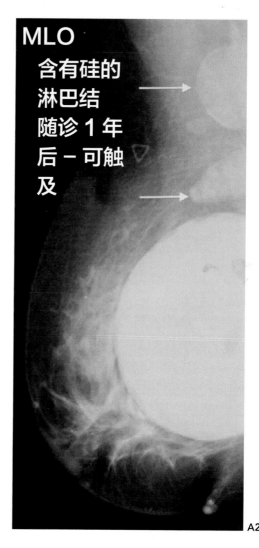

MLO

含有硅的淋巴结随诊 1 年后 - 可触及

A2

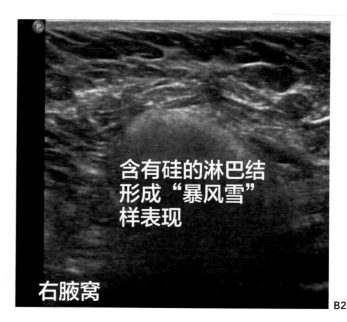

右腋窝

B1

右腋窝

含有硅的淋巴结形成"暴风雪"样表现

B2

病例 63-2 A

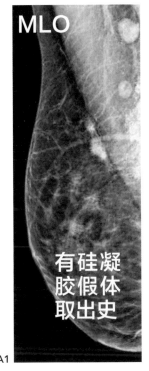
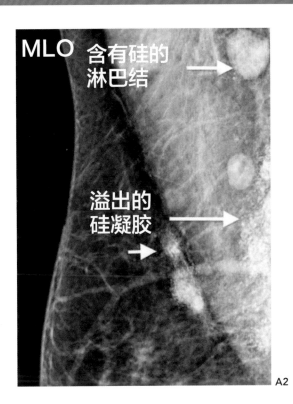

病例 63-3 A、B

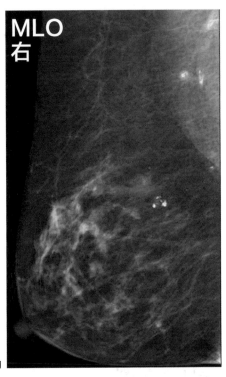
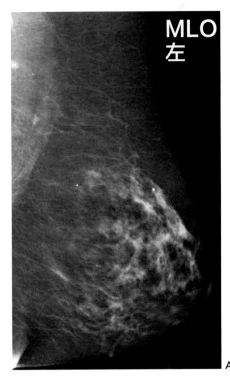

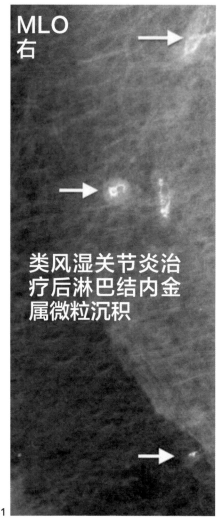

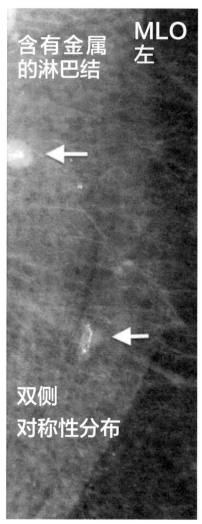

IX

皮肤增厚

皮肤是乳腺成像的重要组成部分。肿块局限于皮肤高度倾向于良性，因为乳腺癌转移到皮肤的情况很少，并且良性的皮肤病变较常见。数字乳腺 X 线摄影强调皮肤成像，这在模拟成像是达不到的，因此，如果皮肤在模拟成像时显影为异常表现。

局限性皮肤增厚：常见的病因是手术瘢痕 / 瘢痕瘤，皮脂囊肿 / 表皮样囊肿感染所致脓肿以及乳腺炎（病例 64-1，64-2）。

影像学很难区分皮脂囊肿与表皮样囊肿，但有一个差别与病因相关。皮脂囊肿由脂性物质闭塞毛囊造成，而表皮样囊肿则是由于角蛋白或者钙化堵塞表皮形成。

注意这种皮肤肿块，进行经皮穿刺活检可能会导致化学性皮炎及引发更严重的炎症。这些皮肤肿块应当经过临床处理，应告诫患者，如果反复挤压出其中的白色干酪样物质，会造成这些皮肤肿块永久存在。

相反，乳腺内的乳腺炎可能会在皮肤形成瘘口。超声引导下的经皮穿刺引流术可以辅助临床治疗。保守治疗乳腺炎不会改善，或许需要清创术外科干预及吸液芯置入。

弥漫性皮肤增厚：最常见的病因是放射治疗，急性水肿期或者慢性纤维化期；乳腺炎，尤其是哺乳期；充血性心力衰竭；肺水肿；静脉闭塞性动脉粥样硬化性疾病，如糖尿病及肾衰竭；炎性乳腺癌。

与淋巴结病的分析相似，确定皮肤增厚的过程是全身的还是局部的非常重要。双侧皮肤增厚（如液体过剩等）为全身系统疾病，很少是由中纵隔疾病如纵隔纤维化压迫或堵塞中央血管等引起。

概括来说，当患者表现出局灶性红斑、水肿及疼痛时，应确定是什么"组织结构"受罹，是发生在皮肤吗？因此挤压真皮（出现抓痕征）？或是发生在更下的皮下组织里，有时会向上累及真皮？如果乳内发生感染，倾向于乳腺炎或者很少恶性。如果是在皮肤，则为皮脂腺或表皮囊肿感染。找到皮肤的真皮层，超声显示清晰的白线决定

了感染的部位。

导致皮肤增厚的恶性原因可能是由于皮肤内真皮淋巴管的癌细胞的直接作用（病例 65-3，65-4），其次是淋巴结转移或原发性恶性肿瘤（病例 65-1，65-2），导致了大量的淋巴结堵塞淋巴管及静脉回流。注意炎性乳腺癌经过抗生素治疗会有一些好转，但不会完全康复。因此，在确定肿瘤与感染时应进行皮肤活检。假阴性的活检结果罕见，临床相关信息非常重要。

肉芽肿性小叶性乳腺炎（病例 64-3）：肉芽肿性小叶性乳腺炎是围绕小叶而非导管的炎症过程。病因未知，形成密集的、形状与边缘不规则的团块，外观上类似侵袭性癌；然而，组织活检显示团块中不含恶性细胞。它是一个由密集的，小叶中央性的炎性渗出物构成的非干酪性肉芽肿。这一过程的诊断需要由特殊染色排除感染所引起的肉芽肿，这是必要的，因为许多患者用类固醇激素进行治疗。

坏死性浸润性导管癌（病例 65-2）：此病例为巨大的浸润性导管癌，伴有肿大的腋窝淋巴结，导致 MRI 检查显示皮肤继发性炎症表现及小梁增厚。特别是有中央坏死的肿块，MRI 显示肿块内没有强化区，产生这一现象的原因是因为该区域组织已经死亡。病理图像显示坏死组织没有发生液化。坏死组织中尚存部分细胞，呈现固体形态，但不具备生理功能。因此，坏死组织不一定总是发生液化呈现囊状。

转移性鳞状细胞癌（病例 65-3）：这里有一例男性病例，手臂皮肤鳞状细胞癌病史，呈现同侧皮肤增厚。分别从腋窝淋巴结和乳房皮肤取组织进行活检。两部位活检结果一致："肿瘤细胞呈角蛋白阳性，符合癌，多形性瘤细胞浸润淋巴管。"

此图像为乳腺 MRI 矢状位及轴位，T_1WI，脂肪抑制增强序列。该病例皮肤及小梁显著增厚，是由肿瘤浸润淋巴管及血管引起的，而不是由乳腺本身病变导致。

病例 64-1 A

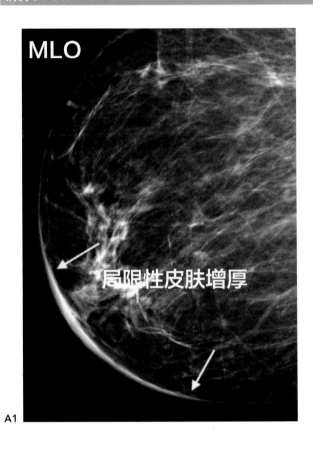

MLO

局限性皮肤增厚

A1

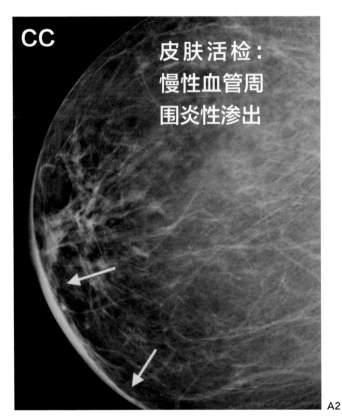

CC

皮肤活检：
慢性血管周
围炎性渗出

A2

皮肤增厚

病例 64–2 A~C

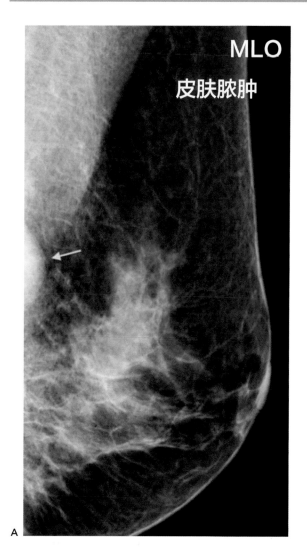

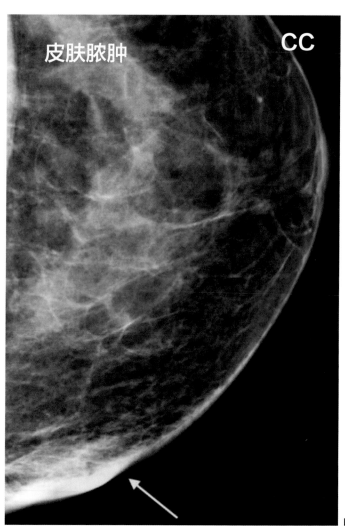

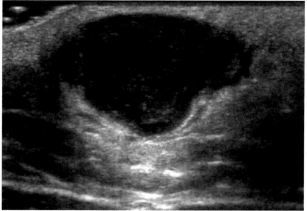

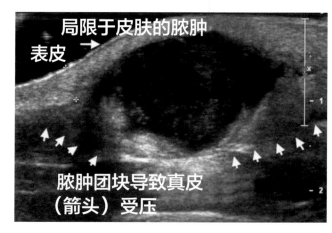

病例 64–3 A~G

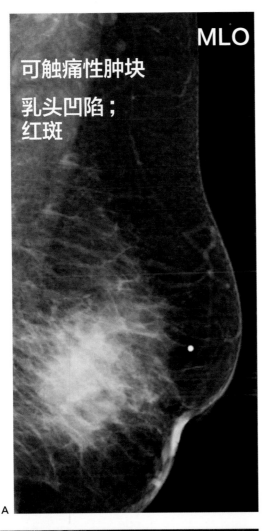

MLO

可触痛性肿块

乳头凹陷；
红斑

A

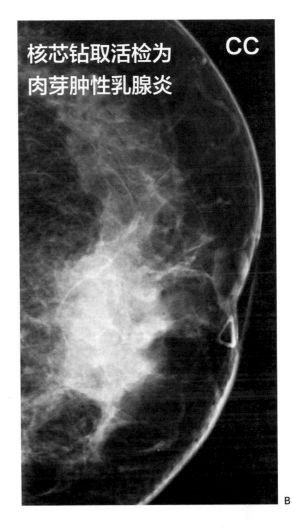

核芯钻取活检为
肉芽肿性乳腺炎

CC

B

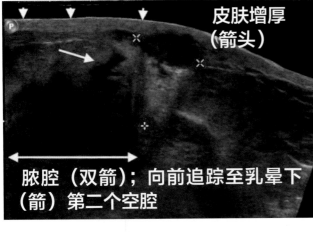

皮肤增厚
（箭头）

脓腔（双箭）；向前追踪至乳晕下
（箭）第二个空腔

C

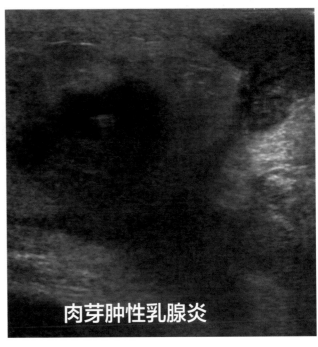

肉芽肿性乳腺炎

D

皮肤增厚

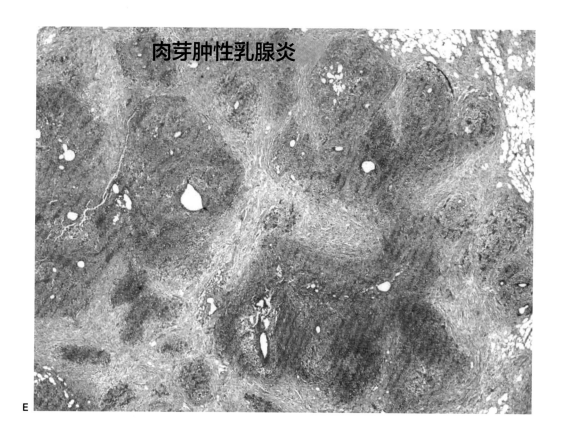

肉芽肿性乳腺炎

E

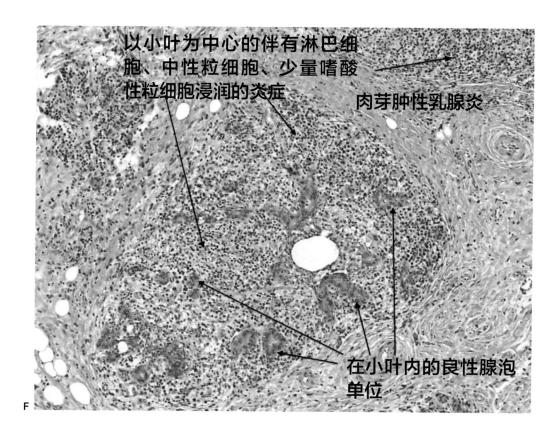

以小叶为中心的伴有淋巴细胞、中性粒细胞、少量嗜酸性粒细胞浸润的炎症

肉芽肿性乳腺炎

在小叶内的良性腺泡单位

F

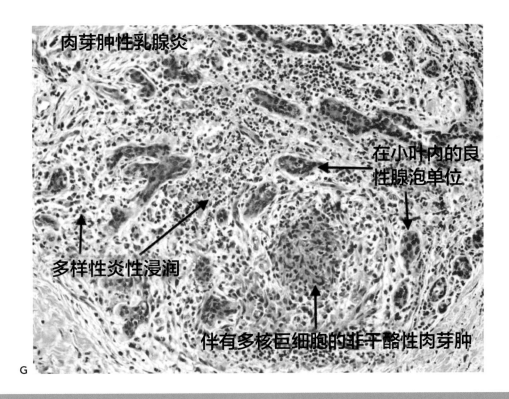

肉芽肿性乳腺炎

在小叶内的良性腺泡单位

多样性炎性浸润

伴有多核巨细胞的非干酪性肉芽肿

G

病例 65-1 A~C

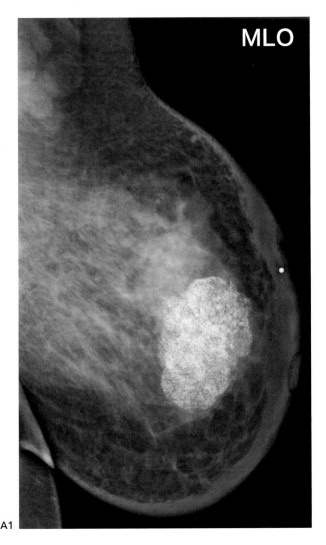

MLO

A1

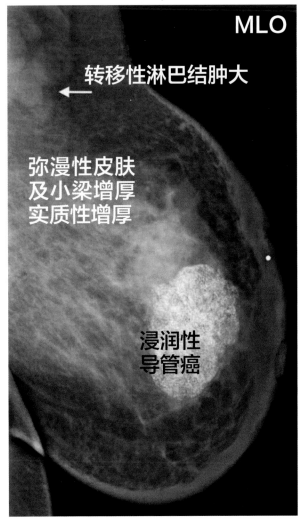

MLO

转移性淋巴结肿大

弥漫性皮肤及小梁增厚实质性增厚

浸润性导管癌

A2

皮肤增厚

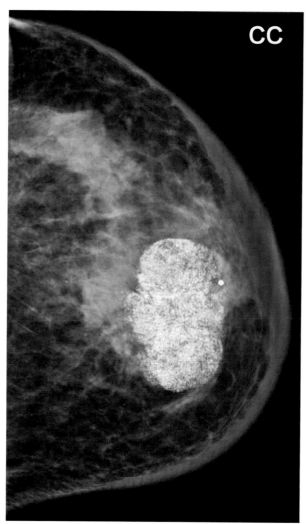

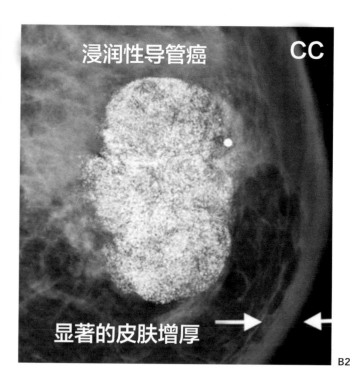

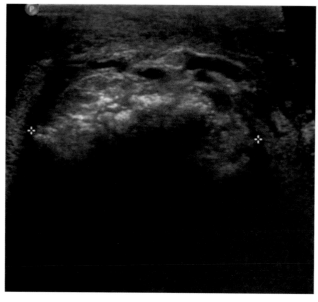

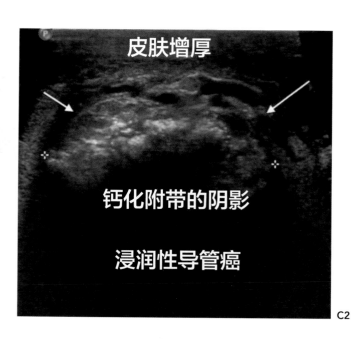

病例 65-2 A、B

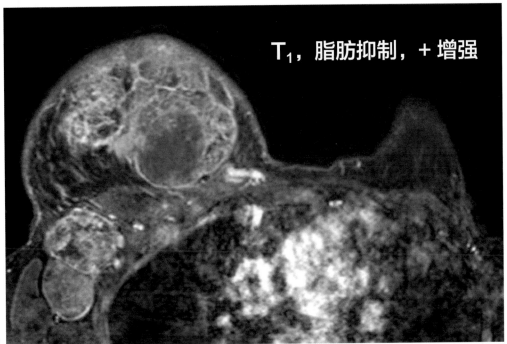

T₁，脂肪抑制，+ 增强

A1

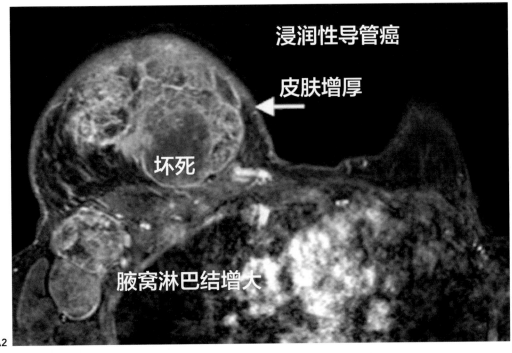

浸润性导管癌

皮肤增厚

坏死

腋窝淋巴结增大

A2

皮肤增厚

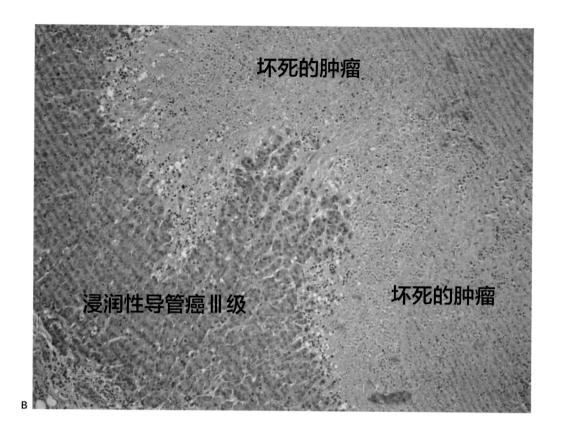

B

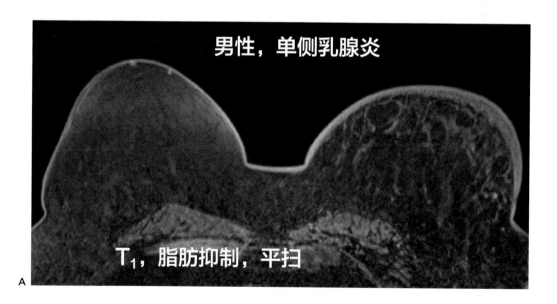

A

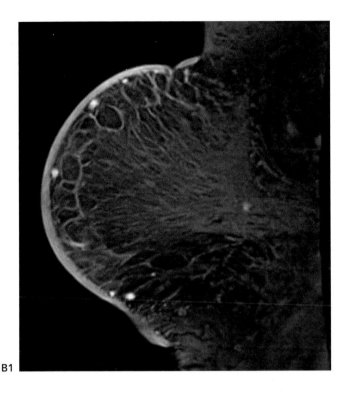

B1

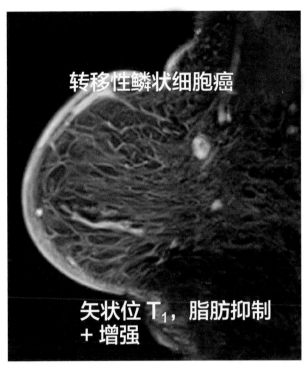

转移性鳞状细胞癌

矢状位 T_1，脂肪抑制
+ 增强

B2

病例 65-4 A~D

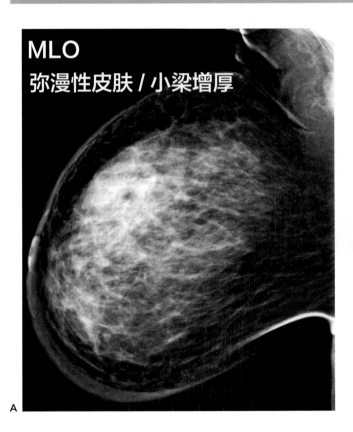

MLO

弥漫性皮肤 / 小梁增厚

A

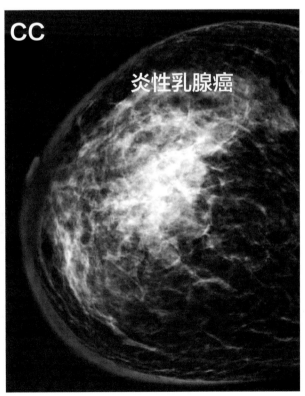

CC

炎性乳腺癌

B

皮肤增厚

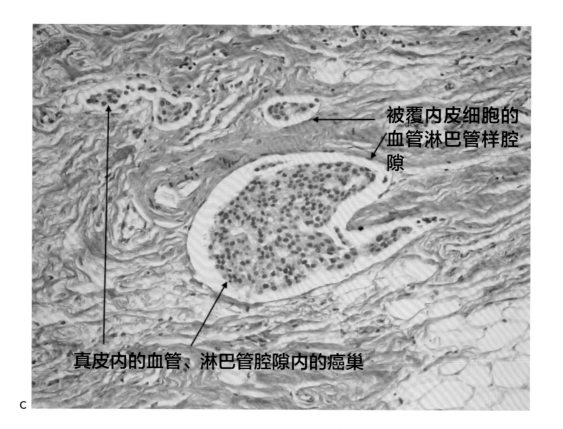

被覆内皮细胞的血管淋巴管样腔隙

真皮内的血管、淋巴管腔隙内的癌巢

C

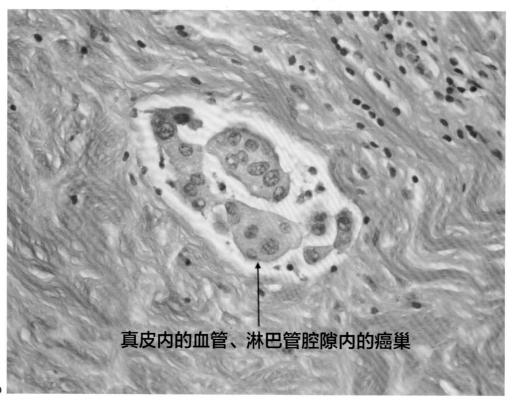

真皮内的血管、淋巴管腔隙内的癌巢

D

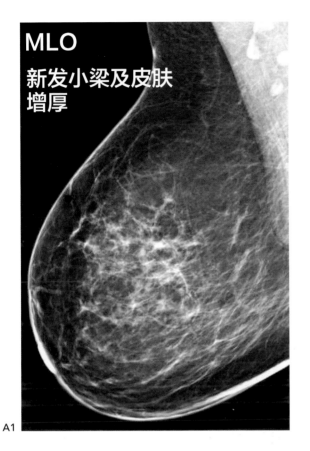

A1

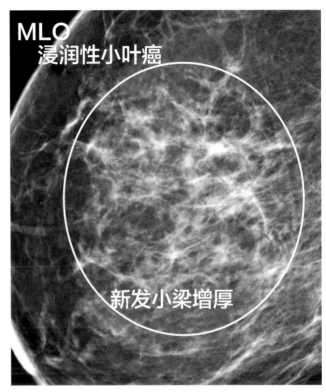

A2

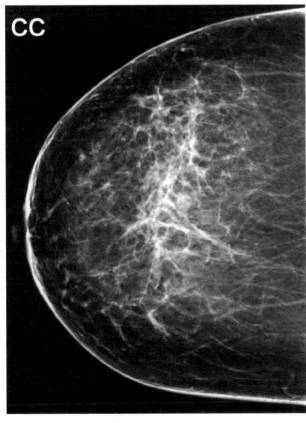

B1

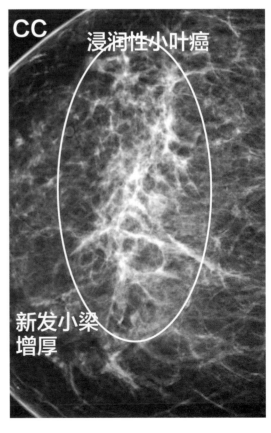

B2

皮肤增厚